VÍAS DE ABORDAJE EN

Cirugía de pie y tobillo

Un enfoque anatómico

2.ª EDICIÓN

AF733780

VÍAS DE ABORDAJE EN

Cirugía de pie y tobillo

Un enfoque anatómico

2.ª EDICIÓN

Piet deBoer, MA, FRCS
Visiting Lecturer
Department of Anatomy
University of Rijeka Medical
Rijeka, Croatia
CEO
Medical Education Consultants GmbH
Zurich, Switzerland

Richard Buckley, MD, FRCSC
Professor of Orthopaedic Traumatology
University of Calgary Cumming School of Medicine
Former Head, Orthopaedic Trauma
Department of Surgery, Section of Orthopaedics
Foothills Hospital
Calgary, Alberta, Canada

Stanley Hoppenfeld, MD
(1934–2020)
Clinical Professor of Orthopaedic Surgery
Albert Einstein College of Medicine
Attending Physician
Jack D. Weiler Hospital of the Albert Einstein College of Medicine
Montefiore Hospital and Medical Center
Bronx, New York

Ilustraciones de Bernie Kida
y Hugh A. Thomas

Wolters Kluwer

Philadelphia • Baltimore • New York • London
Buenos Aires • Hong Kong • Sydney • Tokyo

Av. Carrilet, 3, 9.ª planta, Edificio D
Ciutat de la Justícia
08902 L'Hospitalet de Llobregat
Barcelona (España)
Tel.: 93 344 47 18
Fax: 93 344 47 16
Correo electrónico: consultas@wolterskluwer.com

Revisión científica:
Dr. J. Ernesto Zamudio Carrera
Traumatología y Ortopedia, Universidad Nacional Autónoma de México (UNAM)
Ortopedia Pediátrica, UNAM
Profesor y adscrito en el Instituto Mexicano del Seguro Social (IMSS) León, Guanajuato, México

Dirección editorial: Carlos Mendoza
Traducción: Wolters Kluwer
Editora de desarrollo: Cristina Segura Flores
Gerente de mercadotecnia: Simon Kears
Cuidado de la edición: Yanai González Núñez
Maquetación: ZasaDesign/Alberto Sandoval
Adaptación de portada: ZasaDesign/Alberto Sandoval
Impresión: Mercury - Rochester, New York | Impreso en Estados Unidos

Se han adoptado las medidas oportunas para confirmar la exactitud de la información presentada y describir la práctica más aceptada. No obstante, los autores, los redactores y el editor no son responsables de los errores u omisiones del texto ni de las consecuencias que se deriven de la aplicación de la información que incluye, y no dan ninguna garantía, explícita o implícita, sobre la actualidad, integridad o exactitud del contenido de la publicación. Esta publicación contiene información general relacionada con tratamientos y asistencia médica que no debería utilizarse en pacientes individuales sin antes contar con el consejo de un profesional médico, ya que los tratamientos clínicos que se describen no pueden considerarse recomendaciones absolutas y universales.

El editor ha hecho todo lo posible para confirmar y respetar la procedencia del material que se reproduce en este libro y su copyright. En caso de error u omisión, se enmendará en cuanto sea posible. Algunos fármacos y productos sanitarios que se presentan en esta publicación solo tienen la aprobación de la Food and Drug Administration (FDA) para uso limitado al ámbito experimental. Compete al profesional sanitario averiguar la situación de cada fármaco o producto sanitario que pretenda utilizar en su práctica clínica, por lo que aconsejamos consultar con las autoridades sanitarias competentes.

Derecho a la propiedad intelectual (C. P. Art. 270)

Se considera delito reproducir, plagiar, distribuir o comunicar públicamente, en todo o en parte, con ánimo de lucro y en perjuicio de terceros, una obra literaria, artística o científica, o su transformación, interpretación o ejecución artística fijada en cualquier tipo de soporte o comunicada a través de cualquier medio, sin la autorización de los titulares de los correspondientes derechos de propiedad intelectual o de sus cesionarios.

Reservados todos los derechos.
Copyright de la edición en español © 2023 Wolters Kluwer
ISBN de la edición en español: 978-84-19284-89-1
Depósito legal: M-18935-2023

Edición en español de la obra original en lengua inglesa *Surgical Exposures in Foot and Ankle Surgery: The Anatomic Approach*, 2.ª ed. de Stanley Hoppenfeld, Richard Buckley, Piet deBoer, publicada por Wolters Kluwer.
Copyright © 2022 Wolters Kluwer.

Two Commerce Square
2001 Market Street
Philadelphia, PA 19103
ISBN de la edición original: 978-1-9751-9205-1

MPP0623

Dedicatoria

A mi esposa Suzi, mis tres hijos James, Kate, Jan
y mis dos nietos Rowan y Finn.
PdeB

A mi esposa Lois,
que organiza toda mi vida y la hace manejable,
a quien respeto enormemente,
y a mis dos hijos,
Shannon y Andrew.
RB

A mi esposa Norma,
a mis hijos Jon-David, Robert y Stephen,
y a mis padres Agatha y David,
todos a su manera especial han hecho que mi vida sea plena
y que este libro sea posible.
SH

Stanley Hoppenfeld: un recuerdo personal

Stanley Hoppenfeld, el autor principal de este libro, falleció en el año 2020. Para quienes lo conocimos como amigo, su partida ha provocado mucha tristeza y reavivado muchos recuerdos. Estos son mis recuerdos de Stan.

En 1980, Stan se puso en contacto conmigo para escribir este libro. Él tenía una próspera práctica clínica basada en gran medida en el tratamiento de la escoliosis, y yo era residente de intercambio en Reino Unido del St Thomas' Hospital de Londres. Ambos trabajábamos en el Jacobi Hospital del Bronx, que tenía un programa de formación basado en la Albert Einstein School of Medicine. Durante muchos años, Stan impartió cursos de anatomía topográfica en la Yeshiva University, y en esa época se había interesado por el trabajo de AK Henry, un anatomista irlandés que trabajó durante muchos años como profesor de anatomía en El Cairo. El concepto de Henry de que los cirujanos utilizaran planos internerviosos para permitir un acceso seguro a los huesos y las articulaciones fascinó a Stan, quien concibió la idea de un libro de texto sobre abordajes quirúrgicos basado en los conceptos de Henry.

Mientras enseñaba anatomía, Stan siempre estuvo acompañado por Hugh Thomas. Hugh aprovechó estas oportunidades para aprender anatomía topográfica y para desarrollar sus increíbles habilidades artísticas médicas demostrativas. Hugh y Stan ya habían trabajado en otros dos libros de texto: 1) *Orthopaedic Neurology* y 2) *Physical Examination of the Spine and Extremities* para cuando se escribió el libro *Abordajes quirúrgicos*. Estos dos libros fueron editados por Rick Hutton, un estudiante de inglés de la Columbia University, y por un tiempo Stan, Hugh y Rick Hutton compartieron un apartamento en Nueva York.

Stan sabía que no tenía tiempo para escribir el libro *Abordajes quirúrgicos* y se dio cuenta de que los residentes ingleses de intercambio tenían los amplios conocimientos necesarios y requeridos para aprobar el examen British Primary fellowship. Sé que no fui el primer residente al que se le propuso contribuir en el libro, pero fui el que aceptó su oferta. Mi primer esfuerzo fue intentar describir y escribir el abordaje anterior del radio. Este era y sigue siendo mi abordaje anatómico favorito. El texto me fue devuelto en una reunión con Rick Hutton y Stan. En mi mente, nada del texto original permaneció intacto ya que todas las páginas estaban cubiertas de tinta roja. Rick me dijo con amabilidad que estaba escribiendo en latín y entonces aprendí el uso del imperativo al describir los abordajes quirúrgicos.

Se necesitaron casi 6 meses para acordar la estructura final del libro. Todos los abordajes debían describirse de la misma manera: puntos de referencia, incisión, etc. Stan fue la caja de resonancia perfecta. Como gran pedagogo, sabía lo que funcionaba y lo que no. Su capacidad para saber lo que había que escribir para que fuera educativo era única. La redacción del texto final duró 1 año más. Se inició una rutina: dictar los textos por la noche y pasárselos a Stan al día siguiente para que sus mecanógrafos hicieran una copia impresa al día siguiente. Horas sentados con Stan en la oficina de Hugh en Broadway escuchando a Don Giovani y trabajando duro para desarrollar dibujos médicos que mostraran los abordajes desde el punto de vista del cirujano.

Después, en un día helado en Manhattan, tuvimos un desayuno de trabajo con Stuart Freeman para vender el libro a Lippincott. Hugh llevó los dibujos originales en tamaño folio. La reunión duró poco y me vi como un coautor que pronto sería publicado.

Aunque yo escribí todo el texto original, salvo el capítulo de la columna vertebral, la idea del libro fue de Stan en su totalidad. Reunió a un equipo, todos ellos en el momento adecuado de sus carreras para producir el libro. La capacidad de Stan para criticar constructivamente nuestros esfuerzos hizo del libro lo que es. No hay que olvidar que Stan puso mucho de su propio dinero para producir la primera edición. Las contribuciones de Stan disminuyeron después de la publicación de la tercera edición en 2003, pero insistió en visitar a Rick Buckley antes de aceptar que se uniera al equipo editorial en 2009. Nuestro último encuentro fue en 2017 en su casa de Scarsdale. En ese momento tenía Parkinson, pero estaba intelectualmente intacto y se enorgullecía de mostrar a mi hijo menor su cine en casa, que le permitía mostrar su colección de más de 1 000 diapositivas de cristal.

Aunque considero su libro *Orthopaedic Neurology* como su mejor obra publicada, el principal legado de Stan es *Abordajes quirúrgicos*. Este libro ha ayudado a cirujanos de todo el mundo a tratar con seguridad a millones de pacientes. Sus familiares y amigos le echarán de menos, pero deben tener la tranquilidad de que sus ideas seguirán influyendo en la atención quirúrgica ortopédica durante muchos años.

Piet deBoer

Prefacio

La publicación de *Vías de abordaje de cirugía de pie y tobillo. Un enfoque anatómico*, refleja los grandes avances registrados en este campo en la última década. La mejora de las técnicas de imagen, la disponibilidad de nuevos implantes especializados y un mejor conocimiento de la biomecánica del pie y el tobillo han dado lugar a un aumento sustancial del número de intervenciones de pie y tobillo realizadas, relacionadas con indicaciones mejoradas y ampliadas y con resultados más satisfactorios para los pacientes.

Este libro se deriva en parte de *Vías de abordaje en cirugía ortopédica. Un enfoque anatómico*, publicado por primera vez en 1984. Los libros de texto de abordaje quirúrgico estándar en aquel momento estaban desfasados, y el principio de relacionar la anatomía quirúrgica con los abordajes quirúrgicos acompañados de un texto incisivo y diagramas espectacularmente claros fue acogido favorablemente por ortopedistas y traumatólogos de todo el mundo. A lo largo de sus 27 años de historia, este libro ha seguido siendo el número uno en ventas en su campo. Se ha traducido a seis idiomas y se utiliza ampliamente en los cinco continentes.

La seguridad en cirugía siempre ha dependido del conocimiento de la anatomía y de las habilidades técnicas; una es inútil sin la otra. La destreza quirúrgica solo puede aprenderse mediante la experiencia práctica bajo la supervisión de expertos. Pero los conocimientos que la sustentan deben proceder de libros, fuentes fiables en Internet y disección real.

Estructuralmente, este libro se divide en cuatro áreas: el tobillo, el retropié, el mediopié, el antepié y los dedos. Solo se describen los abordajes realizados con más frecuencia; hemos omitido los diseñados para un procedimiento específico, que se entienden mejor en los trabajos originales de quienes los presentaron por primera vez.

La clave de *Vías de abordaje de cirugía de pie y tobillo* es una organización coherente en todo el libro. Cada abordaje se explica, seguido de una discusión de la anatomía quirúrgica relevante de la zona. Cuando uno o más abordajes comparten anatomía, se agrupan, con la sección de anatomía pertinente al final. La idea es que el cirujano lea las secciones de abordaje y anatomía juntas antes de intentar un procedimiento determinado, porque una vez que se comprenden plenamente los principios anatómicos de un procedimiento, la lógica de un abordaje resulta clara.

Una característica clave de *Vías de abordaje en cirugía ortopédica. Un enfoque anatómico* es el concepto de que los abordajes quirúrgicos satisfactorios aprovechan los planos internerviosos. Los planos internerviosos se sitúan entre los músculos inervados por nervios diferentes; son útiles principalmente porque pueden utilizarse en toda su longitud sin que ninguno de los músculos implicados quede denervado. Por lo general, estos abordajes pueden ampliarse para exponer estructuras adyacentes. Prácticamente todos los abordajes extensibles clásicos de los huesos utilizan planos internerviosos, un concepto descrito por primera vez por AK. Henry, creía que, si la clave de la cirugía operatoria era la anatomía quirúrgica, entonces la clave de la anatomía quirúrgica era el plano internervioso. Debido a que la mayoría de los músculos del pie recibe innervación de forma muy proximal al campo de disección, el concepto de plano internervioso no es tan importante en la cirugía de pie y tobillo como en la cirugía más proximal. Sin embargo, hemos mantenido la sección en la que se describen los planos internerviosos porque creemos que el concepto es muy importante.

Las secciones de abordaje están estructuradas de forma coherente paso a paso para guiar al lector a través del procedimiento quirúrgico.

La *introducción* a cada abordaje describe las indicaciones y señala las principales ventajas e inconvenientes del abordaje propuesto.

La *posición del paciente* es fundamental para una exposición clara, así como para la comodidad del cirujano y la seguridad del paciente.

Los *puntos de referencia quirúrgicos* constituyen la base de cualquier incisión; se describen con instrucciones sobre cómo encontrarlos. La *incisión* sigue estos puntos de referencia claros. Debido a que muchos abordajes en cirugía de pie y tobillo son limitados y se realizan a través de pequeñas incisiones, con frecuencia es necesario un control radiográfico para garantizar la localización precisa de estas incisiones.

La disección quirúrgica suele dividirse en *disección quirúrgica superficial* y *disección quirúrgica profunda* con fines didácticos para reforzar el concepto de que cada capa debe desarrollarse por completo antes de disecar la siguiente. Sin embargo, para muchos abordajes en cirugía de pie y tobillo, este concepto no es válido; la exposición consiste en abordajes directos al hueso, elevando el tejido como un único bloque para evitar problemas con la cicatrización de la piel. Cuando se emplea esta técnica, se indica con claridad en el texto.

Los *peligros* de cada abordaje se enumeran bajo cuatro epígrafes: nervios, vasos, músculos y tendones, y puntos especiales. Se presentan los peligros y se explica cómo evitarlos.

Debido a que la mayoría de los abordajes de pie y tobillo se dirigen a zonas específicas para el tratamiento de patologías individuales, rara vez es necesario ampliar el abordaje. Cuando dicha exposición es necesaria, se describe en una sección titulada *"Cómo ampliar el abordaje"*. Existen dos formas de ampliar el abordaje: las *medidas locales* incluyen la ampliación de las incisiones cutáneas, el reposicionamiento de los retractores, el desprendimiento de músculos o incluso el ajuste de la fuente de luz; las *medidas de extensión* son las formas en que puede ampliarse un abordaje para incluir estructuras óseas adyacentes.

Las ilustraciones anatómicas y quirúrgicas se dibujan desde el punto de vista del cirujano siempre que es posible, con el paciente en la mesa de operaciones, para que el cirujano pueda ver exactamente cómo debe ser el abordaje durante la intervención.

Esperamos que este libro tenga tanto éxito como su progenitor al ayudar a cirujanos de todo el mundo, que con frecuencia trabajan en situaciones difíciles y de emergencia. Creemos que este libro desempeña un papel importante en el compromiso compartido tanto por los autores como por los lectores de mejorar la atención al paciente.

Piet deBoer, MA, FRCS
Richard Buckley, MD, FRCSC

Agradecimientos

Este libro refleja la experiencia acumulada por muchas personas a lo largo de muchas décadas. Nos gustaría dar las gracias a quienes, en particular, nos han ayudado durante la redacción de este libro.

A Richard Hutton,
mi amigo y editor desde hace mucho tiempo, que aportó organización y realismo a nuestros escritos. Su amor por la lengua inglesa se refleja en este libro.

A Hugh Thomas,
mi amigo de muchos años e ilustrador médico, que aportó claridad al libro gracias a sus imaginativas ilustraciones originales, que reflejan los conocimientos anatómicos y los detalles clínicos. Al preparar las ilustraciones de *Vías de abordaje en cirugía ortopédica. Un enfoque anatómico*, y de este nuevo volumen sobre pie y tobillo, se las arregló para crear hermosos dibujos en dos continentes.

A J. Stuart Freeman, Jr.,
antiguo editor sénior de Lippincott Williams & Wilkins, con el que he trabado amistad a lo largo de estos años y ha sido una fuente de sugerencias positivas e inspiración.

A Robert Hurley,
editor ejecutivo de Lippincott Williams & Wilkins, en agradecimiento por su amistad y ayuda profesional en la estructuración de la tercera y la cuarta ediciones del libro principal y del volumen sobre pie y tobillo.

A Dave Murphy,
editor sénior de productos en Lippincott Williams & Wilkins, en reconocimiento a su experiencia en todo lo relacionado con la edición y la producción, incluido el *Brave New World* de los contenidos electrónicos y la publicación en Internet.

Al Dr. Brent Haverstock,
podólogo del departamento de Cirugía de la Universidad de Calgary.

A Bernie Kida,
cuyo distintivo trabajo artístico ha animado y distinguido este libro.

A Grace Caputo,
por su excelente trabajo en la edición del manuscrito, y cuya tenacidad y paciencia garantizaron la exactitud del texto. Un verdadero placer trabajar con ella.

A Stacey Sebring,
sin ellos, poco o nada habría sucedido.

Contenido

DEDOS

ANATOMÍA QUIRÚRGICA APLICADA

1

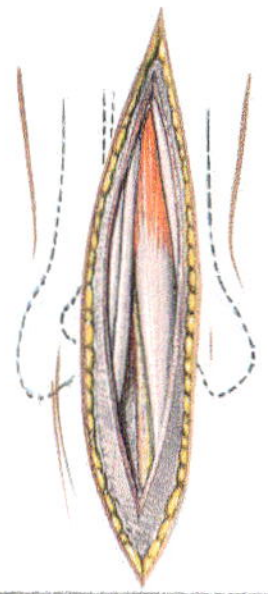

Abordaje anterior del tobillo

Introducción

El abordaje anterior proporciona una excelente exposición de la articulación del tobillo (talocrural) para la artrodesis[1] y la artroplastia de tobillo. Provee la exposición más amplia posible de la articulación, lo que facilita la colocación de placas y tornillos, pero implica una amplia extirpación de los tejidos blandos. Algunos estudios sugieren una mayor tasa de complicaciones después de la artrodesis abierta de tobillo.[2]

La decisión de utilizar este abordaje en lugar de los abordajes transfibular lateral, transmaleolar medial o posterior depende del estado de la piel y de la técnica quirúrgica que se vaya a utilizar. Se han descrito técnicas artroscópicas, pero no son apropiadas si se desea corregir la deformidad.[3]

Sus otros usos son los siguientes:

- Drenaje de infecciones en la articulación de tobillo.
- Eliminación de cuerpos sueltos.
- Parte del abordaje puede utilizarse en el tratamiento quirúrgico de las fracturas del pilón. La posición y el tamaño de los abordajes utilizados en el tratamiento de estas fracturas deben planificarse con cuidado utilizando imágenes de rayos X y tomografía computarizada (TC).
- Artroplastia total de tobillo.

Posición del paciente

Coloque al paciente en decúbito supino en la mesa de operaciones. Desangrar parcialmente el pie, ya sea elevándolo durante 3 a 5 minutos o aplicando una venda de goma suave sin apretar el pie y atándola con firmeza a la pantorrilla. A continuación, infle un torniquete en el muslo. El vaciamiento sanguíneo parcial permite identificar el haz neurovascular, ya que las estructuras venosas aparecerán azules. Sin embargo, cabe esperar cierta extravasación continua (fig. 1-1).

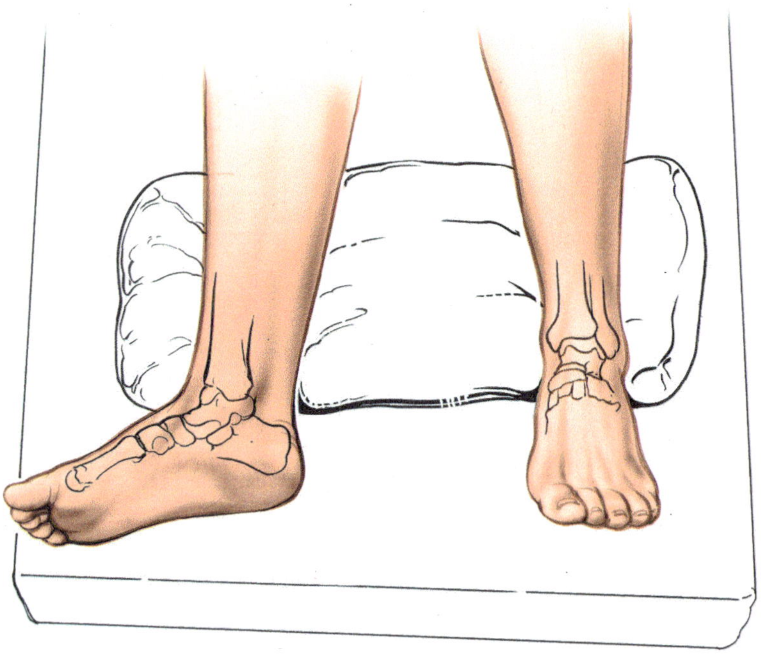

Figura 1-1. Posición del paciente para el abordaje anterior del tobillo.

Puntos de referencia e incisión

Puntos de referencia

El *maléolo medial* es el extremo distal, subcutáneo y bulboso de la superficie medial de la tibia.

El *maléolo lateral* es el extremo distal subcutáneo de la fíbula.

Incisión

Realice una incisión longitudinal de 15 cm sobre la cara anterior de la articulación del tobillo. Comience a unos 10 cm de forma proximal a la articulación y extienda la incisión de modo que cruce la articulación alrededor de medio camino entre los maléolos, terminando en el dorso del pie. Tenga mucho cuidado de cortar solo la piel; el haz neurovascular anterior y las ramas del nervio peroneo superficial cruzan la articulación del tobillo muy cerca de la línea de la incisión cutánea (fig. 1-2A). De forma alternativa, realice una incisión longitudinal de 15 cm con su centro sobre la cara anterior del maléolo medial (véase fig. 1-2).

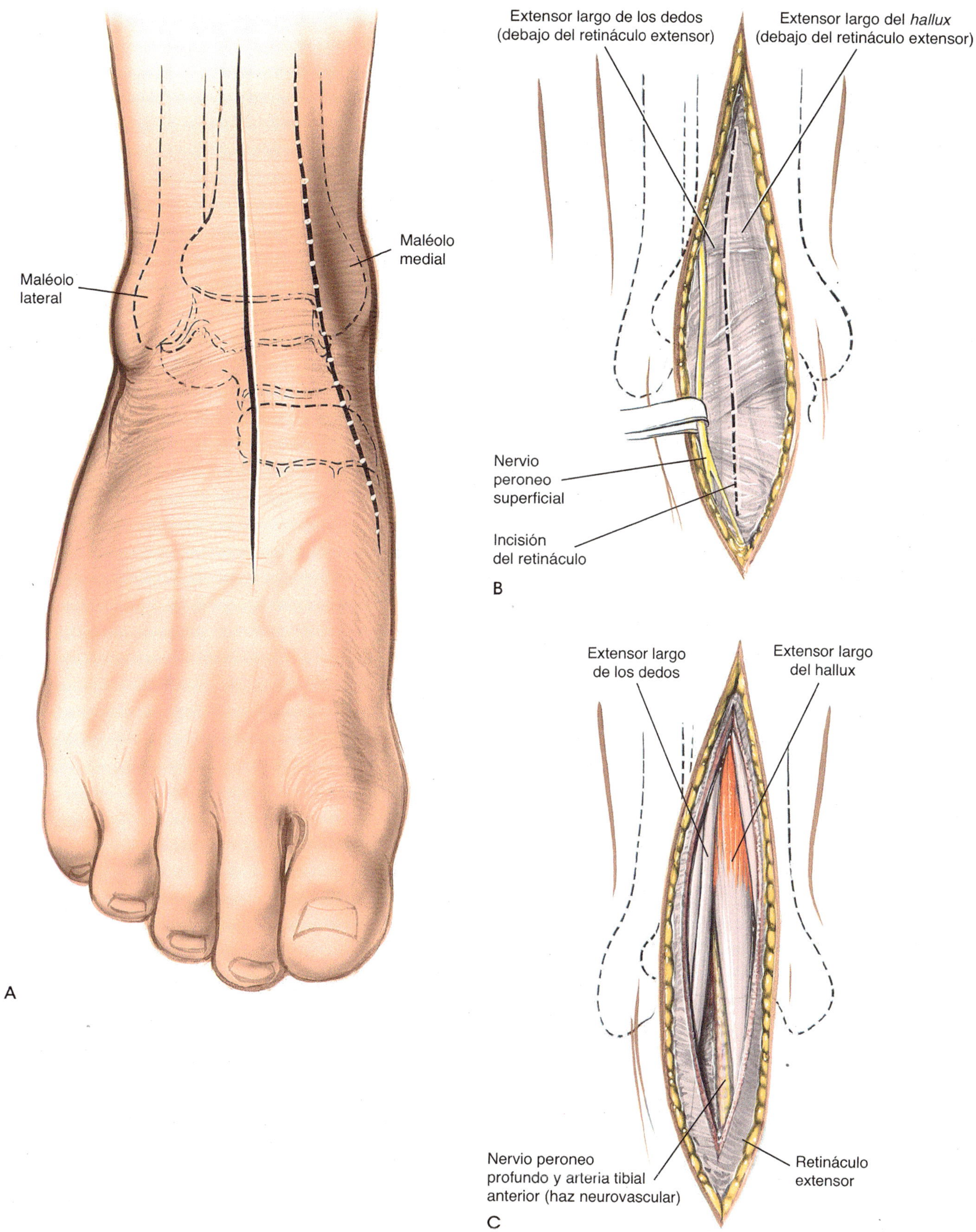

Figura 1-2. A. Realice una incisión longitudinal sobre la cara anterior de la articulación del tobillo. **B.** Identifique y proteja el nervio peroneo superficial. Practique una incisión en el retináculo extensor en línea con la incisión cutánea. **C.** Identifique el plano entre el extensor largo del *hallux* y el extensor largo de los dedos, y observe el haz neurovascular entre ambos.

Plano internervioso

Aunque el abordaje no utiliza un plano internervioso verdadero, los músculos *extensor largo del* hallux y *extensor largo de los dedos* definen un plano intermuscular claro. Ambos músculos están irrigados por el nervio fibular profundo, pero el plano puede utilizarse porque ambos reciben sus irrigaciones nerviosas de forma proximal al nivel de la disección. Sin embargo, el plano debe utilizarse con mucha precaución, ya que contiene el haz neurovascular distal al tobillo (véanse figs. 10-5 y 10-6).

Disección quirúrgica superficial

Realice una incisión en la fascia profunda de la pierna en línea con la incisión cutánea, cortando a través del retináculo extensor (véase fig. 1-2B). Localice el plano entre los músculos extensor largo del *hallux* y extensor largo de los dedos unos centímetros por encima de la articulación del tobillo, e identifique el haz neurovascular (la arteria tibial anterior y el nervio peroneo profundo) justo medial al tendón del extensor largo del *hallux* (véase fig. 1-2C). Trace el haz distalmente hasta que cruce la parte anterior de la articulación del tobillo por detrás del tendón del extensor largo del *hallux*. Retraer medialmente el tendón del extensor largo del *hallux*, junto con el haz neurovascular. Retraer lateralmente el tendón del extensor largo de los dedos. Los tendones se vuelven móviles una vez cortado el retináculo, pero el haz neurovascular se adhiere a los tejidos subyacentes y requiere movilización (fig. 1-3A).

Como alternativa, en las fracturas de pilón, haga una incisión de la fascia profunda hasta el lado medial del tendón tibial anterior (fig. 1-4) y exponga la superficie subyacente de la tibia junto con la cápsula articular anteromedial del tobillo.

Disección quirúrgica profunda

Para la cirugía de artrodesis y artroplastia total de tobillo, corte longitudinalmente los tejidos blandos restantes para exponer la superficie anterior de la tibia distal. Continúe la incisión hasta la articulación del tobillo y, después, corte a

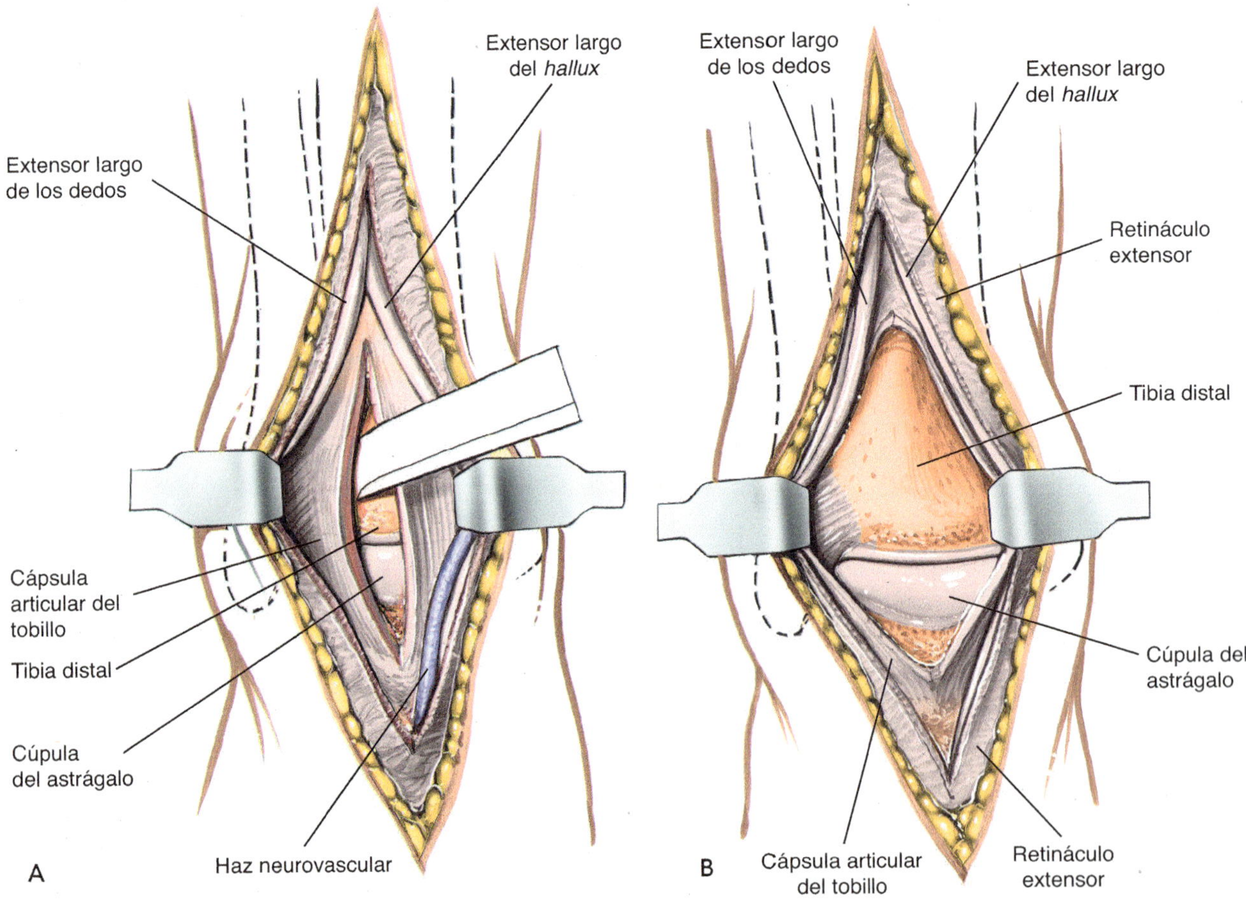

Figura 1-3. **A.** Retraiga el tendón del extensor largo del *hallux* medialmente con el haz neurovascular. Retraiga el tendón del extensor largo de los dedos lateralmente. Haga una incisión longitudinal en la cápsula articular. **B.** Retraiga la cápsula articular para exponer la articulación del tobillo.

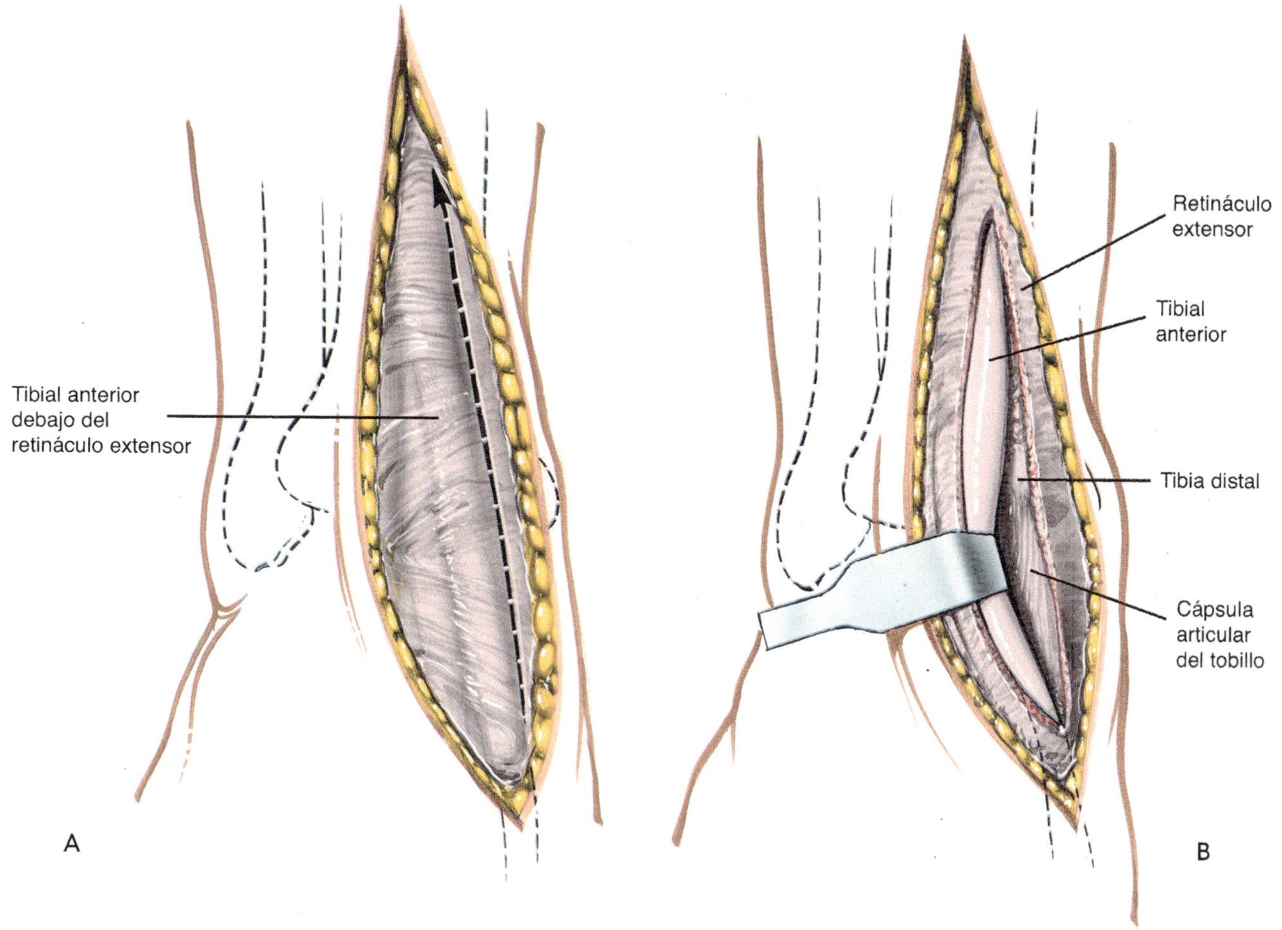

Figura 1-4. **A.** Como alternativa, haga una incisión del retináculo extensor en el lado medial del tendón tibial anterior. **B.** Retraiga el tibial anterior de forma lateral para exponer la superficie anterior de la articulación del tobillo.

través de su cápsula anterior. Exponga toda la anchura de la articulación del tobillo separando la cápsula anterior del tobillo de la tibia o el astrágalo mediante disección cortante (véase fig. 1-3B). Es posible que sea necesario realizar una extirpación del periostio de la tibia distal. Aunque la capa perióstica suele ser gruesa y fácil de definir, el plano puede estar obliterado en casos de infección; entonces el periostio debe desprenderse poco a poco mediante disección cortante (véase fig. 1-3B).

Si el abordaje se utiliza en cirugía de fracturas, hay que tener mucho cuidado de preservar la mayor cantidad posible de tejido blando unido al hueso. Una planificación preoperatoria minuciosa permitirá realizar incisiones más pequeñas y precisas, con la consiguiente reducción de daños en el tejido blando.

Peligros

Nervios

Las ramas cutáneas del *nervio peroneo superficial* discurren cerca de la línea de la incisión cutánea, justo debajo de la piel. Tenga cuidado de no cortarlas durante la incisión de la piel (véase fig. 1-2A).

El *nervio peroneo profundo* y la *arteria tibial anterior* (el haz neurovascular anterior) deben identificarse y preservarse durante la disección quirúrgica superficial. Corren el mayor riesgo durante la incisión cutánea, porque son superficiales y discurren cerca de la propia incisión (véanse figs. 10-5 y 10-6).

Por encima de la articulación del tobillo, el haz neurovascular se encuentra entre los tendones de los músculos extensor largo del *hallux* y tibial anterior en la articulación; el tendón del extensor largo del *hallux* cruza el haz. El plano entre el tibial anterior y el extensor largo del *hallux* puede utilizarse siempre que se identifique y movilice el haz neurovascular para preservarlo (véase fig. 10-6).

Cómo ampliar el abordaje

Medidas de ampliación

Aunque este abordaje no desciende a través de un plano internervioso, en ocasiones puede extenderse de forma proximal para exponer las estructuras del compartimento anterior. Para exponer la tibia proximal, utilice el plano entre la tibia y el músculo tibial anterior (véase fig. 1-4). La extensión distal hasta el dorso del pie es posible, pero rara vez es necesaria (véase fig. 10-6).

REFERENCIAS

1. Colonna PC, Ralston EL. Operative approaches to the ankle joint. *Am J Surg*. 1951;82:44.
2. Krause FG, Windolf M, Bora B, et al. Impact of complications in total ankle replacement and ankle arthrodesis analyzed with a validated outcome measurement. *J Bone Joint Surg Am*. 2011;93:830–839
3. Townshend D, Di Silvestro M, Krause F, et al. Arthroscopic versus open ankle arthrodesis: a multicenter comparative case series. *J Bone Joint Surg Am*. 2013;95:98–102.

2

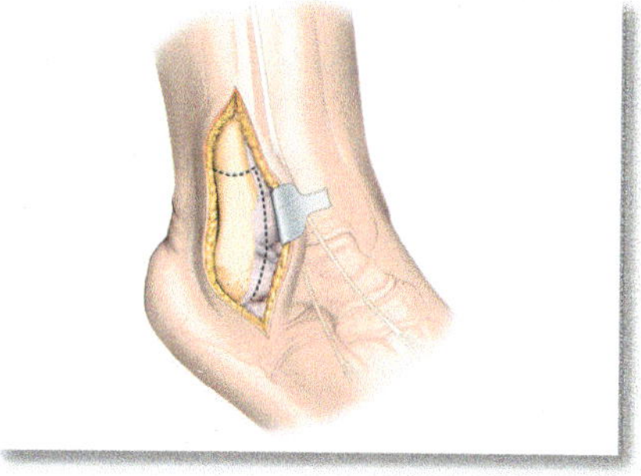

Abordaje lateral del tobillo con osteotomía del peroné para la fusión del tobillo

Introducción

El abordaje lateral del tobillo para la fusión del tobillo con osteotomía fibular también se conoce como abordaje de fusión de la Royal Air Force (RAF).[1] Ofrece acceso tanto a la articulación fibulotalar como a la tibiotalar. Este abordaje proporciona acceso a aproximadamente 90% de la superficie articular del tobillo, facilitando la escisión del cartílago articular que se necesita para realizar una fusión con éxito. El peroné también puede utilizarse como injerto.

Posición del paciente

Coloque al paciente en decúbito supino en la mesa de operaciones con un saco de arena bajo el glúteo de la extremidad afectada. El saco de arena hace que la extremidad rote internamente, llevando el maléolo lateral hacia delante y haciéndolo accesible (fig. 2-1). Después del vaciamiento vascular, aplique un torniquete en la parte media del muslo.

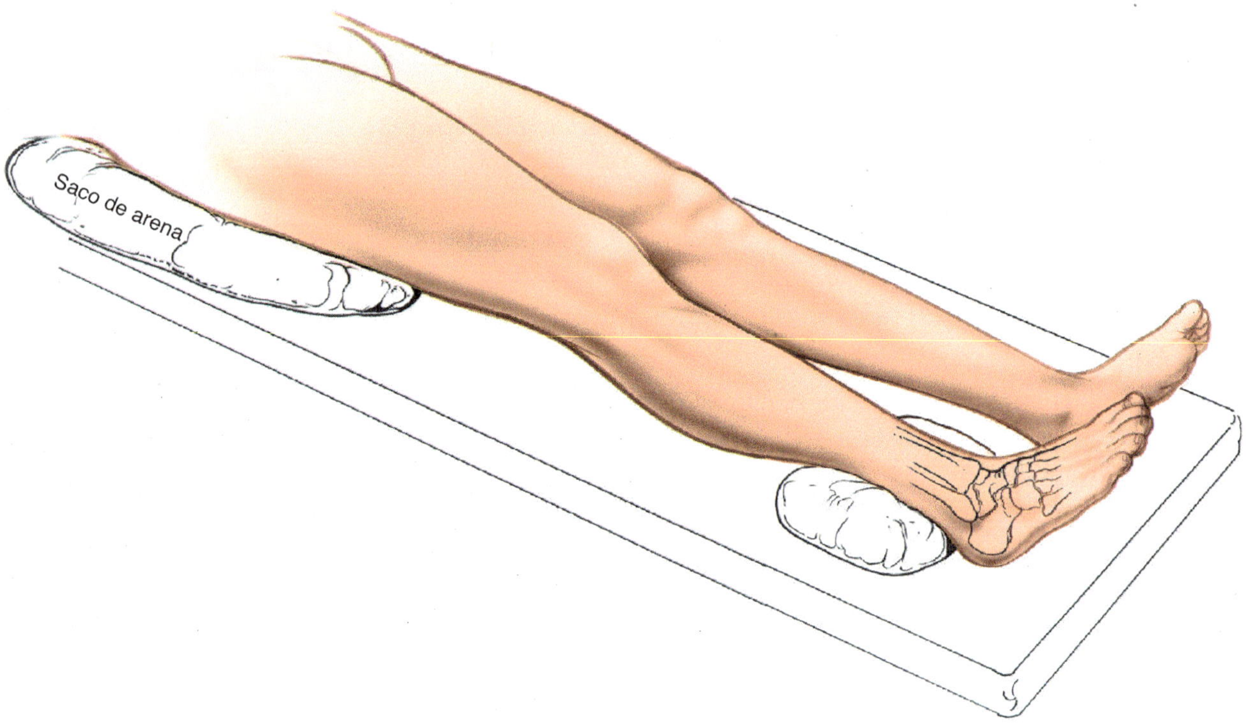

Figura 2-1. Posición del paciente para la exposición del maléolo lateral.

Puntos de referencia e incisión

Palpe la superficie subcutánea del peroné y el maléolo lateral, que se encuentra en el extremo distal del peroné. Realice una incisión longitudinal de 10 cm a lo largo del margen anterior del peroné que se extienda hasta su extremo distal (fig. 2-2). La incisión puede extenderse proximal o distalmente según sea necesario. Tenga en cuenta que la extensión proximal puede poner en peligro la rama superficial del nervio peroneo.

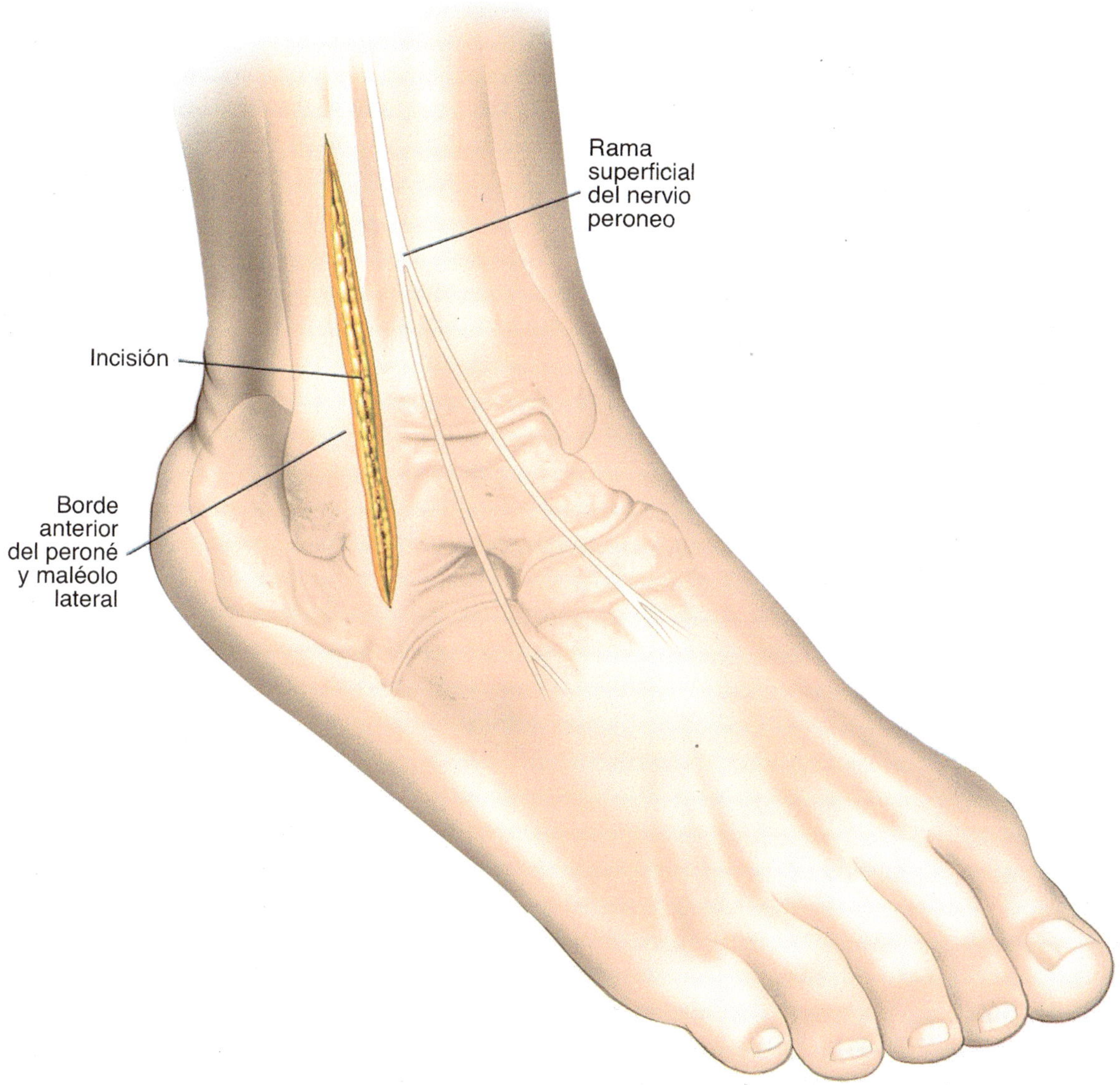

Figura 2-2. Realice una incisión longitudinal de 10 cm a lo largo del margen anterior del peroné que se extienda hasta su extremo distal.

Plano internervioso

No hay plano internervioso; la disección se realiza hasta un hueso subcutáneo.

Disección quirúrgica superficial

Eleve los colgajos cutáneos con precaución de no dañar la vena safena corta, que se encuentra posterior al maléolo lateral. El nervio sural discurre con la vena safena menor y también debe conservarse. Identifique y conserve la rama superficial del nervio peroneo, que se encuentra anterior a la incisión cutánea.

Disección quirúrgica profunda

Haga una incisión longitudinal en el periostio de la superficie subcutánea del peroné distal. Retire solo lo necesario para exponer las porciones lateral y anterior del peroné distal y para ver el ligamento tibiofibular anteroinferior de forma inferior. Haga una incisión completa en este ligamento desde la parte superior de su inserción en el peroné hasta la *inserción más distal*. Retire los tejidos blandos del peroné, y en 2 cm por encima de la articulación del tobillo realice una osteotomía transversal del peroné distal con una sierra oscilante (fig. 2-3). A causa de que se ha dividido el ligamento tibiofibular anteroinferior, el peroné puede rotarse de forma posterior, lo que proporciona acceso a la articulación fibulotalar lateral y a la sindesmosis. Rote el peroné posteriormente sobre el ligamento tibiofibular posteroinferior (fig. 2-4). Si queda ligamento sindesmótico, incida los restos para permitir que el peroné se desplace de forma posterior. Asegúrese de que se conserven las inserciones de tejido blando de la cara posterior para mantener el suministro vascular al hueso osteotomizado.

Por otra parte, para preservar el ligamento tibiofibular anterior del tobillo, se osteotomiza el tubérculo de Chaput en la tibia en lugar de dividir el ligamento. La inserción del ligamento en el tubérculo se conserva, y el ligamento puede reconstruirse sustituyendo el tubérculo osteotomizado durante el cierre de la herida y sujetándolo con un tornillo.

Por último, incida toda la cápsula articular del tobillo que haya quedado expuesta. Abra la articulación del tobillo dorsiflexionando y plantarflexionando el tobillo con fuerza (fig. 2-5).

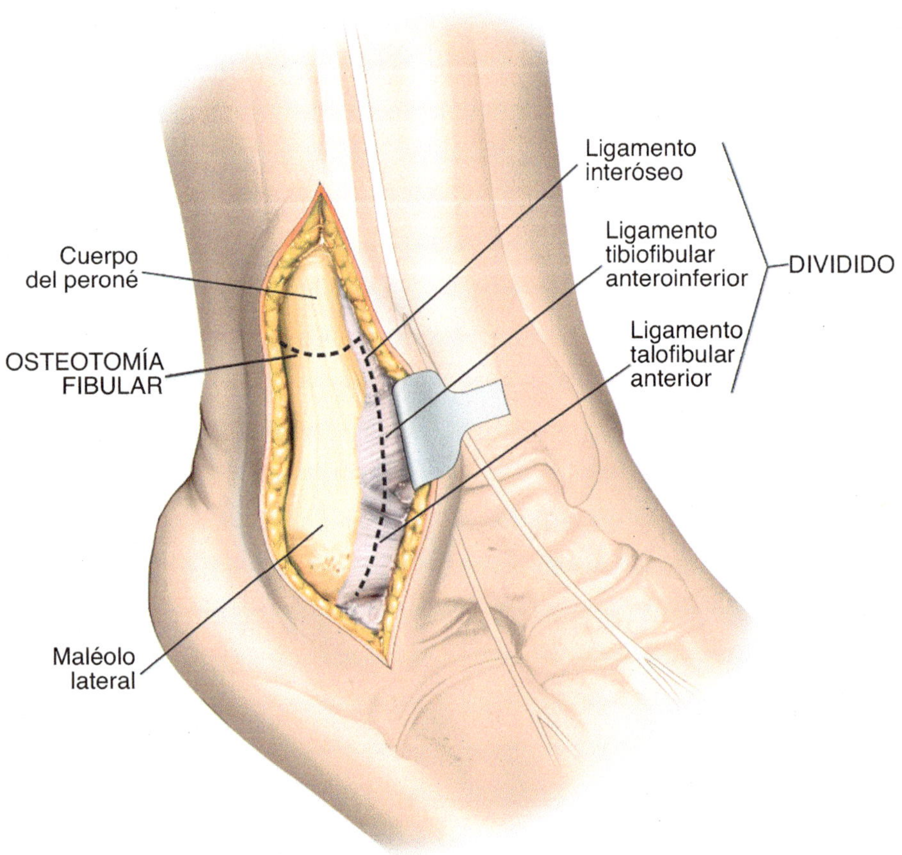

Figura 2-3. Retire los tejidos blandos del peroné, y 2 cm por encima de la articulación del tobillo realice una osteotomía transversal del peroné distal con una sierra oscilante.

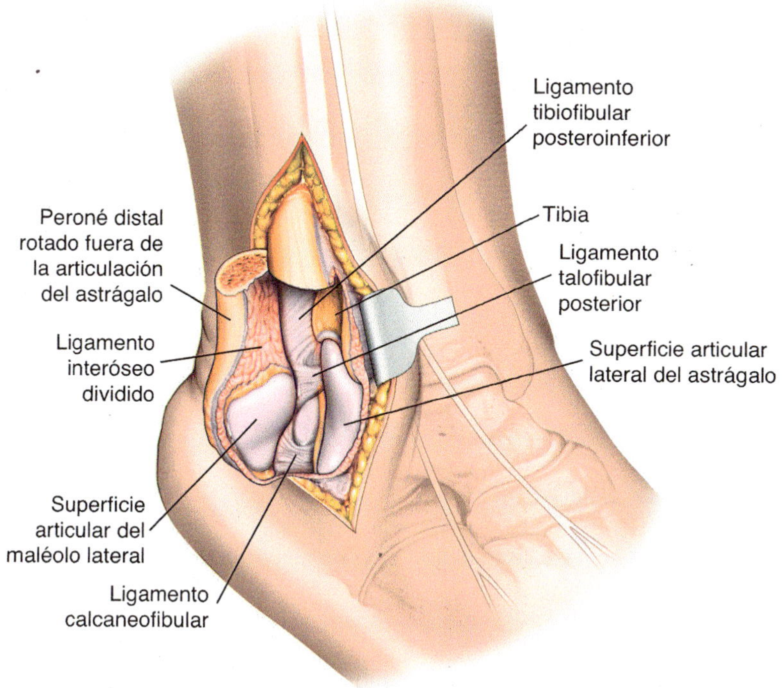

Figura 2-4. Rote el peroné posteriormente sobre el ligamento tibiofibular posteroinferior.

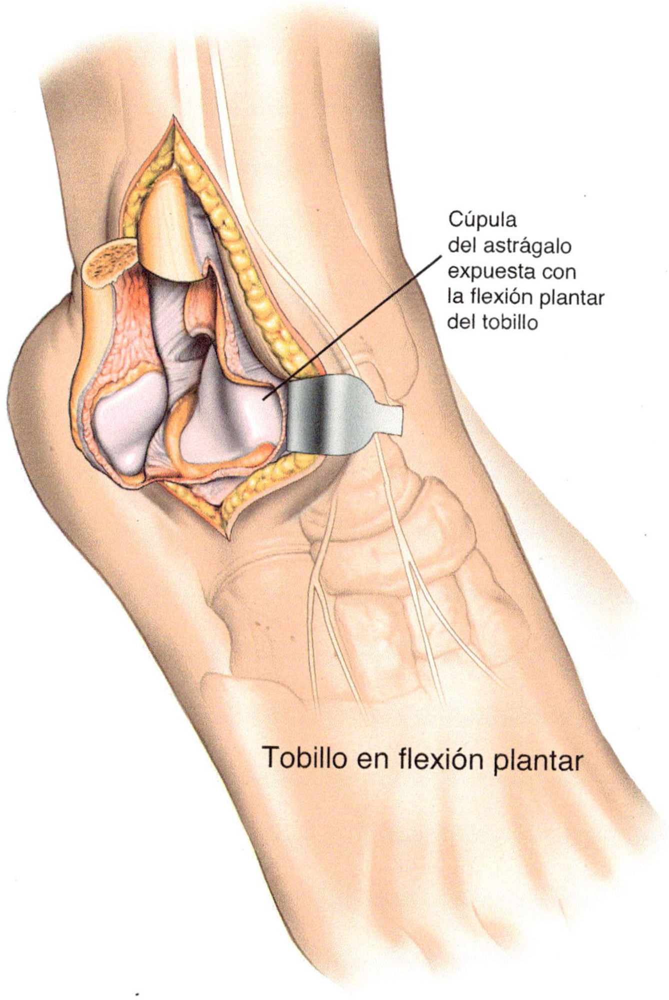

Figura 2-5. Realice una incisión en toda la cápsula articular del tobillo que haya quedado expuesta. Abra la articulación del tobillo dorsiflexionando y plantarflexionando el tobillo con fuerza.

Peligros

Nervios

El nervio sural es vulnerable en el extremo distal del abordaje si los colgajos cutáneos se movilizan demasiado de forma posterior. La vena safena menor discurre con él y constituye un valioso punto de referencia quirúrgico.

La rama superficial del nervio peroneo es variable en su curso y puede cruzar ocasionalmente el plano de disección quirúrgica. Tenga en cuenta que el nervio puede estar muy cerca del extremo proximal de la incisión. Tenga mucho cuidado de preservarlo, ya que puede producirse una disestesia dolorosa si se corta accidentalmente (véase fig. 10-5).

Vasos sanguíneos

En ocasiones, las ramas terminales de la arteria peronea se encuentran inmediatamente profundas a la superficie medial del peroné distal. Pueden resultar dañadas si la disección es extensa. El daño puede no notarse hasta que se libera el torniquete y se forma un hematoma. Por eso es mejor desinflar el torniquete antes del cierre y asegurar la hemostasia.

Cómo ampliar el abordaje

Medidas de ampliación

Extensión proximal: extienda la incisión a lo largo del borde anterior del peroné. Tenga en cuenta que al desplazarse proximalmente, la rama superficial del nervio peroneo entra en el campo quirúrgico (véanse figs. 8-2 y 10-5). Desarrolle un plano entre el extensor largo de los dedos (inervado por el nervio peroneo profundo) y los músculos peroneos, inervados por el nervio peroneo superficial.

Extensión distal: para extender el abordaje de forma distal, curve la incisión hacia abajo en dirección a la articulación tarsometatarsiana en el lado lateral del pie. Continúe la incisión sobre el cuarto metatarsiano para exponer la articulación calcaneocuboidea (véase fig. 8-1).

REFERENCIA

1. Adams JC. Arthrodesis of the ankle joint; experiences with the transfibular approach. *J Bone Joint Surg Br.* 1948;30B:506–511.

3

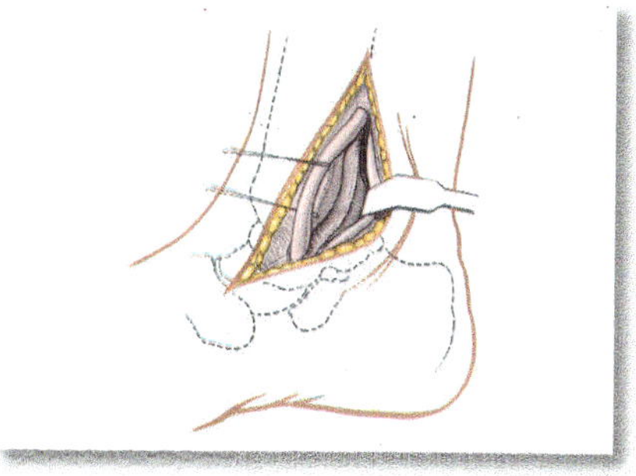

Abordajes anterior y posterior del maléolo medial

Introducción

Los abordajes anterior y posterior se utilizan principalmente para la reducción abierta y la fijación interna de las fracturas del maléolo medial.[1] Los abordajes proporcionan una excelente visualización del maléolo.

Posición del paciente

Coloque al paciente en decúbito supino en la mesa de operaciones. La posición natural de la pierna (ligera rotación externa) expone bien el maléolo medial. Realice vaciamiento sanguíneo de la extremidad elevándola durante 3 a 5 minutos, luego infle un torniquete. Estar de pie o sentado a los pies de la mesa facilita el ángulo correcto para los perforadores (fig. 3-1).

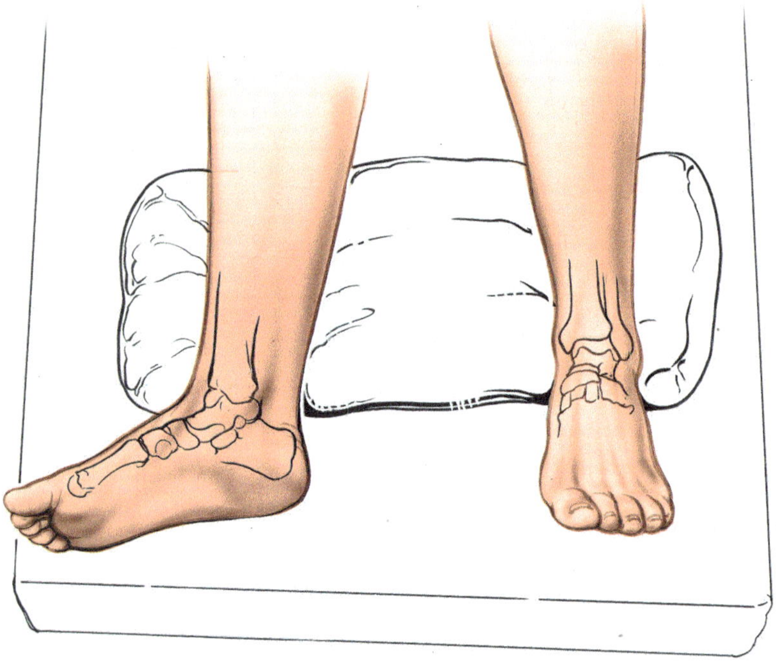

Figura 3-1. Posición para el abordaje del maléolo medial. La pierna cae de forma natural unos grados de rotación externa para exponer el maléolo.

Incisiones

Existen dos incisiones cutáneas.

La *incisión anterior* ofrece una excelente vista de las fracturas del maléolo medial. También permite inspeccionar la articulación anteromedial del tobillo y la parte anteromedial de la cúpula del astrágalo. Esto es especialmente útil en la fijación de lesiones de supinación-aducción del tobillo en las que puede producirse la impactación del plafón tibial. Realice una incisión curva longitudinal de 10 cm en la cara medial del tobillo, con su punto medio justo anterior a la punta del maléolo medial. Comience de forma proximal, 5 cm por encima del maléolo y sobre la mitad de la superficie subcutánea de la tibia. A continuación, cruce el tercio anterior del maléolo medial y curve la incisión hacia delante para terminar unos 5 cm de manera anterior y distal al maléolo. La incisión no debe cruzar la porción más prominente del maléolo (fig. 3-2).

La *incisión posterior* permite la reducción y fijación de las fracturas del maléolo medial y la visualización del margen posterior de la tibia. En las fracturas del maléolo posterior, este abordaje puede revelar con más facilidad la fractura.[2] Haga una incisión de 10 cm en la parte medial del tobillo. Comience 5 cm por encima del tobillo, en el borde posterior de la tibia, y curve la incisión hacia abajo, siguiendo el borde posterior del maléolo medial. Curve la incisión hacia delante por debajo del maléolo medial hasta terminar 5 cm de forma distal al maléolo (véase fig. 3-6).

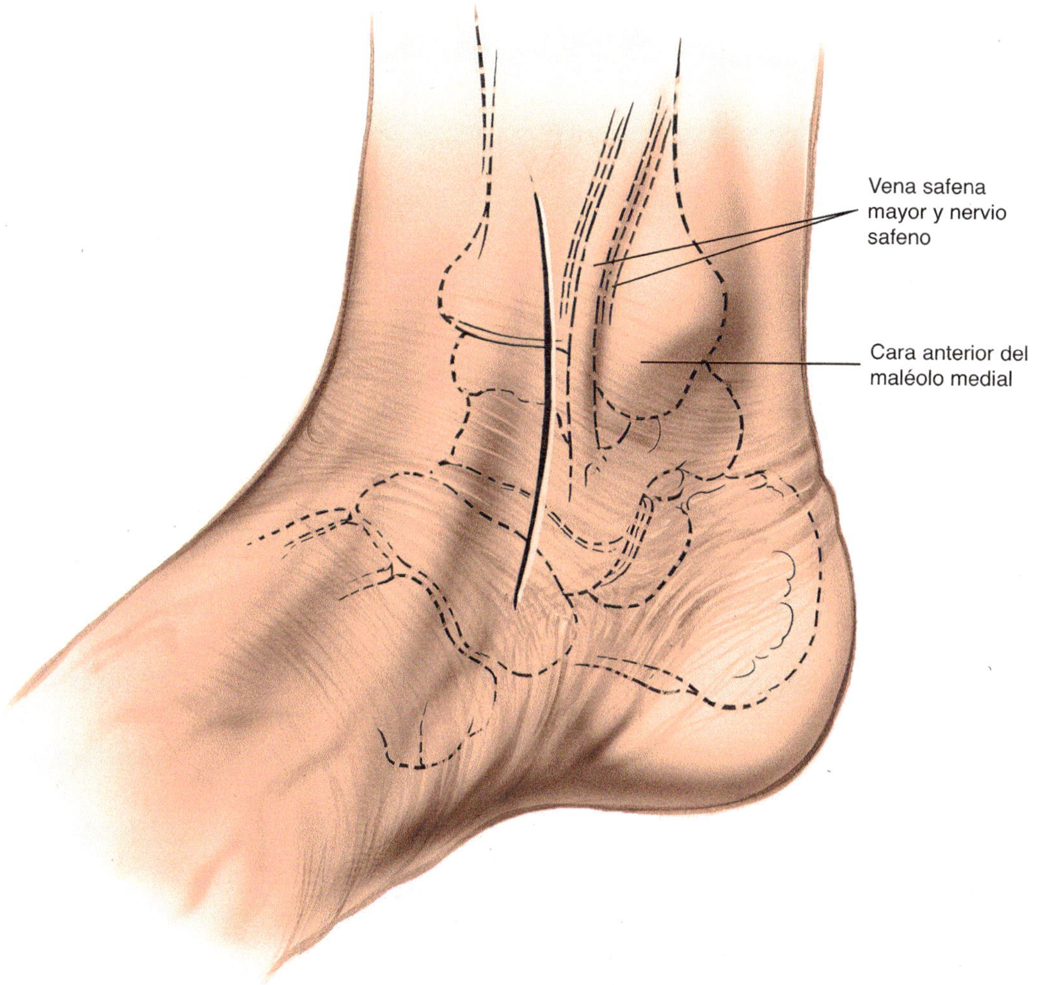

Figura 3-2. Mantenga la incisión justo anterior a la punta del maléolo medial.

Plano internervioso

En este abordaje no existe un verdadero plano internervioso, pero es seguro porque la incisión corta un hueso subcutáneo.

Disección quirúrgica superficial

Incisión anterior

Movilice suavemente los colgajos cutáneos, teniendo cuidado de identificar y preservar la vena safena mayor, que se encuentra justo anterior al maléolo medial. Si se localiza con precisión la incisión cutánea, no será necesario movilizar los colgajos de forma extensa. El nervio safeno discurre junto a la vena y dos de sus ramas están unidas a ella. Hay que tener cuidado de no dañar el nervio; el daño conduce a la formación de un neuroma. Debido a que el nervio es pequeño y no se identifica fácilmente, la mejor forma de preservarlo es conservar la vena safena mayor, una estructura que por sí sola tiene poca importancia funcional (fig. 3-3).

Incisión posterior

Movilizar los colgajos cutáneos. El nervio safeno no corre peligro (véase fig. 3-7).

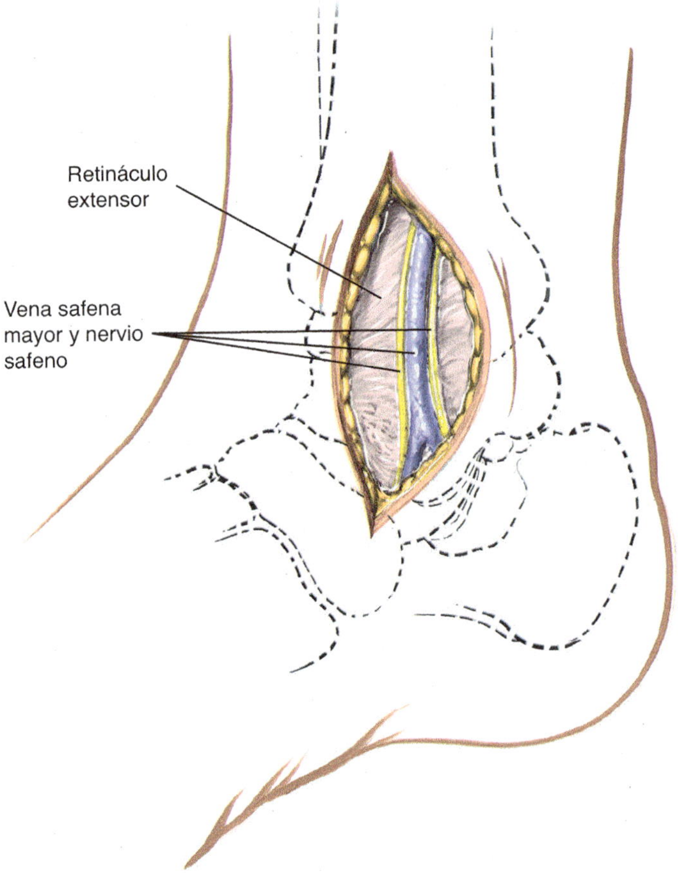

Figura 3-3. Amplíe los colgajos cutáneos. Identifique la vena safena mayor y el nervio safeno que la acompaña.

Disección quirúrgica profunda

En caso de fractura, el periostio ya está roto. Proteja el mayor número posible de uniones de tejido blando con el fragmento óseo para preservar su irrigación sanguínea.

Incisión anterior

Realice una incisión longitudinal en las cubiertas restantes del maléolo medial para exponer el lugar de la fractura. Haga una pequeña incisión en la cápsula anterior de la articulación del tobillo para poder ver las superficies articulares una vez reducida la fractura (fig. 3-4). Esto es especialmente importante en las fracturas verticales del maléolo medial, en las que con frecuencia se produce impactación en la parte anteromedial de la superficie articular de la tibia distal. Las fibras superficiales del ligamento deltoideo discurren anterior y distalmente hacia abajo desde el maléolo medial; divídalas para que los alambres o tornillos utilizados en la fijación interna puedan anclarse sólidamente en el hueso, con las cabezas de los tornillos cubiertas por tejido blando (fig. 3-5; véase fig. 10-3).

Incisión posterior

Haga una incisión longitudinal en el retináculo detrás del maléolo medial para repararlo (figs. 3-6 y 3-7). Tenga cuidado de no cortar el tendón del músculo tibial posterior, que discurre inmediatamente detrás del maléolo medial; la incisión en el retináculo permite la retracción anterior del tendón tibial posterior. Continúe la disección alrededor de la parte posterior del maléolo, retrayendo posteriormente las demás estructuras que pasan por detrás del maléolo medial para alcanzar el margen posterior (o maléolo posterior) de la tibia. La exposición permite la reducción en algunas fracturas de esa parte del hueso.

Obsérvese que, aunque este abordaje permitirá visualizar la mayoría de las fracturas utilizando pinzas de reducción adecuadas, su ángulo es tal que los fragmentos desplazados son difíciles de fijar internamente. Pueden ser necesarios abordajes anteriores separados para retrasar los fragmentos posteriores. Se aconseja obtener siempre una radiografía intraoperatoria que muestre el fragmento desplazado fijado temporalmente con una aguja de Kirschner antes de insertar la fijación definitiva. Para mejorar la vista del maléolo posterior, gire la pierna de forma aún más externa (fig. 3-8; véanse las figs. 10-2 y 10-3).

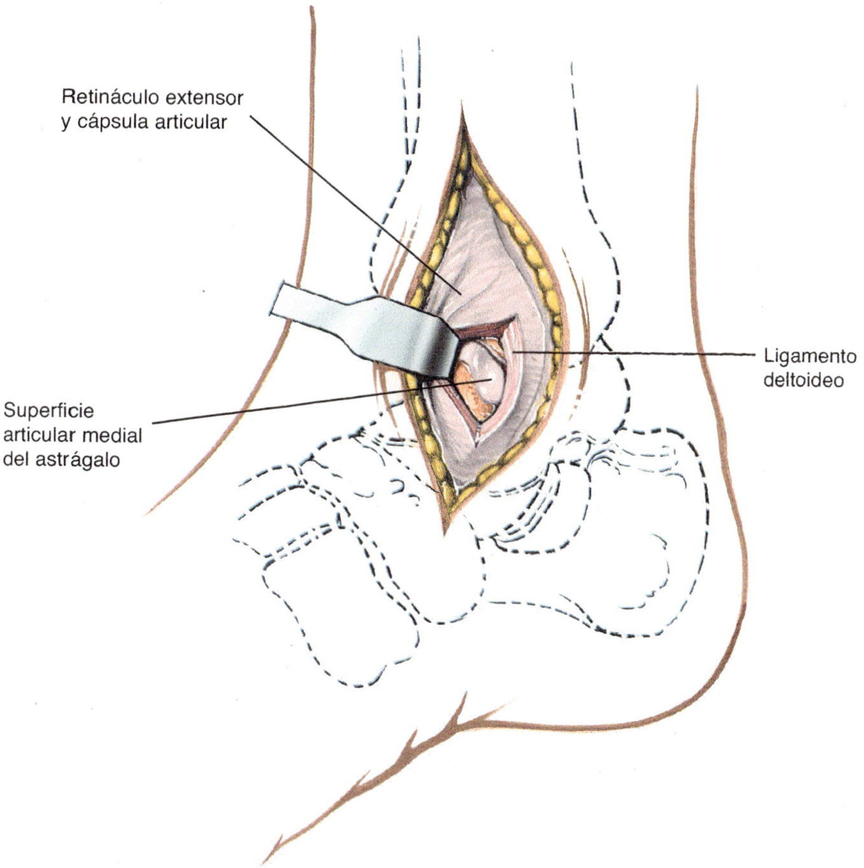

Figura 3-4. Haga una pequeña incisión en la cápsula anterior de la articulación del tobillo para ver la superficie articular.

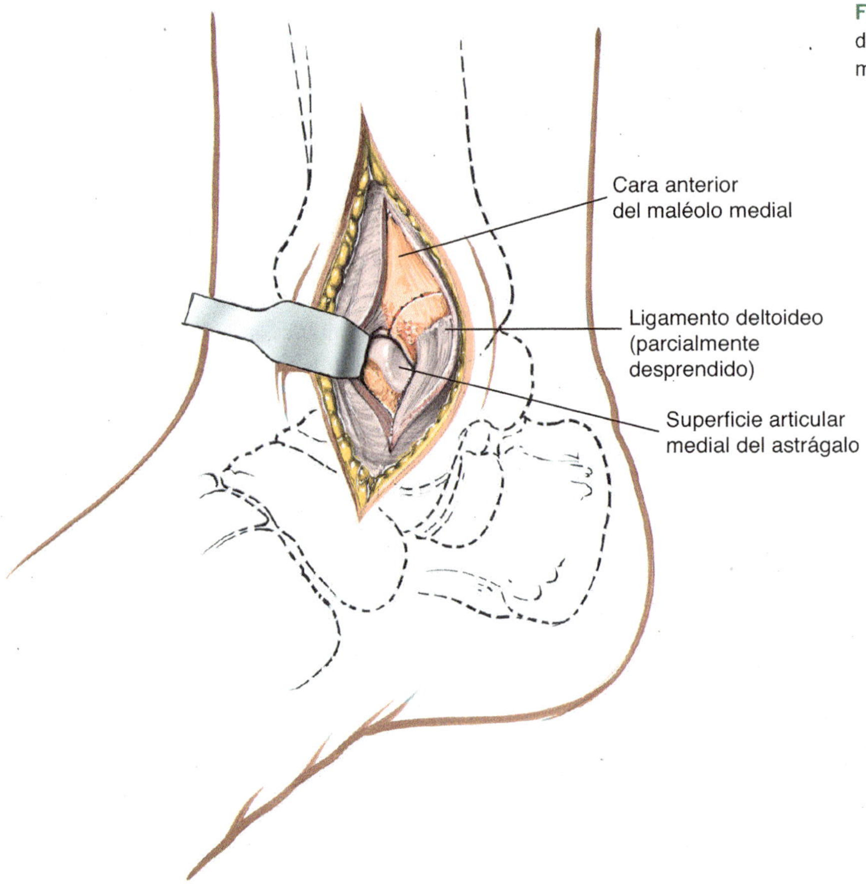

Figura 3-5. Fibras divididas del ligamento deltoideo para permitir la fijación interna del maléolo fracturado.

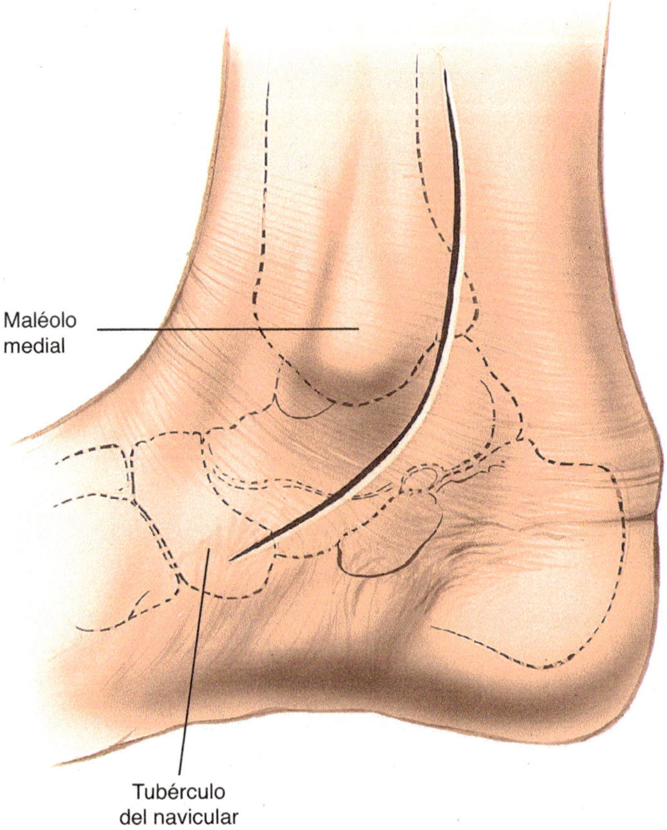

Figura 3-6. La incisión posterior para el abordaje del maléolo medial sigue el borde posterior del maléolo medial.

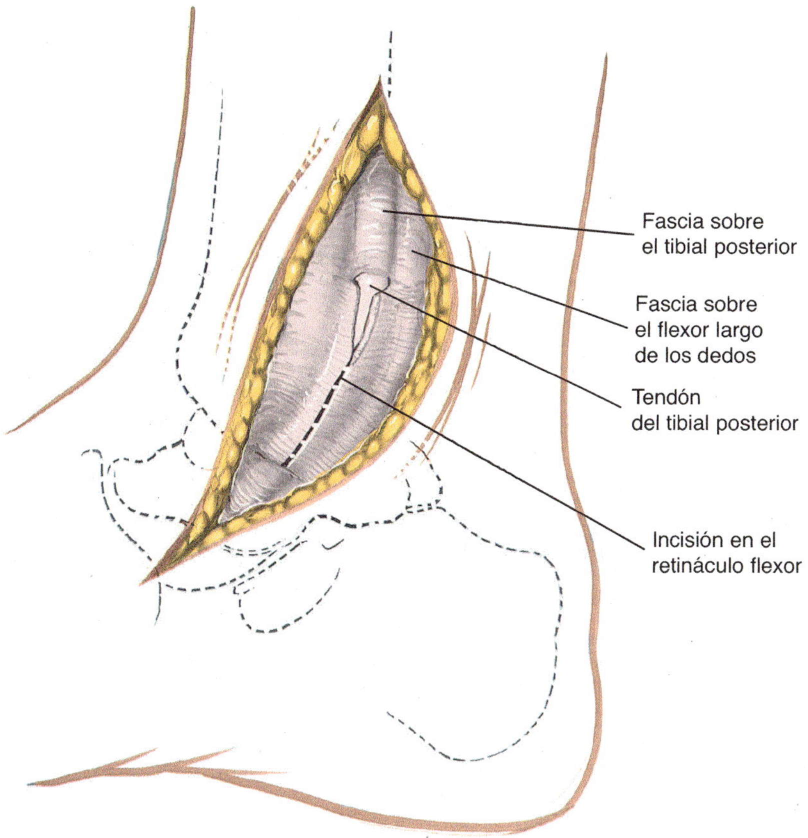

Figura 3-7. Retraiga los colgajos cutáneos y comience a incidir el retináculo por detrás del maléolo medial.

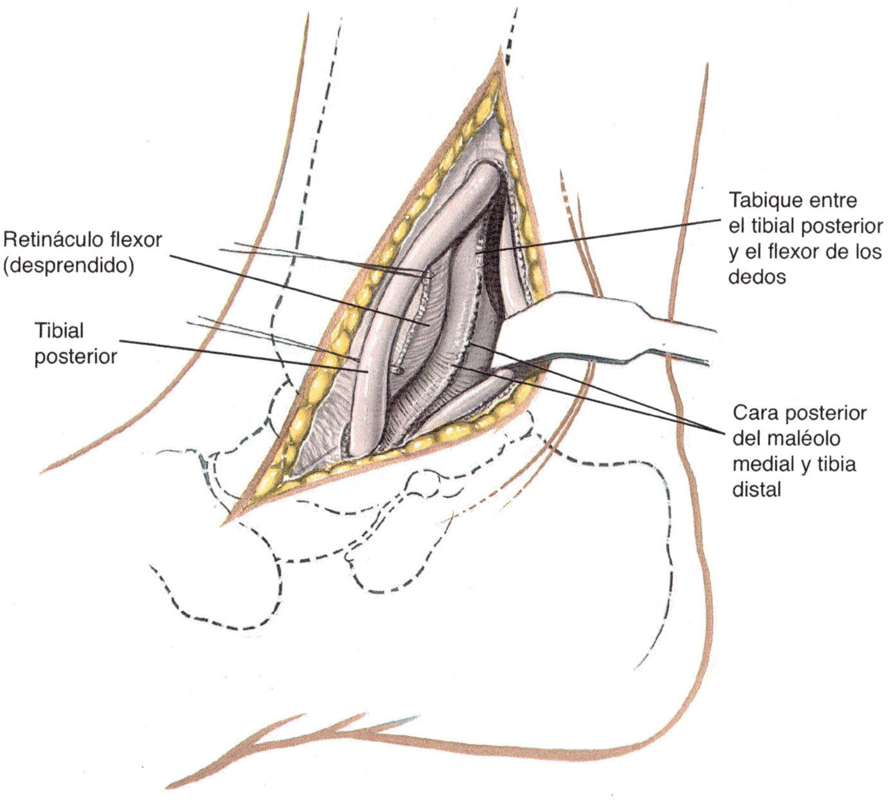

Figura 3-8. Retraiga anteriormente el tibial posterior. Libere y retraiga las estructuras restantes alrededor de la parte posterior del maléolo para exponer la cara posterior del maléolo medial.

Peligros de la incisión anterior

Nervios

El *nervio safeno*, si se corta, forma un neuroma y puede causar entumecimiento en la cara medial del dorso del pie. Preserve el nervio conservando la vena safena mayor.

Vasos sanguíneos

La vena *safena mayor* está en peligro cuando se movilizan los colgajos cutáneos anteriores. Presérvela, si es posible, para poder utilizarla como injerto vascular en el futuro (véase fig. 10-1).

Peligros de la incisión posterior

Todas las estructuras que discurren por detrás del maléolo medial (el músculo tibial posterior, el músculo flexor largo de los dedos, la arteria y la vena tibiales posteriores, el nervio tibial y el tendón del flexor largo del *hallux*) corren peligro si la disección quirúrgica profunda no se realiza cerca del hueso (véanse las figs. 10-1 a 10-3).

Deje la mayor cantidad posible de tejido blando adherido a los fragmentos maleolares fracturados; la extirpación completa hace que los fragmentos sean avasculares.

Cómo ampliar el abordaje

Medidas de ampliación

Para ampliar ambos abordajes de forma proximal, continúe la incisión a lo largo de la superficie subcutánea de la tibia. La disección subperióstica expone las superficies subcutánea y medial de la tibia en toda su longitud.

La exposición puede ampliarse distalmente para mostrar los ligamentos deltoideos y la articulación talocalcaneonavicular.

REFERENCIAS

1. Gatellier J, Chastang P. Access to the fractured malleolus with piece chipped off at back. *J Chir (Paris)*. 1924;24:5B.
2. Davidovitch RI, Egol KA. The Medial malleolus osteoligamentous complex and its role in ankle fractures. *Bull NYU Hosp Jt Dis*. 2009;67(4):318–324.

4

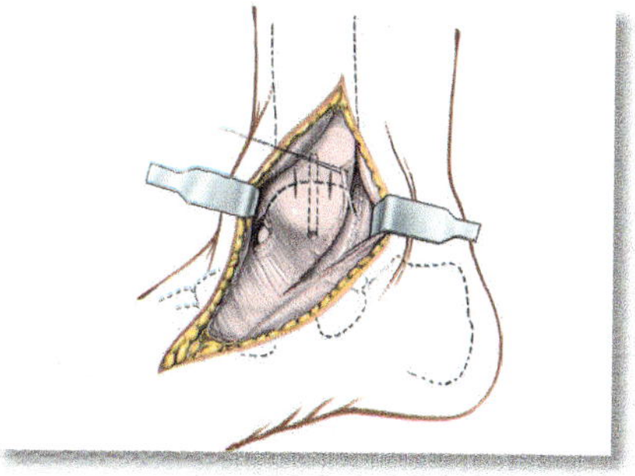

Abordaje del lado medial del tobillo

Introducción

El abordaje medial expone el lado medial de la articulación del tobillo.[1] Sus usos incluyen los siguientes:

- Artrodesis de tobillo.
- Escisión o fijación de fragmentos osteocondrales de la parte medial del astrágalo.
- Reducción y fijación de las luxaciones por fractura del astrágalo.
- Extirpación de cuerpos sueltos de la articulación del tobillo.

Posición del paciente

Colocar al paciente en decúbito supino en la mesa de operaciones. Realice vaciamiento sanguíneo de la extremidad elevándola durante 5 minutos o aplicando firmemente una venda de goma blanda; a continuación, infle un torniquete. La rotación externa natural de la pierna expone el maléolo medial. Por lo general no es necesario inclinar la pelvis para mejorar la exposición (véase fig. 3-1).

Puntos de referencia e incisión

Puntos de referencia

El *maléolo medial* es el extremo distal palpable de la tibia.

Incisión

Haga una incisión longitudinal de 10 cm en la cara medial de la articulación del tobillo, centrándola en la punta del maléolo medial. Comience la incisión sobre la superficie medial de la tibia. Por debajo del maléolo, cúrvela hacia delante sobre la cara medial de la parte media del pie (fig. 4-1).

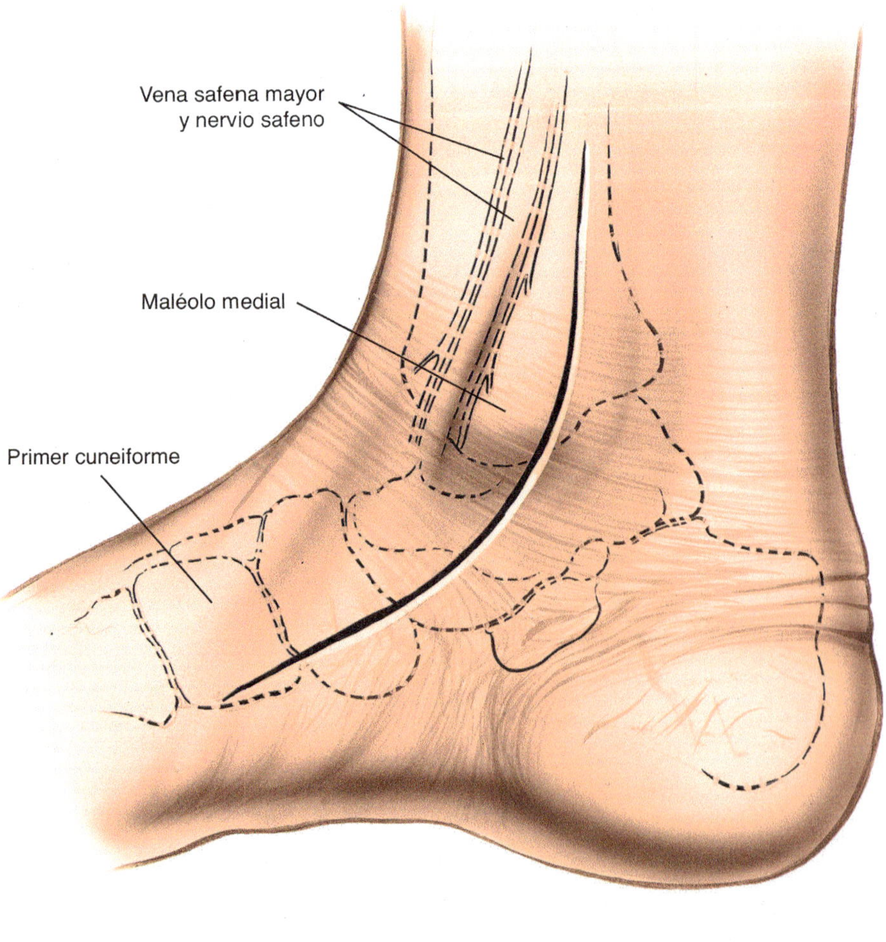

Figura 4-1. Haga una incisión longitudinal de 10 cm en la cara medial de la articulación del tobillo, con su centro sobre la punta del maléolo medial. Distalmente, curve la incisión hacia delante sobre la cara medial de la parte media del pie.

Plano internervioso

El abordaje no utiliza ningún plano internervioso. Sin embargo, la cirugía es segura porque la tibia es subcutánea y toda la disección permanece en el hueso.

Disección quirúrgica superficial

Movilice los colgajos cutáneos. Identifique la vena safena mayor y el nervio safeno, que discurren juntos a lo largo del borde anterior del maléolo medial, y pase un cabestrillo alrededor de estas estructuras, retrayéndolas de forma anterior (fig. 4-2).

Disección quirúrgica profunda

Para descubrir el punto en el que el maléolo medial se une al eje de la tibia, realice una pequeña incisión longitudinal en la parte anterior de la cápsula articular.

Divida el retináculo flexor justo por detrás del maléolo medial e identifique el tendón del músculo tibial posterior, que discurre inmediatamente por detrás del maléolo medial, estriando el hueso (véase fig. 4-2). Retraiga el tendón posteriormente para exponer la superficie posterior del maléolo (fig. 4-3A).

Marque el hueso longitudinalmente para garantizar la alineación correcta del maléolo durante el cierre. A continuación, perfore y golpee el maléolo medial para poder volver a unirlo (véase fig. 4-3B).

Con un osteótomo o una sierra oscilante, corte el maléolo medial oblicuamente de arriba hacia abajo. No complete la osteotomía con una sierra; en su lugar, termine agrietando la osteotomía con un osteótomo para no dañar el cartílago articular. La osteotomía va lateral y distalmente desde la unión del maléolo medial con la diáfisis de la tibia para entrar en la articulación en el ángulo de la articulación.[2] Compruebe con frecuencia la posición del corte a través de la incisión en la cápsula articular anterior para asegurarse de que es preciso (véase fig. 4-3).

Retraiga el maléolo medial (con sus ligamentos deltoideos adheridos) hacia abajo y everta el pie con fuerza, dejando a la vista la cúpula del astrágalo y la superficie articular de la tibia (figs. 4-4 y 4-5). La eversión está limitada por el peroné intacto.

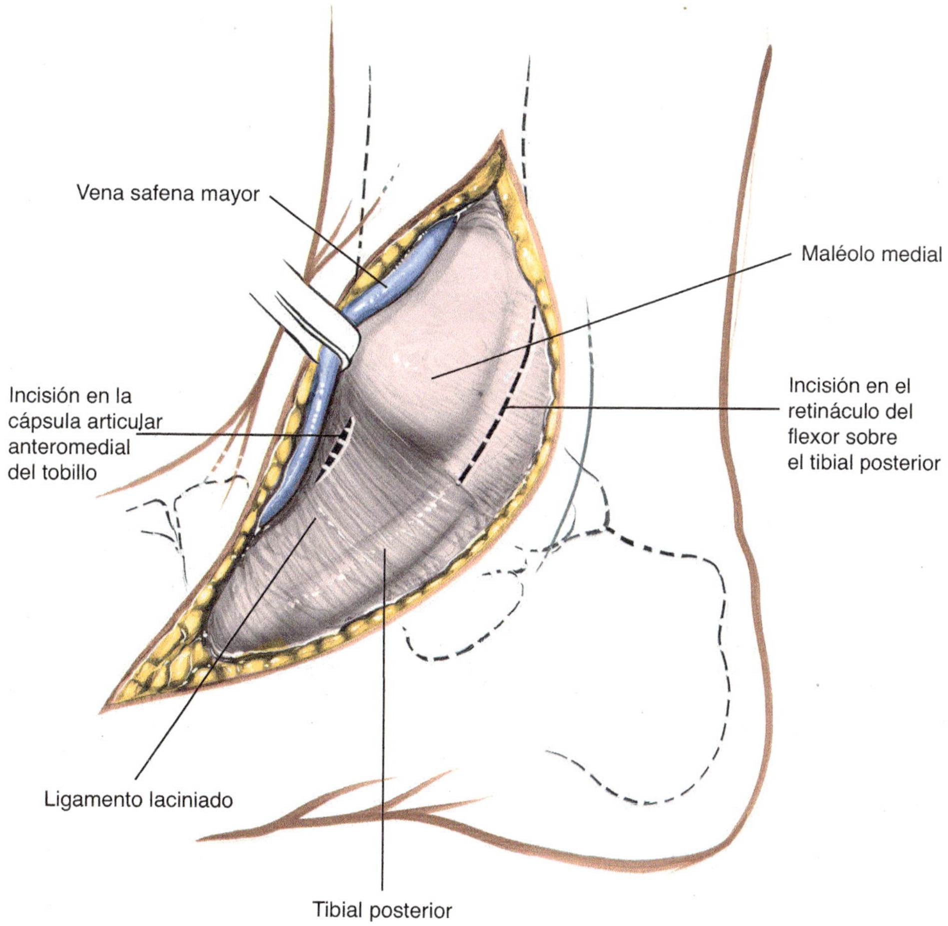

Figura 4-2. Retraiga con cuidado los colgajos cutáneos para proteger la vena safena mayor y el nervio safeno que la acompaña. Haga una incisión en el retináculo flexor y una pequeña incisión en la cápsula articular anterior.

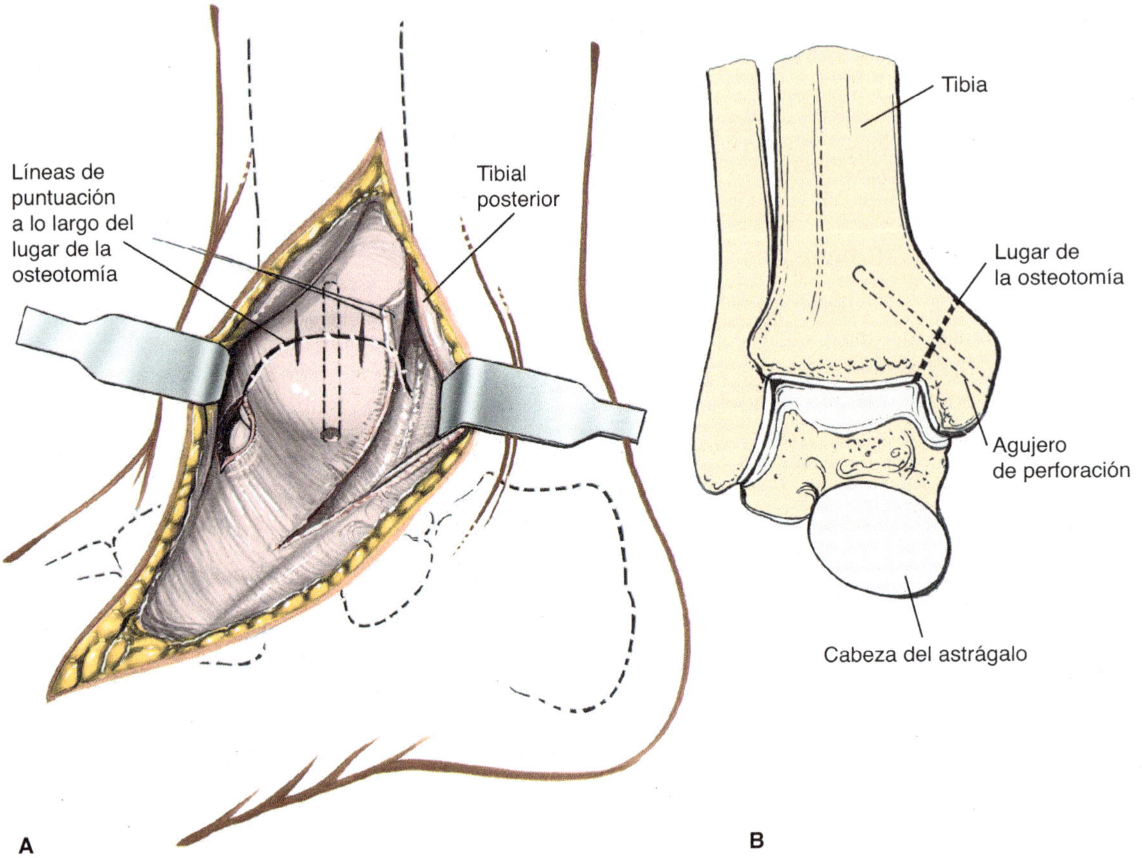

Figura 4-3. **A.** Retraiga el tendón tibial posteriormente. Taladre y golpee el maléolo medial, y marque el posible lugar de la osteotomía para una futura alineación. **B.** La línea de la osteotomía y las marcas de puntuación para la reinserción del maléolo medial.

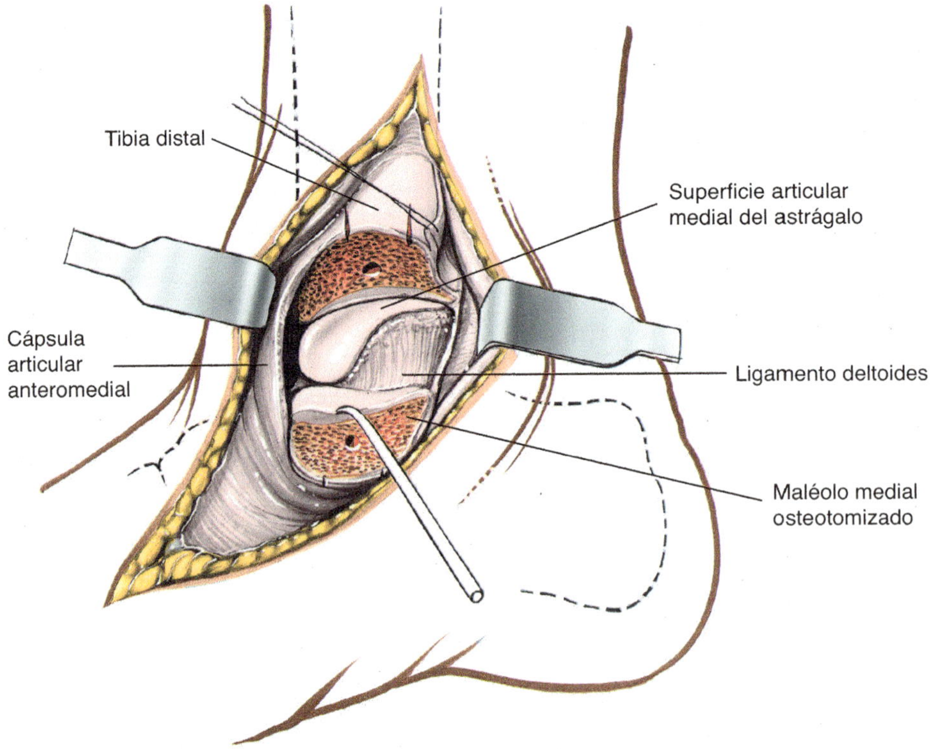

Figura 4-4. Retraiga el maléolo medial osteotomizado hacia abajo.

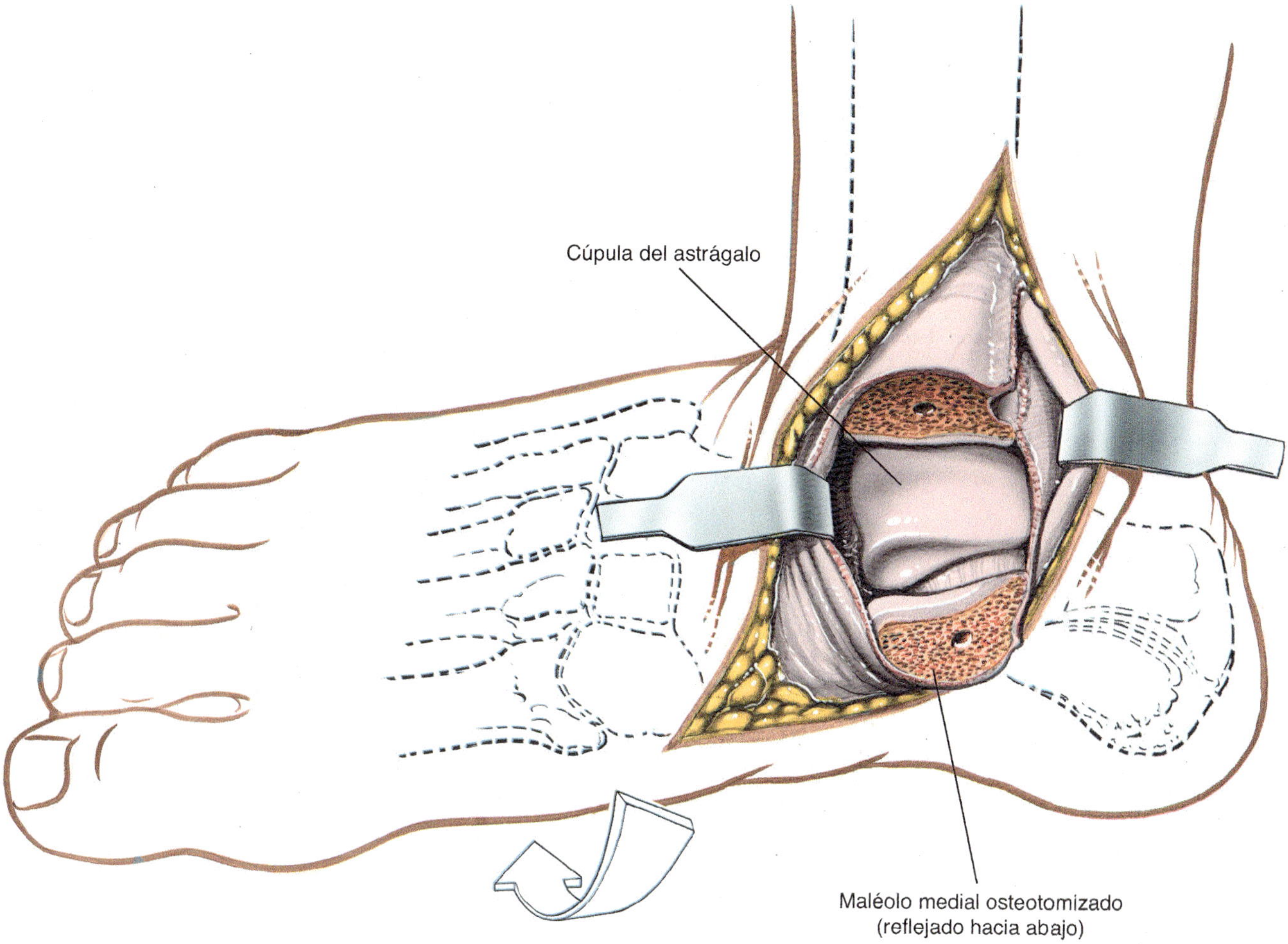

Figura 4-5. Everta el pie con fuerza para ver la cúpula del astrágalo y la superficie anterior de la tibia.

Peligros

El *nervio safeno* y la vena safena mayor deben preservarse como una unidad, en gran medida para evitar daños en el nervio safeno que den lugar a la formación de neuromas.

El *tendón del músculo tibial posterior* corre especial peligro durante este abordaje, ya que se encuentra inmediatamente posterior al maléolo medial. Preserve el tendón liberando el retináculo flexor y retrayendo el tendón posteriormente mientras realiza la osteotomía del maléolo (véanse figs. 4-2 y 4-3A). Los tendones del músculo flexor largo del *hallux* y del músculo flexor largo de los dedos, junto con el haz neurovascular posterior, se sitúan más posterior y lateralmente. No corren peligro siempre que la osteotomía se realice con cuidado (véanse figs. 10-2 y 10-4).

Puntos quirúrgicos especiales

En caso de fractura, la interdigitación de los extremos rotos del hueso impide la rotación entre los dos fragmentos cuando se inserta y aprieta un tornillo. En una osteotomía no existe tal interdigitación. Por lo tanto, deben insertarse dos agujas de Kirschner antes de insertar el tornillo para evitar la rotación cuando se apriete el tornillo. Una vez estabilizada la osteotomía con el tornillo, pueden retirarse las dos agujas de Kirschner. También puede utilizarse la fijación con banda de tensión. Asegúrese de alinear correctamente los huesos alineando las marcas de puntuación hechas en el hueso antes de realizar la osteotomía.

Cómo ampliar el abordaje

Por lo general, el abordaje no se amplía ni distal ni proximal.

REFERENCIAS

1. Koenig F, Schaefer P. Osteoplastic surgical exposure of the ankle joint: 41st report of progress in orthopaedic surgery. *Chir.* 1929;215:196.
2. Ziran BH, Abidi NA, Scheel MJ. Medial malleolar osteotomy for exposure of complex talar body fractures. *J Orthop Trauma.* 2001;15(7): 513–518.

5

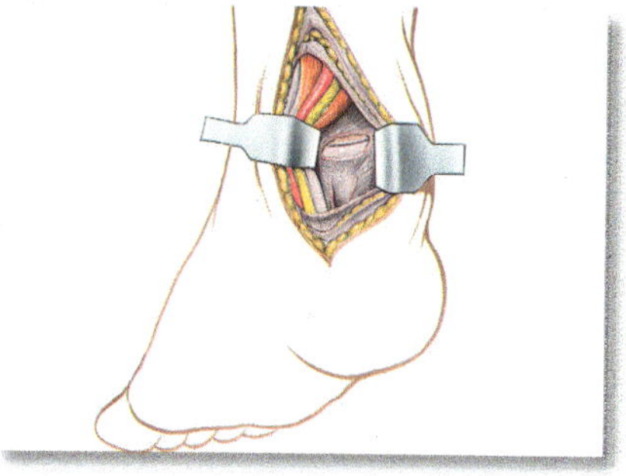

Abordaje posteromedial del tobillo

Introducción

El abordaje posteromedial de la articulación del tobillo por lo general se utiliza para explorar los tejidos blandos que rodean la parte posterior del maléolo medial. Asimismo, se usa para liberar el tejido blando que rodea el maléolo medial en el tratamiento del pie equinovaro.

El abordaje también puede utilizarse para permitir el acceso a la apófisis posterior del astrágalo o al maléolo posterior de la articulación del tobillo. La reducción y la fijación de las fracturas del maléolo posterior también pueden lograrse por medio del abordaje posterolateral de la tibia distal (véase cap. 6).[1,2]

Posición del paciente

Para este abordaje se puede elegir entre dos posiciones. En primer lugar, coloque al paciente en decúbito supino en la mesa de operaciones. Flexione la cadera y la rodilla, y coloque la parte lateral del tobillo afectado sobre la superficie anterior de la rodilla opuesta (fig. 5-1). Esta posición conseguirá una rotación externa completa de la cadera, permitiendo una mejor exposición de las estructuras mediales del tobillo. De forma alternativa, coloque al paciente en decúbito lateral con la pierna afectada más cerca de la mesa. Flexione la rodilla de la extremidad opuesta para apartar el tobillo.

Realice vaciamiento sanguíneo de extremidad elevándola de 3 a 5 minutos o aplicando un vendaje de goma suave; después infle un torniquete.

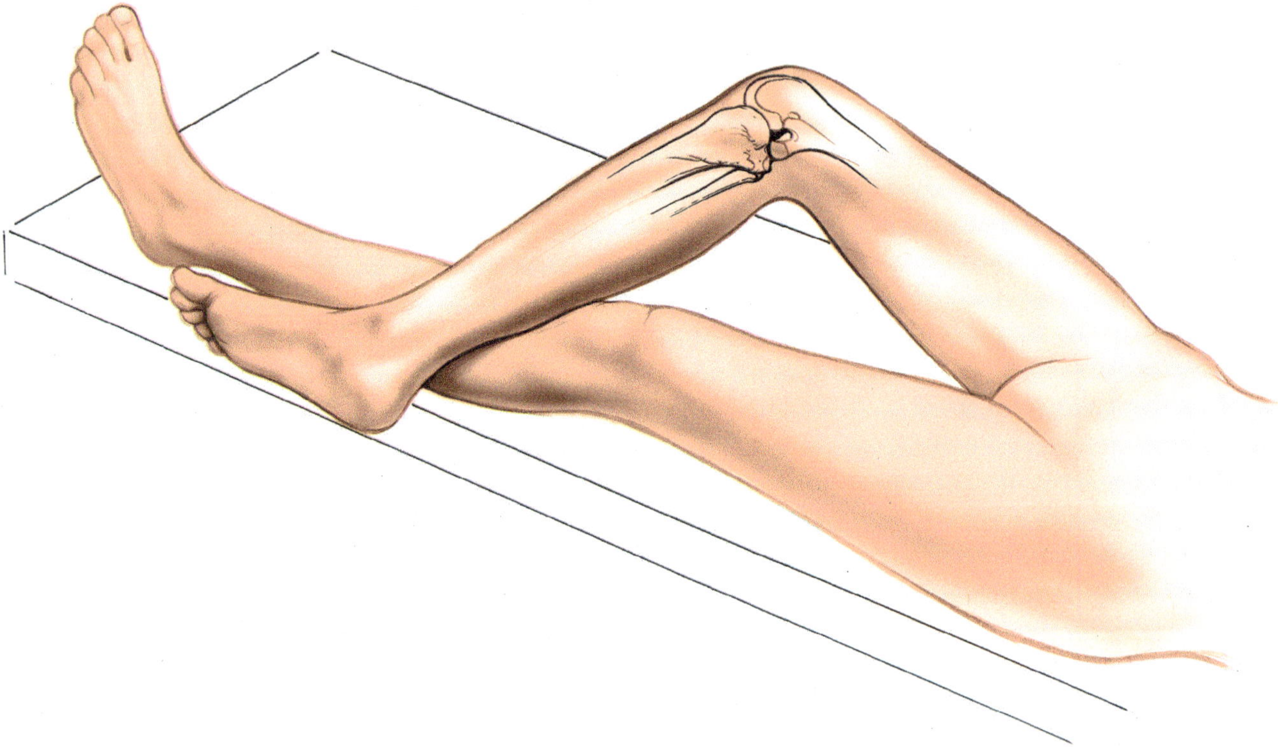

Figura 5-1. Coloque al paciente en decúbito supino en la mesa de operaciones con la rodilla y la cadera flexionadas para exponer las estructuras mediales del tobillo.

Puntos de referencia e incisión

Puntos de referencia

El *maléolo medial* es el extremo bulboso, distal y subcutáneo de la tibia.

Palpe el borde medial del *tendón de Aquiles* justo por encima del calcáneo.

Incisión

Haga una incisión longitudinal de 8 a 10 cm aproximadamente entre el maléolo medial y el tendón de Aquiles (fig. 5-2).

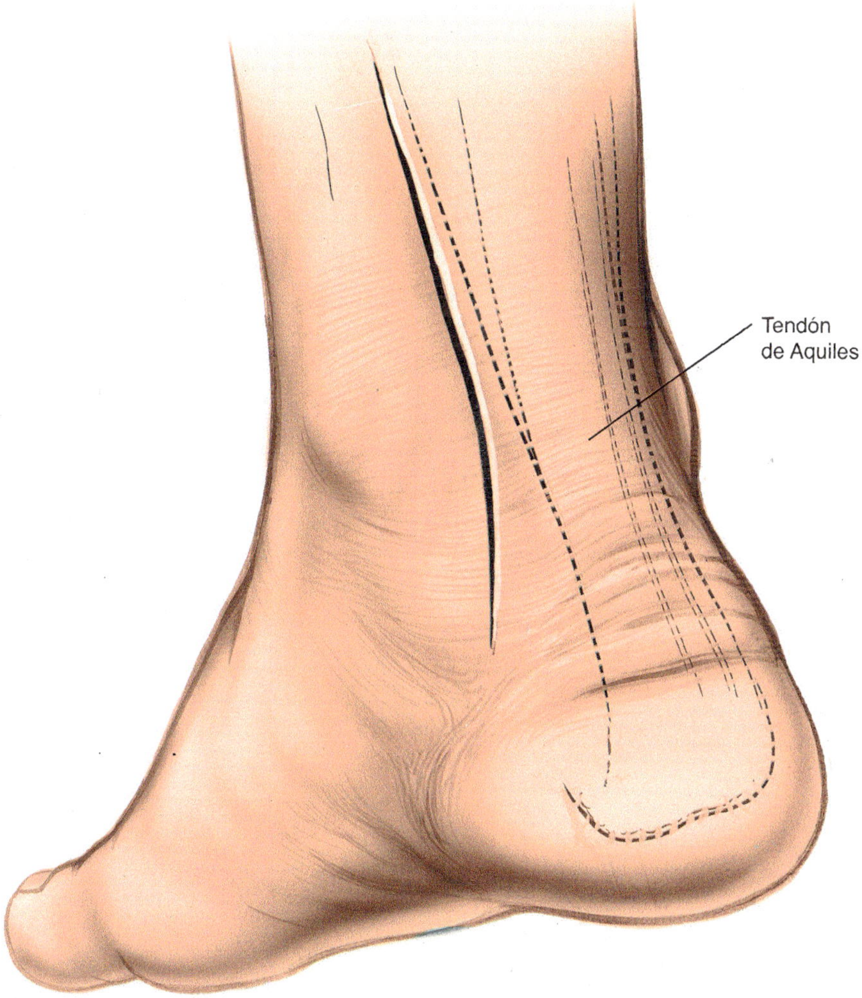

Figura 5-2. Haga una incisión longitudinal de 8 a 10 cm aproximadamente entre el maléolo medial y el tendón de Aquiles.

Disección quirúrgica superficial

Profundice la incisión en línea con la incisión cutánea para entrar en la grasa que se encuentra entre el tendón de Aquiles y las estructuras que pasan alrededor de la parte posterior del maléolo medial. Si hay que alargar el tendón de Aquiles, identifíquelo en el colgajo posterior de la herida y entonces haga el alargamiento. Identifique un plano fascial en el colgajo anterior que cubra los tendones flexores restantes. Realice una incisión longitudinal en la fascia, en la línea de la incisión cutánea lo bastante alejada de la parte posterior del maléolo medial (figs. 5-3 y 5-4).

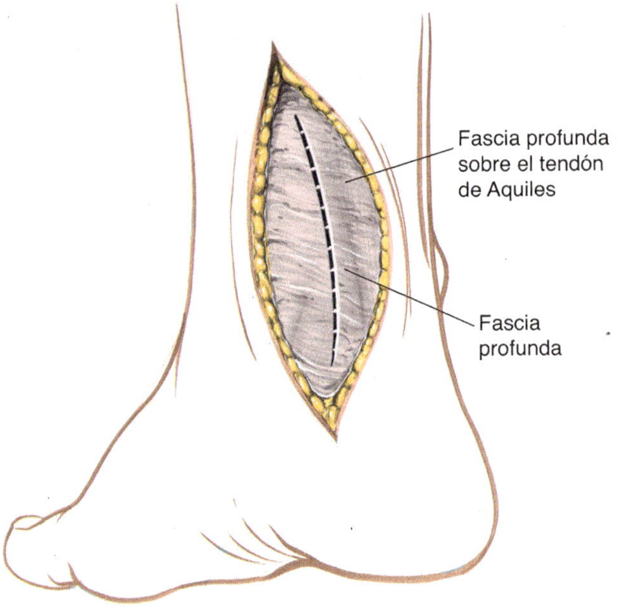

Figura 5-3. Incisión de la fascia profunda en línea con la incisión cutánea.

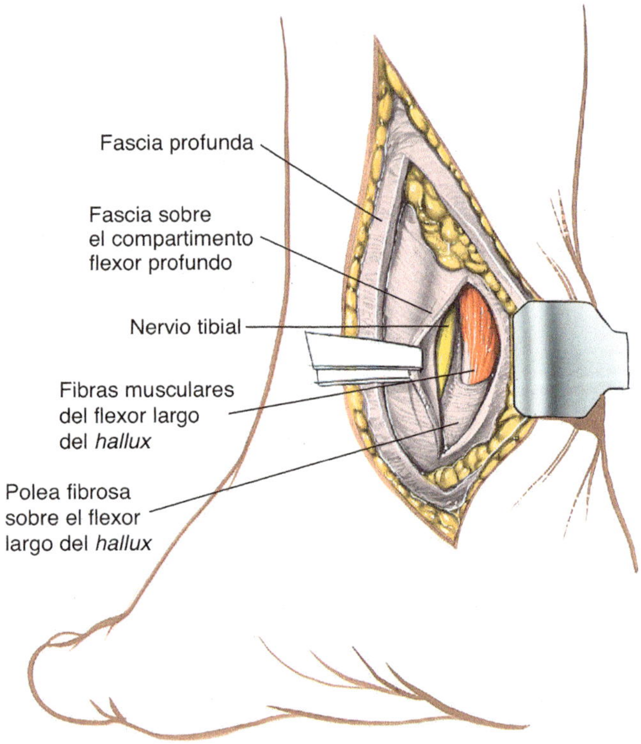

Figura 5-4. Retraiga el tendón de Aquiles y la grasa retrotendinosa lateralmente, exponiendo la fascia del compartimento flexor más profundo. Abra el compartimento e identifique las fibras musculares del flexor largo del *hallux*.

Disección quirúrgica profunda

Hay tres formas diferentes de abordar la parte posterior de la articulación del tobillo.

En primer lugar, identifique el flexor largo del *hallux*, el único músculo que todavía tiene fibras musculares a este nivel (véase fig. 5-4). Si desea acceder a la cara posteromedial del tobillo para reducir y fijar un fragmento posteromedial de una fractura del maléolo posterior, desarrolle un plano entre el borde lateral del flexor del *hallux* y los tendones peroneos que se encuentran justo a su lado (fig. 5-5). Profundice este plano para exponer la cara posterior de la articulación del tobillo retrayendo medialmente el flexor largo del *hallux* (fig. 5-6).

Si desea acceder a la articulación del tobillo de forma más anterior, identifique el flexor largo del *hallux* y continúe la disección anteriormente hacia la parte posterior del maléolo medial. Preserve el haz neurovascular movilizándolo suavemente y retrayéndolo junto con el flexor largo del *hallux* de forma lateral para desarrollar un plano entre el haz y el tendón del flexor largo de los dedos. Este abordaje lo lleva a la cara posterior de la articulación del tobillo de forma bastante más medial que el primer abordaje (fig. 5-7).

Cuando todos los tendones que rodean la parte posterior del maléolo medial (tibial posterior, flexor largo de los dedos y flexor largo del *hallux*) deben alargarse, la parte posterior del tobillo puede abordarse directamente, ya que las cubiertas posteriores de los tendones deben dividirse durante el procedimiento de alargamiento (fig. 5-8).

Para los tres métodos, complete el abordaje haciendo una incisión en la cápsula articular longitudinal o transversalmente.

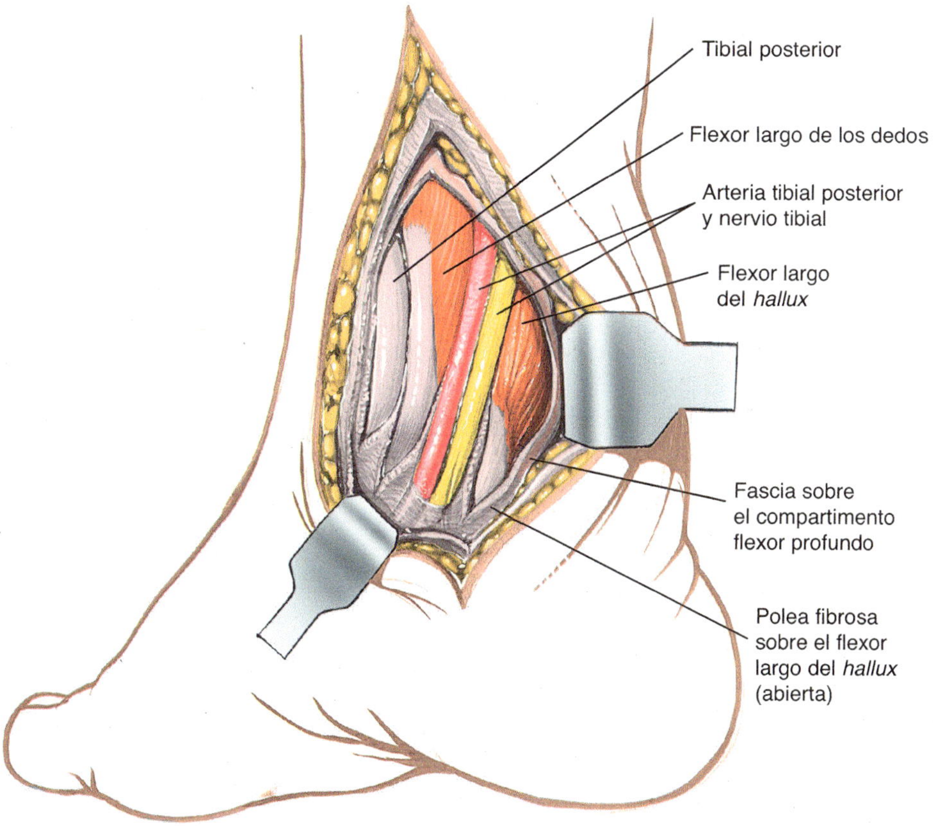

Figura 5-5. Identifique la arteria tibial posterior y el nervio tibial. A continuación, haga una incisión en el túnel fibroóseo sobre el tendón del flexor largo del *hallux* y los demás tendones mediales para movilizar y retraer las estructuras de forma medial.

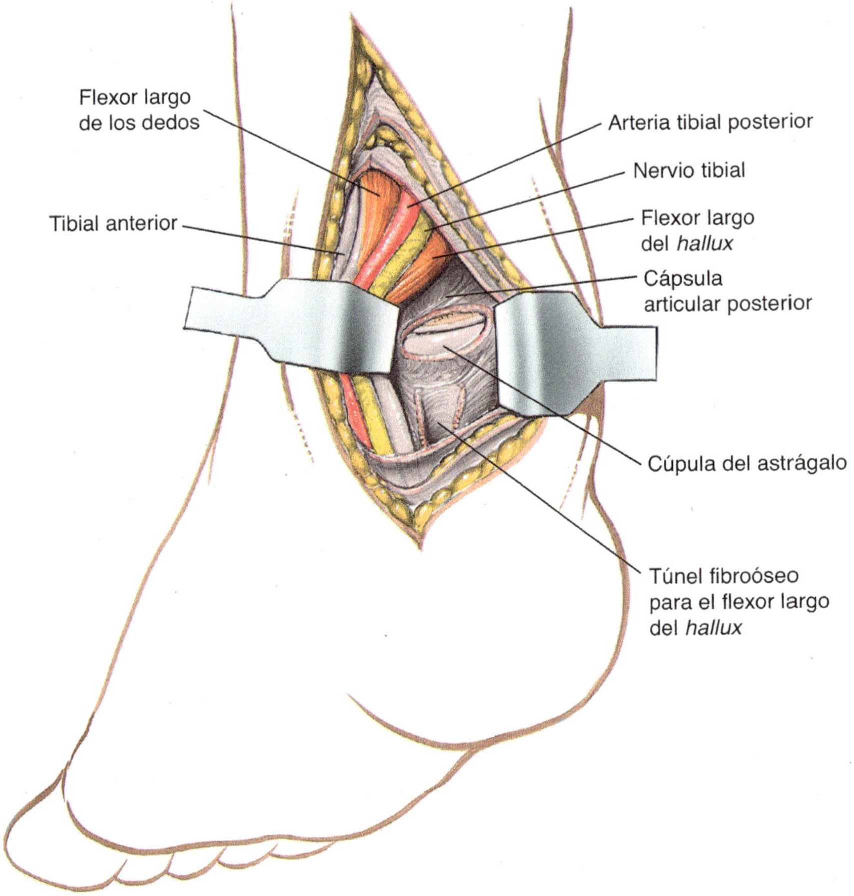

Figura 5-6. Retraiga las estructuras posteriores de forma medial, exponiendo la porción posterior de la articulación del tobillo.

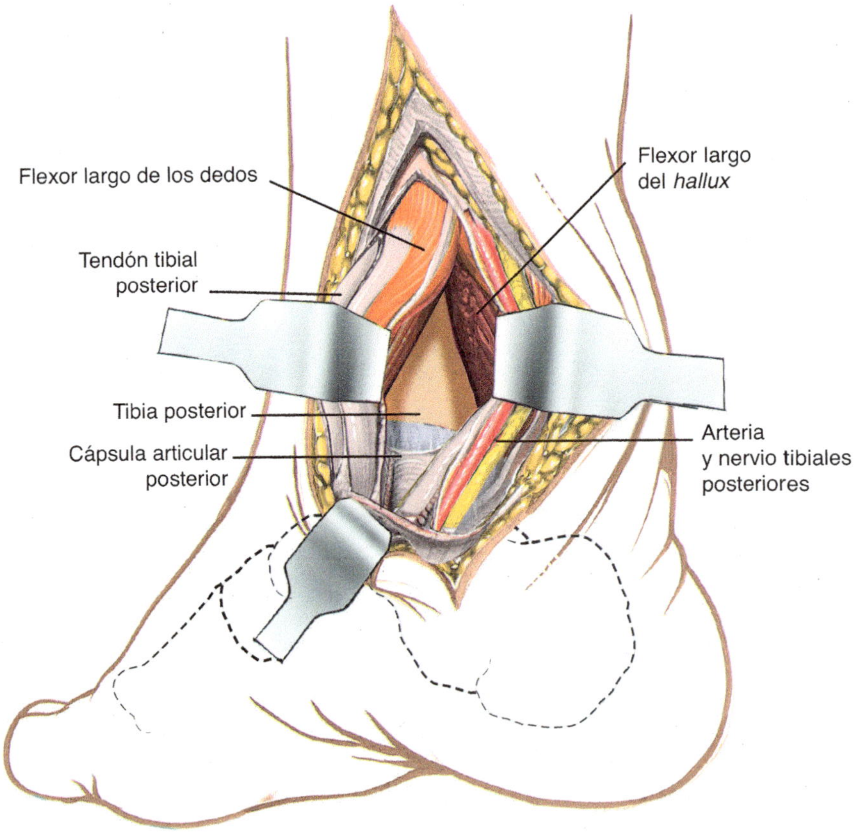

Figura 5-7. Para acceder a la articulación del tobillo (talocrural) de forma más anterior, desarrolle un plano entre el haz neurovascular y el tendón del flexor largo de los dedos.

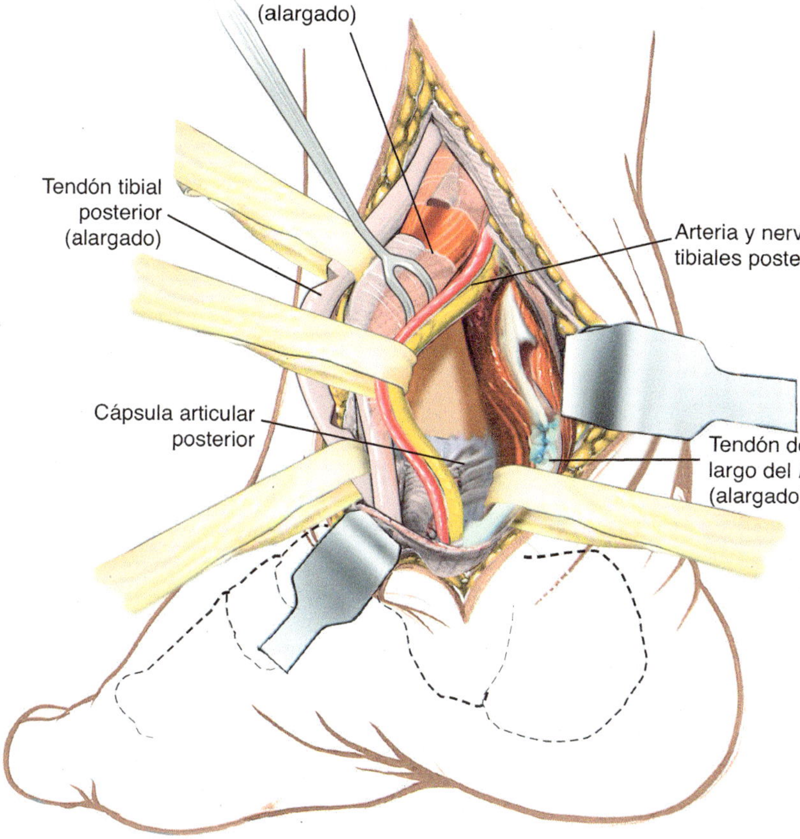

Figura 5-8. Si es necesario alargar los tendones que discurren por detrás del maléolo medial, se expone toda la cara posteromedial del maléolo medial.

Peligros

La arteria tibial posterior y el nervio tibial (el haz neurovascular posterior) son vulnerables durante el abordaje. Tenga cuidado de no retraer con fuerza el nervio, ya que podría provocar una neurapraxia. Obsérvese que el nervio tibial es sorprendentemente grande en los niños pequeños y que el tendón del músculo flexor largo de los dedos es en extremo pequeño. Procure identificar de forma positiva todas las estructuras de la zona antes de dividir cualquier tendón muscular (véanse las figs. 10-1 y 10-2).

Cómo ampliar el abordaje

Medidas de ampliación

Extienda la incisión distalmente curvándola a través del borde medial del tobillo, terminando sobre la articulación talonavicular. Esta extensión expone la articulación talonavicular y el nudo maestro de Henry. Como ocurre con todas las incisiones largas y curvas alrededor del tobillo, puede producirse necrosis cutánea si los colgajos cutáneos no se cortan gruesos o si se aplica una retracción forzada. Para llegar a la apófisis posterior del astrágalo, haga una incisión en la cápsula articular del tobillo y la cápsula articular subastragalina en la parte posterior del astrágalo longitudinalmente en la línea media (fig. 5-9).

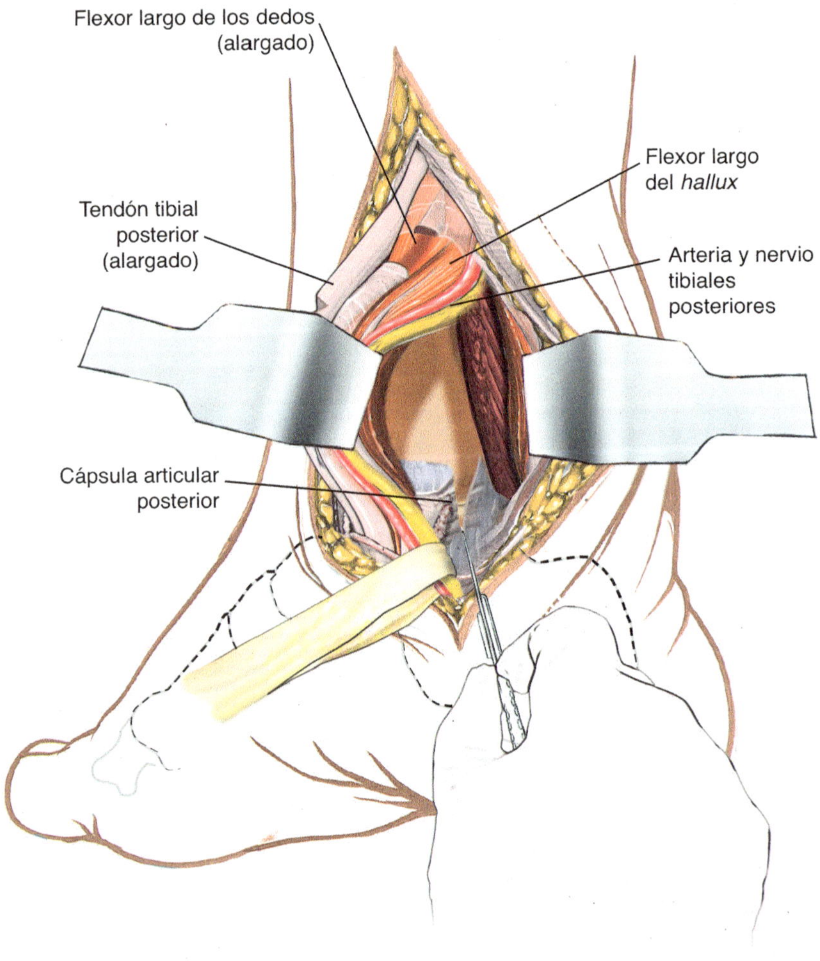

Figura 5-9. Para acceder a la apófisis posterior del astrágalo, utilice el plano entre el flexor largo del *hallux* y el tendón de Aquiles. Haga una incisión longitudinal en la cápsula del tobillo para exponer la cara posterior del astrágalo.

REFERENCIAS

1. Buckley R, Moran C, Apivatthakakul T. Hindfoot—calcaneus and talus. En: *AO Principles of Fracture Management*. 3rd ed. Vol. 2. Thieme; 2017.
2. Meulenkamp B, Louati H, Morellato J, et al. Posterior malleolar exposure. *Orthop Trauma Assoc Int*. 2019;2:e021.

6

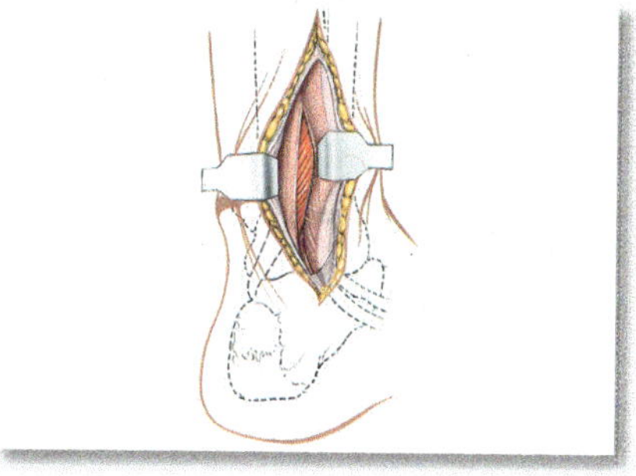

Abordaje posterolateral del tobillo

Introducción

El abordaje posterolateral se utiliza para tratar afecciones de la cara posterior de la tibia distal y la articulación del tobillo. Es adecuado para la reducción abierta y la fijación interna de las fracturas del maléolo posterior y las fracturas distales de peroné. Sin embargo, debido a que el paciente está en decúbito prono, no es el método de elección si hay que fijar el peroné y el maléolo medial al mismo tiempo. Sus otros usos incluyen los siguientes:

- Escisión de secuestro óseo (un tipo de absceso dentro del hueso).
- Extirpación de tumores benignos.
- Artrodesis de la faceta posterior de la articulación subastragalina.
- Capsulotomía posterior y sindesmotomía del tobillo.
- Elongación de los tendones.

Posición del paciente

Coloque al paciente en decúbito prono en la mesa de operaciones. Siempre que se utilice la posición prona, coloque almohadillas longitudinales bajo la pelvis y el tórax para que la parte central del tórax y el abdomen puedan moverse libremente con la respiración. Coloque un saco de arena bajo el tobillo para que pueda extenderse durante la operación. A continuación, realice vaciamiento sanguíneo de la extremidad elevándola durante 3 a 5 minutos o aplicando un vendaje de goma suave; luego infle un torniquete (fig. 6-1).

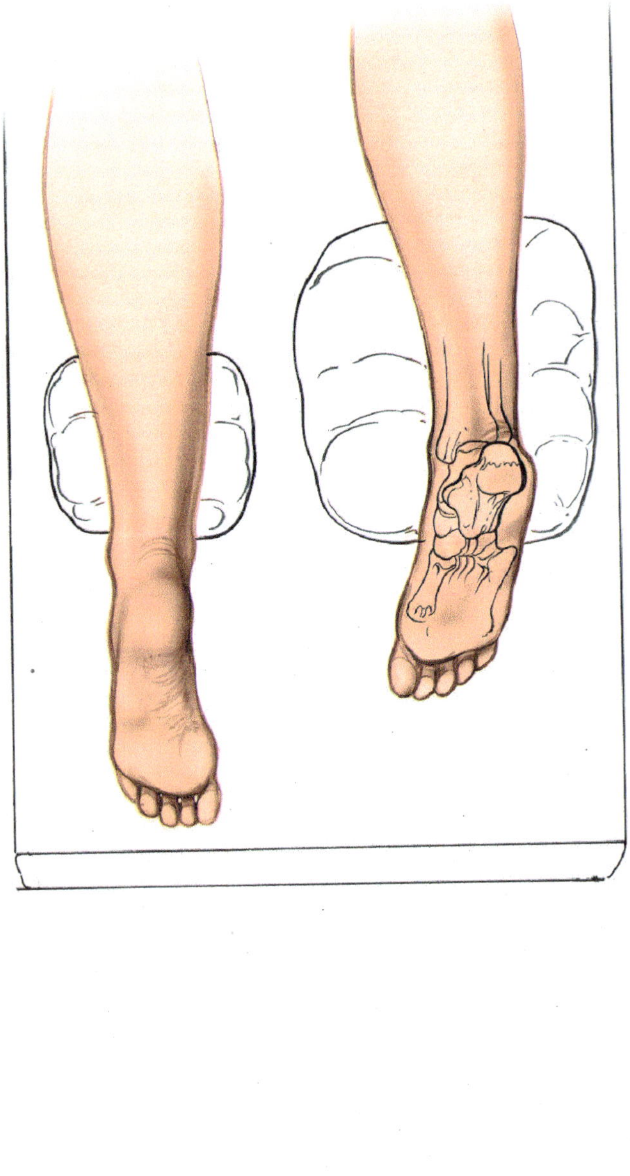

Figura 6-1. Posición del paciente para el abordaje posterolateral de la articulación del tobillo.

Puntos de referencia e incisión

Puntos de referencia

El *maléolo lateral* es el extremo distal subcutáneo del peroné.

El *tendón de Aquiles* es fácilmente palpable cuando se acerca a su inserción en el calcáneo.

Incisión

Haga una incisión longitudinal de 10 cm entre el borde posterior del maléolo lateral y el borde lateral del tendón de Aquiles. Comience la incisión a nivel de la punta del peroné y extiéndala de manera proximal (fig. 6-2).

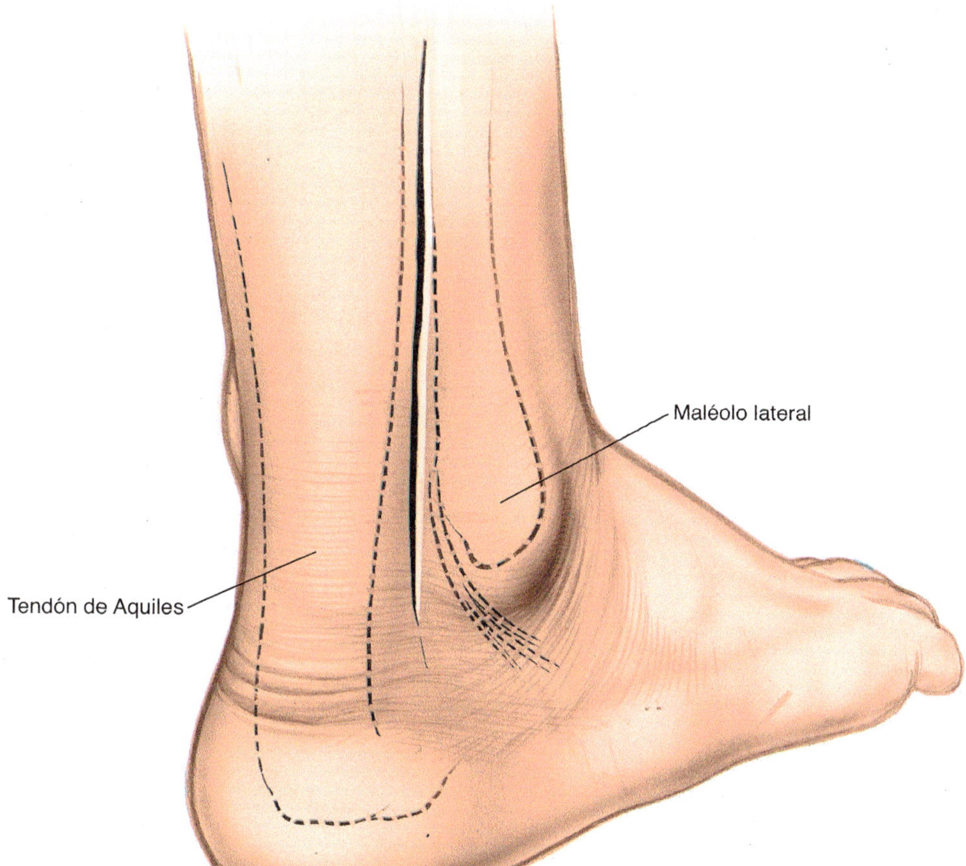

Figura 6-2. Haga una incisión longitudinal de 10 cm entre el borde posterior del maléolo lateral y el borde lateral del tendón de Aquiles.

Plano internervioso

El plano internervioso se sitúa entre el músculo *peroneo corto* (que está irrigado por el nervio peroneo superficial) y el músculo *flexor largo del hallux* (que recibe la irrigación del nervio tibial; fig. 6-3).

Disección quirúrgica superficial

Movilice los colgajos cutáneos. La vena safena menor y los nervios surales discurren justo por detrás del maléolo lateral; deben estar bien por delante de la incisión. Haga una incisión en la fascia profunda de la pierna en línea con la incisión cutánea e identifique los dos tendones peroneos a su paso por la pierna y alrededor de la parte posterior del maléolo lateral (fig. 6-4). El tendón del músculo peroneo corto es anterior al del músculo tibial largo a nivel de la articulación del tobillo y, por lo tanto, está más cerca del maléolo lateral. Obsérvese que el peroneo corto es muscular casi hasta el tobillo, mientras que el peroneo largo es tendinoso en el tercio distal de la pierna (véanse figs. 25-1 y 25-2).

Realice una incisión en el retináculo peroneo para liberar los tendones y retraiga los músculos lateral y anteriormente para exponer el músculo flexor largo del *hallux* (fig. 6-5). El flexor largo del *hallux* es el más lateral de los músculos flexores profundos de la pantorrilla. Es el único que sigue siendo muscular a este nivel (véase fig. 25-2).

Disección quirúrgica profunda

Haga una incisión longitudinal a través de las fibras laterales del músculo flexor largo del *hallux* que nacen del peroné (fig. 6-6). Retraiga medialmente el músculo flexor largo del *hallux* para revelar el periostio sobre la cara posterior de la tibia (fig. 6-7). Para acceder a la tibia distal, desarrolle un plano epiperióstico entre el periostio que cubre la tibia y los tejidos blandos suprayacentes. Para acceder a la articulación del tobillo, siga la cara posterior de la tibia hasta la cápsula articular posterior del tobillo y haga una incisión transversal.

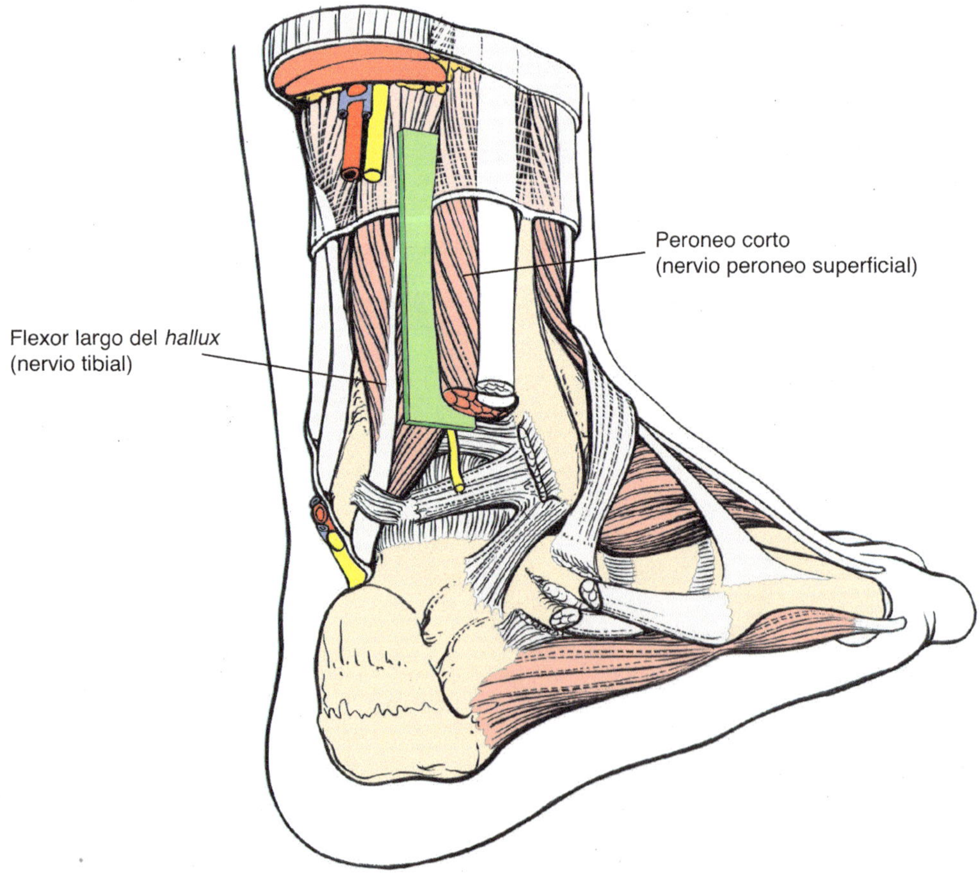

Figura 6-3. El plano internervioso se sitúa entre el *peroneo corto* (que está irrigado por el nervio peroneo superficial) y el *flexor largo del hallux* (que recibe la irrigación del nervio tibial).

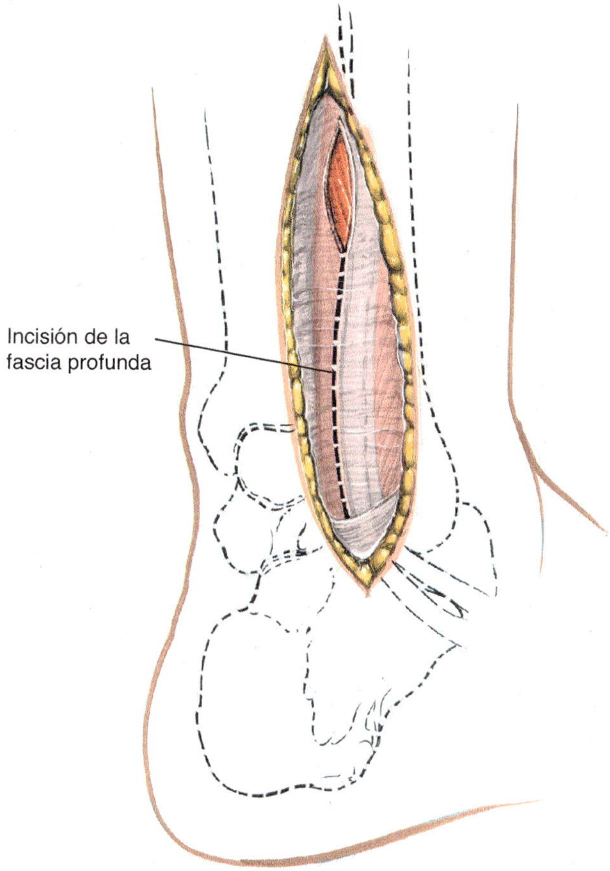

Figura 6-4. Movilice los colgajos cutáneos. Haga una incisión en la fascia profunda de la pierna en línea con la incisión cutánea. Identifique los dos tendones peroneos a su paso alrededor del tobillo.

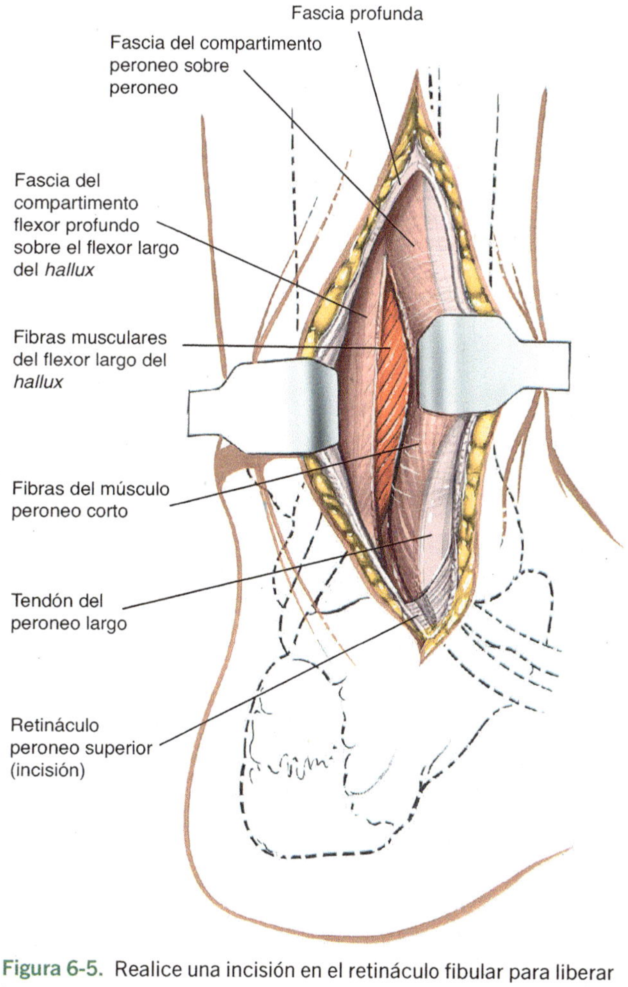

Figura 6-5. Realice una incisión en el retináculo fibular para liberar los tendones. Retráigalos lateral y anteriormente. Haga una incisión en la fascia sobre el flexor largo del *hallux* para exponer sus fibras musculares.

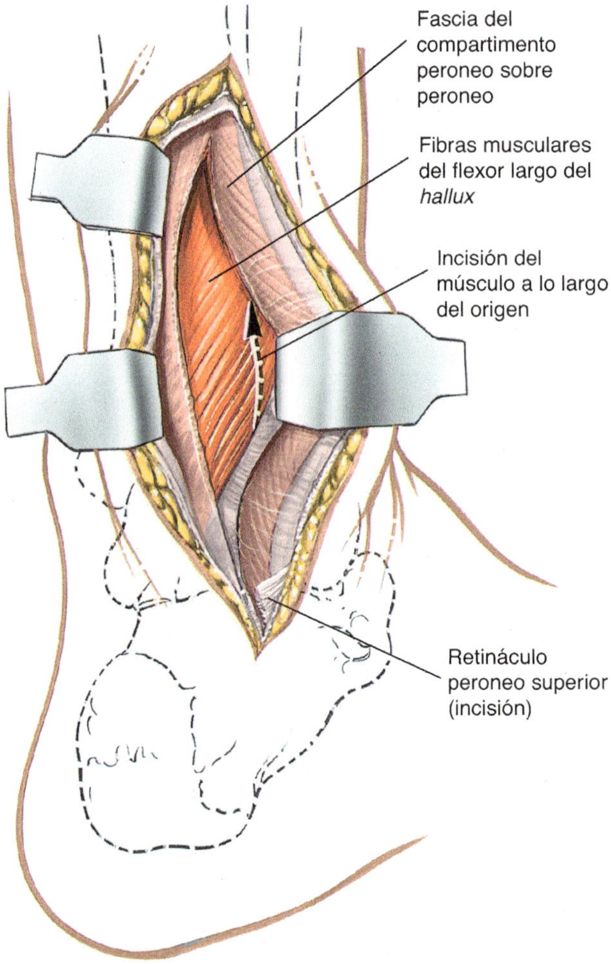

Figura 6-6. Haga una incisión longitudinal a través de las fibras laterales del flexor largo del *hallux* que nacen del peroné.

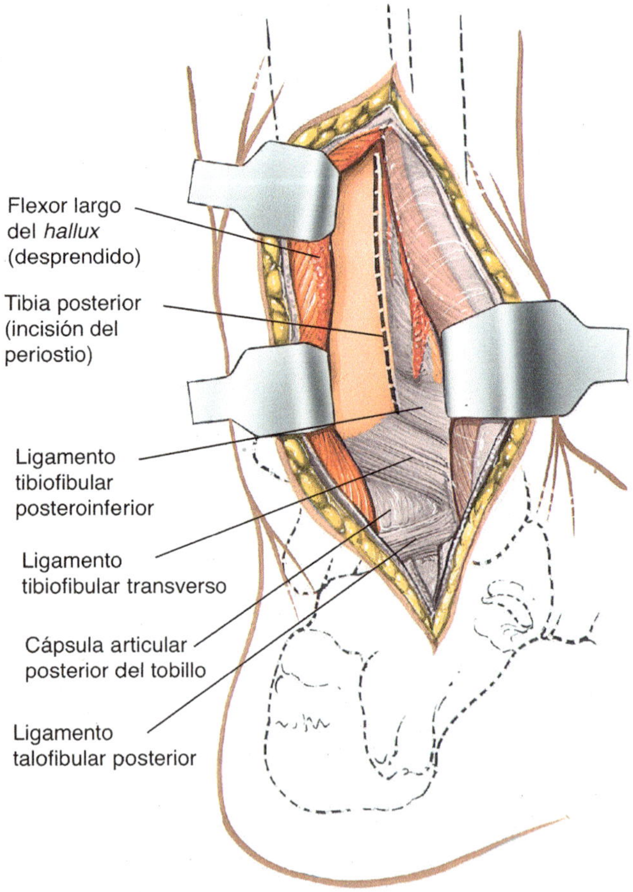

Figura 6-7. Retraiga medialmente el flexor largo del *hallux* para revelar el periostio que cubre la cara posterior de la tibia.

Peligros

La *vena safena menor* y el *nervio sural* discurren próximos entre sí. Deben conservarse como una unidad, en gran medida para evitar la formación de un neuroma doloroso (véase fig. 25-1).

La arteria peronea recorre la parte inferior de la pierna en un túnel cuyo techo fibroso sirve de unión a las fibras musculares del flexor largo del *hallux*. Las ramas musculares serpentean alrededor del peroné para irrigar los músculos peroneos. Las ramas de la arteria pueden interrumpirse cuando el flexor largo del *hallux* se desprende de la tibia. Desinflar el torniquete antes del cierre y asegurar una hemostasia adecuada evitará la formación de hematomas.[1]

Cómo ampliar el abordaje

Medidas de ampliación

Para ampliar el abordaje de forma proximal, extienda la incisión cutánea superiormente e identifique el plano entre la cabeza lateral del músculo gastrocnemio y el músculo peroneo. Desarrolle este plano hasta el músculo sóleo; retírelo de forma medial con el gastrocnemio. A continuación, refleje medialmente el músculo flexor largo del *hallux*, separándolo de su origen en el peroné. Continúe la disección medialmente a través de la membrana interósea hasta la cara posterior de la tibia.[2]

REFERENCIAS

1. Mousa AEM, Mousa M, Singisetti K. Peroneal artery safe zone in the posterolateral approach to the distal tibia: a CT angiogram based anatomical study. *Injury*. 2022;53(3):1268–1275. doi:https://doi.org/10.1016/j.injury.2021.09.021
2. deBoer P, Buckley R, Hoppenfeld S. The foot and ankle. En: *Surgical Exposures in Orthopaedics: The Anatomic Approach*. 6th ed. Wolters Kluwer; 2022:681–684.

7

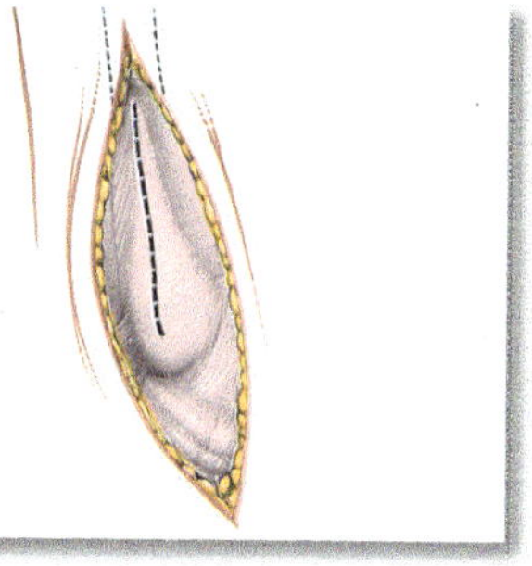

Abordaje lateral del maléolo lateral

Introducción

El abordaje del maléolo lateral se utiliza principalmente para la reducción abierta y la fijación interna de fracturas maleolares laterales. También ofrece acceso a la cara posterolateral de la tibia.

Posición del paciente

Coloque al paciente en decúbito supino sobre la mesa de operaciones con un saco de arena debajo del glúteo de la extremidad afectada. El saco de arena hará que la extremidad rote de forma medial, llevando el maléolo lateral hacia delante y facilitando su alcance (fig. 7-1). Incline la mesa para aumentar aún más la rotación interna de la extremidad. Realizar la operación con el paciente de lado también proporciona un acceso excelente al peroné distal, pero no se puede alcanzar el maléolo medial a menos que se cambie la posición del paciente, algo que es necesario en la fijación de fracturas bimaleolares (fig. 7-2). Se realiza vaciamiento sanguíneo de la extremidad elevándola durante 3 a 5 minutos y luego se infla un torniquete.

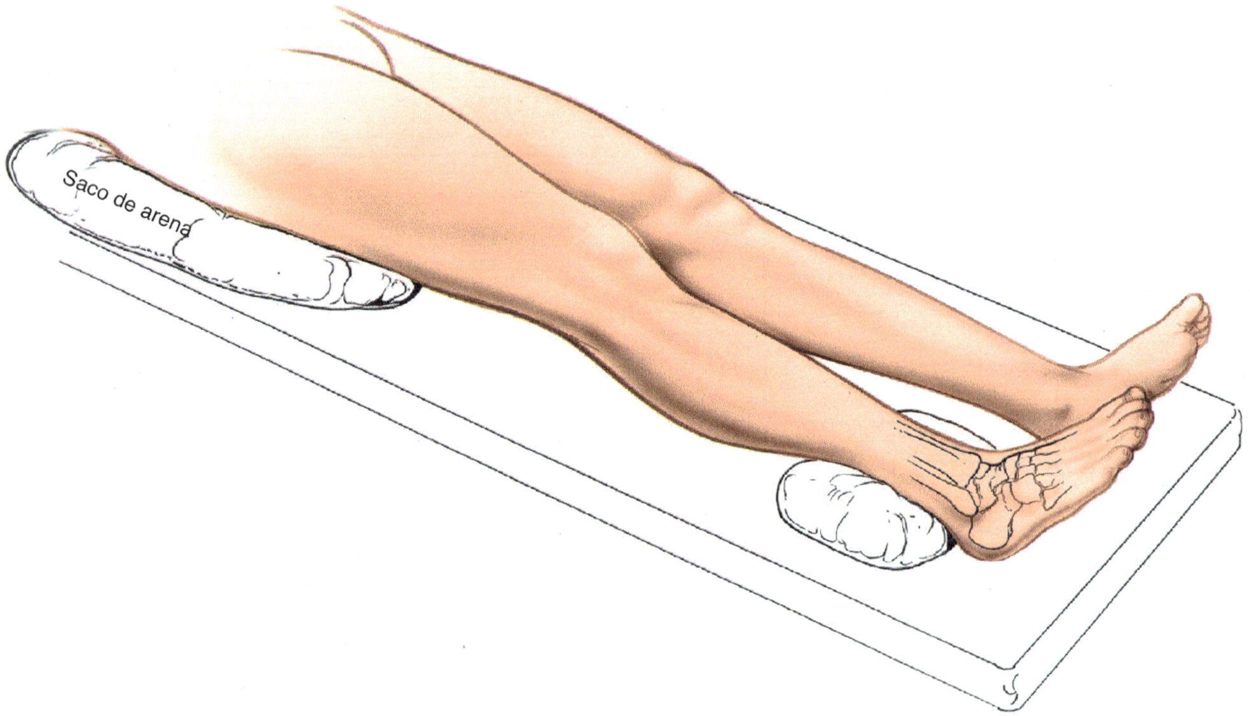

Figura 7-1. Posición del paciente para la exposición del maléolo lateral.

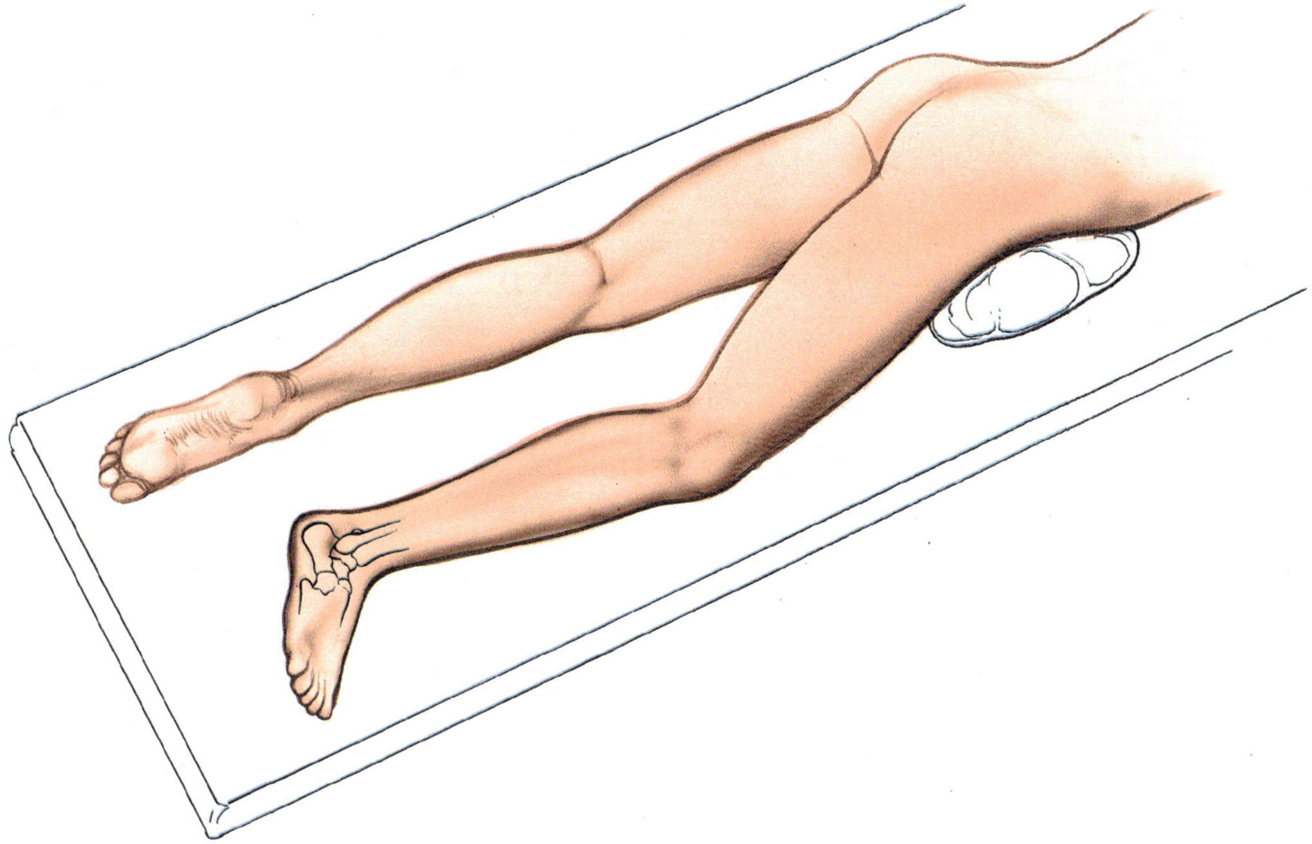

Figura 7-2. Posición alternativa para la exposición del maléolo lateral. Coloque al paciente en decúbito prono o de lado, con un saco de arena debajo de la pelvis del lado afectado.

Puntos de referencia e incisión

Puntos de referencia

Palpe la superficie subcutánea del peroné y el *maléolo lateral*, que se encuentra en su extremo distal.

La *vena safena menor* puede verse corriendo a lo largo del borde posterior del maléolo lateral antes de hacer el vaciamiento sanguíneo de la extremidad.

Incisión

La posición y la longitud de la incisión cutánea dependen de la patología que se vaya a tratar y de la técnica que se utilice. Si se aplica una placa lateral o posterior,[1] realice una incisión longitudinal de 10 a 15 cm a lo largo del margen posterior del peroné hasta su extremo distal y continúe 2 cm más (fig. 7-3A). Centre la incisión a nivel de la fractura. Si es necesario acceder a la sindesmosis anterior o si se prevé colocar un tornillo de ajuste para una lesión de Chaput, haga la incisión de forma más anterior, a lo largo del margen anterior del hueso.

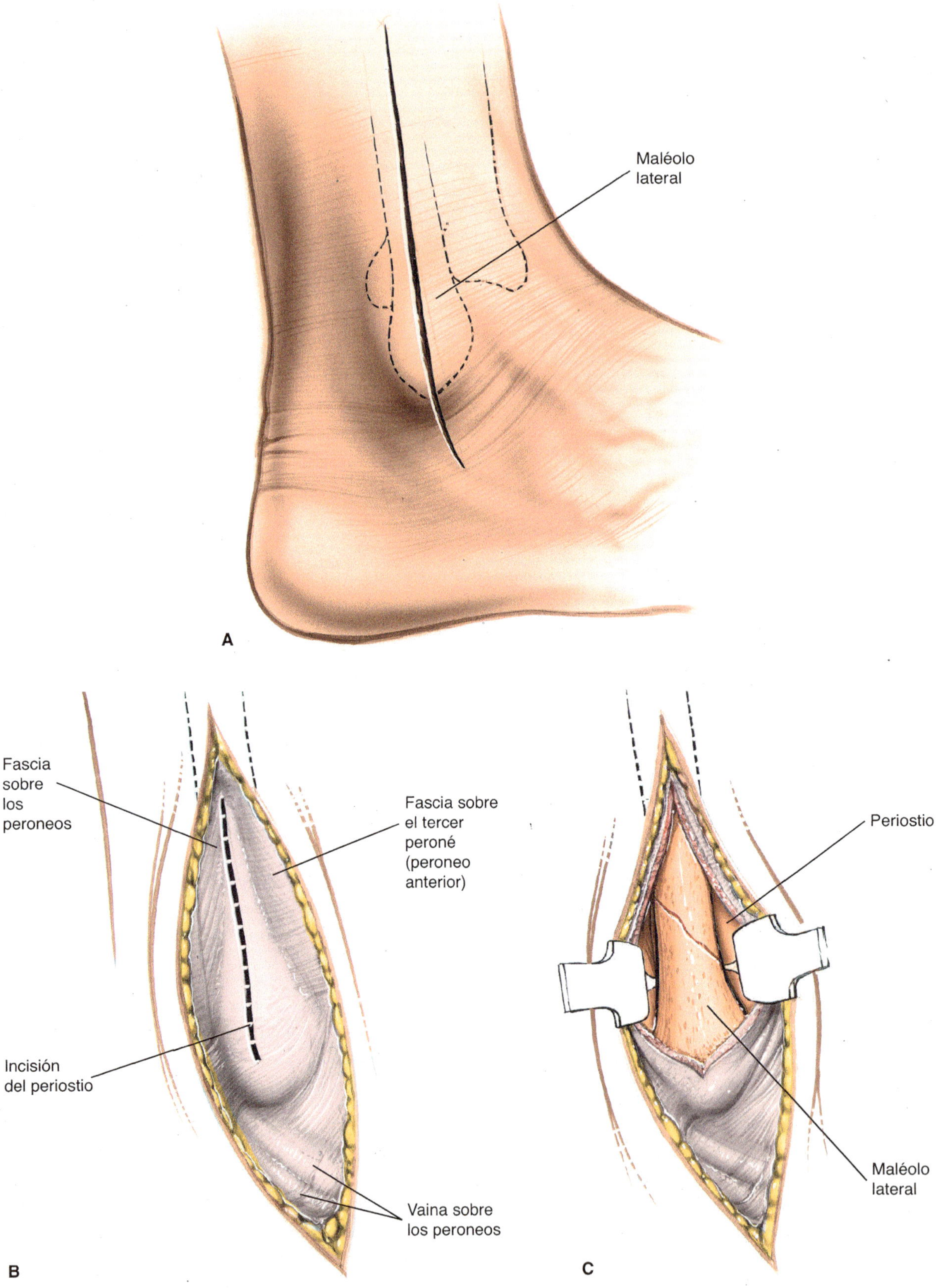

Figura 7-3. **A.** Haga una incisión de 10 a 15 cm a lo largo del margen posterior del peroné hasta su extremo distal. A partir de ahí, curve la incisión hacia delante, por debajo de la punta del maléolo lateral. **B.** Realice una incisión longitudinal del periostio en la superficie subcutánea del peroné. **C.** Exponga el peroné distal de forma subperióstica.

Plano internervioso

No hay plano internervioso, porque la disección se realiza hasta un hueso subcutáneo. En las fracturas más altas del peroné, el plano internervioso se sitúa entre el músculo *peroneo tercero*, también llamado peroneo anterior (que recibe la irrigación del nervio peroneo profundo) y el músculo *peroneo corto* (que recibe la irrigación del nervio peroneo superficial).[1]

Disección quirúrgica superficial

Eleve los colgajos cutáneos; cuide de no dañar la vena safena menor, que se encuentra posterior al maléolo lateral. El nervio sural, que discurre con la vena safena menor, también debe conservarse. Si se utiliza una incisión anterior, hay que tener en cuenta que el nervio peroneo superficial está cerca del colgajo cutáneo anterior, especialmente en el extremo proximal de la herida.

Disección quirúrgica profunda

Realice una incisión longitudinal en el periostio de la superficie subcutánea del peroné y despréndalo lo suficiente en el lugar de la fractura para exponerla adecuadamente. Procure mantener toda la disección estrictamente subperióstica, porque las ramas terminales de la arteria peronea, que están cerca del maléolo lateral, se pueden dañar. Extirpe solo la cantidad de periostio necesaria para una reducción precisa; la extracción del periostio reduce notablemente la irrigación sanguínea del hueso en casos de fractura (véanse figs. 7-3B, C y 25-1).

Peligros

Nervios

El nervio sural es vulnerable cuando se movilizan los colgajos cutáneos. Cortarlo puede provocar la formación de un neuroma doloroso y entumecimiento a lo largo de la piel lateral del pie, que, aunque no soporta peso, sí está en contacto con el zapato. El nervio también es valioso como injerto nervioso. Preservelo si es posible (véase fig. 10-8). Además, hay que asegurarse de que el nervio no quede incluido inadvertidamente en las suturas utilizadas en el cierre. El nervio peroneo superficial discurre cerca del margen anterior del abordaje si se utiliza una incisión cutánea anterior. El nervio es especialmente vulnerable en el extremo proximal del abordaje y debe identificarse y preservarse.

Vasos sanguíneos

Las ramas terminales de la arteria peronea se encuentran inmediatamente profundas a la superficie medial del peroné distal. Pueden dañarse si la disección es extensa. El daño puede pasar desapercibido durante la intervención debido al torniquete, pero puede formarse un hematoma después de retirar el torniquete. Por eso es mejor desinflar el torniquete antes del cierre para asegurar la hemostasia; después, la herida puede drenarse con un drenaje de succión (véase fig. 25-1).

Cómo ampliar el abordaje

Medidas de ampliación

Extensión proximal

Extienda la incisión a lo largo del borde posterior del peroné, incidiendo la fascia profunda en línea con la incisión cutánea. Desarrolle un nuevo plano entre los músculos peroneos (a los que suministra el nervio peroneo superficial) y los músculos flexores (a los que suministra el nervio tibial). El tercio superior del peroné puede exponerse si el nervio peroneo común puede identificarse cerca de la rodilla y trazarse hacia el tobillo.

Extensión distal

Para ampliar el abordaje de forma distal, curve la incisión hacia abajo por la cara lateral del pie. Identifique los tendones peroneos y haga una incisión en el retináculo peroneo. Separe la almohadilla de grasa del seno del tarso y el origen del músculo extensor corto de los dedos para exponer la articulación calcaneocuboidea en el lado lateral del tarso (véanse figs. 10-8 y 10-9).[2]

REFERENCIAS

1. Brunner CF, Weber BG. The anti-glide plate. En: *Special Techniques in Internal Fixation*. Springer-Verlag; 1982:115–133.
2. deBoer P, Buckley R, Hoppenfeld S. The foot and ankle. En: *Surgical Exposures in Orthopaedics: The Anatomic Approach*. 6th ed. Wolters Kluwer; 2022:634–640.

8

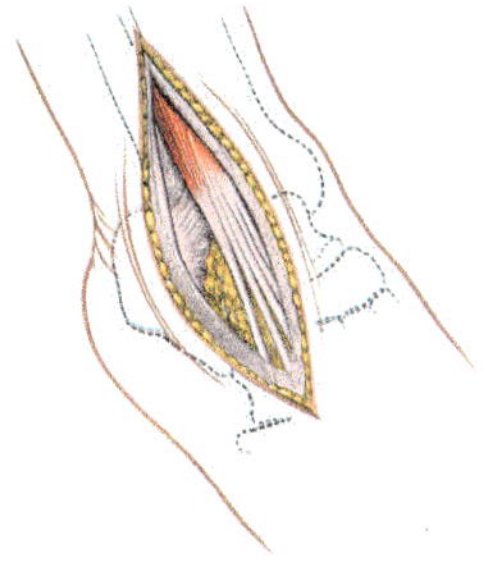

Abordaje anterolateral del tobillo y la parte posterior del pie

Introducción

La extensión total del abordaje anterolateral del tobillo y la parte posterior del pie permite la exposición no solo de la articulación del tobillo, sino también de las articulaciones talonavicular, calcaneocuboidea y talocalcánea. Por lo general, el abordaje se utiliza para fusiones de tobillo, pero también puede emplearse para artrodesis triples e incluso panartrodesis astragalina. Además, es posible ver todo el astrágalo a través de este abordaje, o reducirlo en casos de luxación o fractura.[1] La parte superficial del abordaje puede utilizarse para la reconstrucción del ligamento lateral.

Posición del paciente

Coloque al paciente en decúbito supino en la mesa de operaciones; ponga un saco de arena grande debajo del glúteo afectado para rotar la pierna internamente y llevar el maléolo lateral hacia delante. Realice vaciamiento sanguíneo de la extremidad elevándola durante 3 a 5 minutos o aplicando un vendaje de goma suave; a continuación, infle un torniquete (véase fig. 7-1).

Puntos de referencia e incisión

Puntos de referencia

Palpe el *maléolo lateral* en el extremo subcutáneo distal del peroné.

Palpe la *base del quinto metatarsiano*, una masa ósea prominente en la cara lateral del pie.

Incisión

Haga una incisión ligeramente curvada de 15 cm en la cara anterolateral del tobillo. Comience a unos 5 cm de forma proximal a la articulación del tobillo, 2 cm anterior al borde anterior del peroné. Curve la incisión hacia abajo, cruzando la articulación del tobillo 2 cm de manera medial a la punta del maléolo lateral, y continúe en el pie, terminando unos 2 cm de forma medial a la base del quinto metatarsiano, sobre la raíz del cuarto metatarsiano (fig. 8-1).

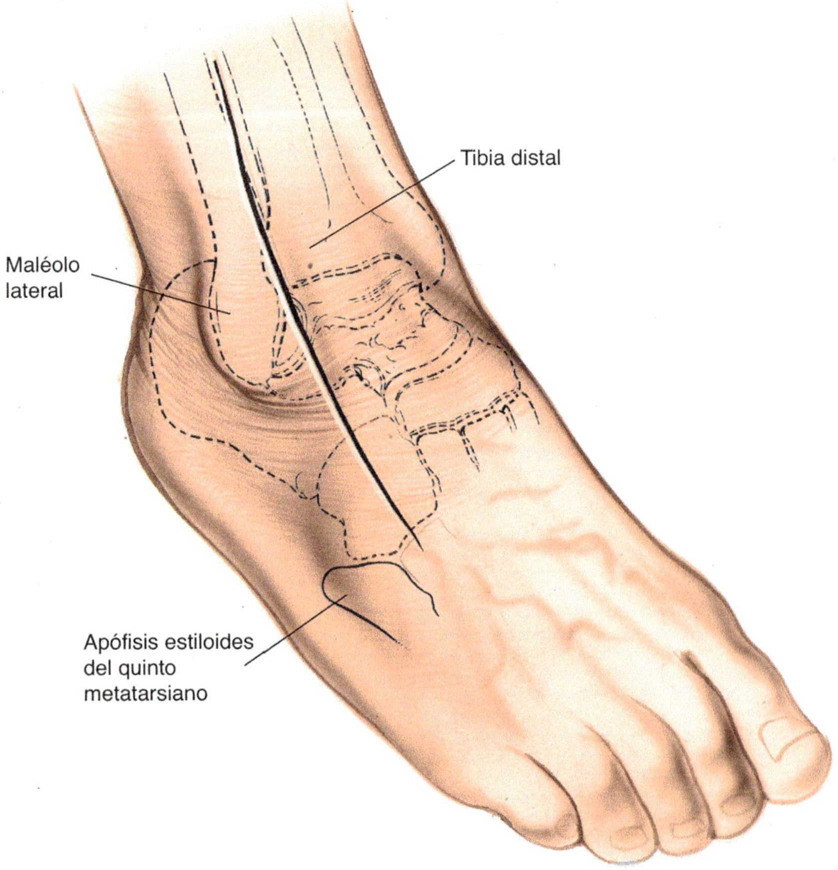

Figura 8-1. Incisión para el abordaje anterolateral del tobillo. Haga una incisión ligeramente curvada de 15 cm en la cara anterolateral del tobillo. Comience aproximadamente 5 cm de forma proximal a la articulación del tobillo y 2 cm anterior al borde anterior del peroné. Curve la incisión hacia abajo para cruzar la articulación del tobillo 2 cm de manera medial a la punta del maléolo lateral, y continúe hacia el pie, terminando unos 2 cm de forma medial al quinto metatarsiano.

Plano internervioso

El plano internervioso se localiza entre los *músculos peroneos* (que son irrigados por el nervio peroneo superficial) y los *músculos extensores* (que son irrigados por el nervio peroneo profundo; véanse figs. 10-5 y 10-8).

Disección quirúrgica superficial

Realice una incisión en la fascia en línea con la incisión cutánea, cortando a través de los retináculos superior e inferior de los músculos extensores. No forme colgajos cutáneos. Tenga cuidado de identificar y preservar las ramas cutáneas dorsales del nervio peroneo superficial que cruzan el campo de disección (fig. 8-2). Identifique los músculos tercer peroneo o peroneo anterior y extensor largo de los dedos y, en la mitad superior de la herida, incida hasta el hueso justo de forma lateral a estos músculos (fig. 8-3).

Disección quirúrgica profunda

Retraiga la musculatura extensora de forma medial para exponer la cara anterior de la tibia distal y la cápsula articular anterior del tobillo. Distalmente, identifique el músculo extensor corto de los dedos en su origen en el calcáneo (fig. 8-4) y sepárelo mediante disección cortante. Durante la disección, se cortarán ramas de la arteria tarsiana lateral; cauterícelas (diatermia) para evitar la formación de un hematoma posoperatorio. Refleje el músculo extensor corto de los dedos desprendido distal y medialmente, levantando la fascia muscular, la grasa subcutánea y la piel como un solo colgajo. Identifique las cápsulas dorsales de las articulaciones calcaneocuboidea y talonavicular, que se encuentran una junto a la otra a lo largo del pie y que forman la articulación mediotarsiana o de Chopart (véase fig. 10-7). A continuación, identifique la grasa en el seno del tarso y elimínela para exponer la articulación talocalcánea, ya sea movilizando la almohadilla de grasa y girándola hacia abajo o extirpándola. Preservar la almohadilla de grasa evita la aparición de un hoyuelo estéticamente desagradable en el posoperatorio y también ayuda a cicatrizar la herida (fig. 8-5).

Por último, haga una incisión en todas o algunas de las cápsulas que hayan quedado expuestas. Para abrir las articulaciones, flexione e invierta el pie con fuerza en dirección plantar (véase fig. 8-5).

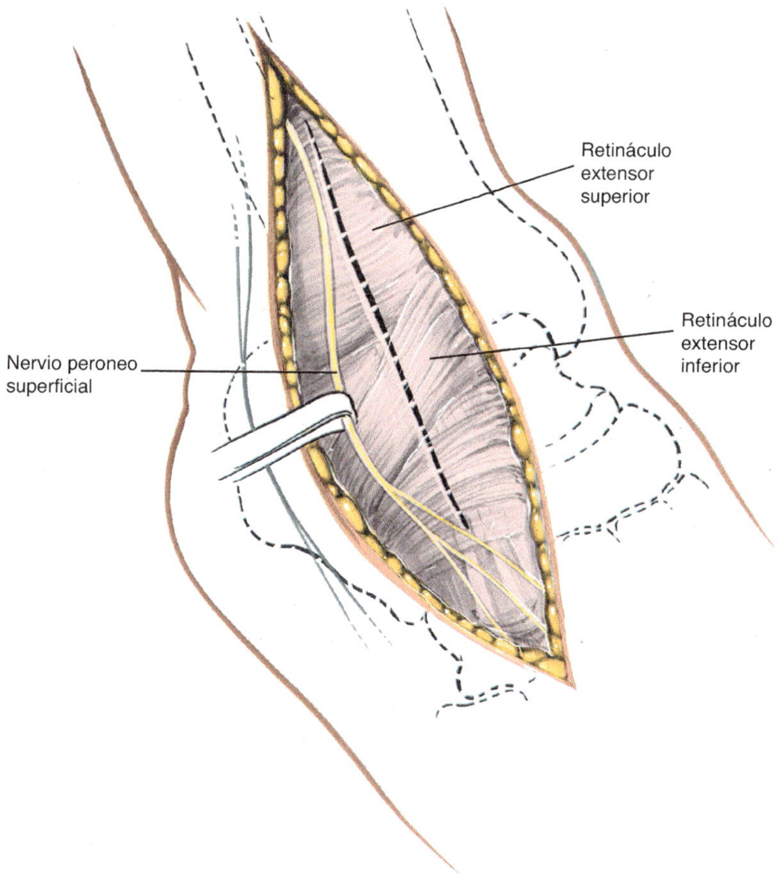

Figura 8-2. Corte la fascia profunda y los retináculos superior e inferior en línea con la incisión. Tenga cuidado de preservar el nervio peroneo superficial.

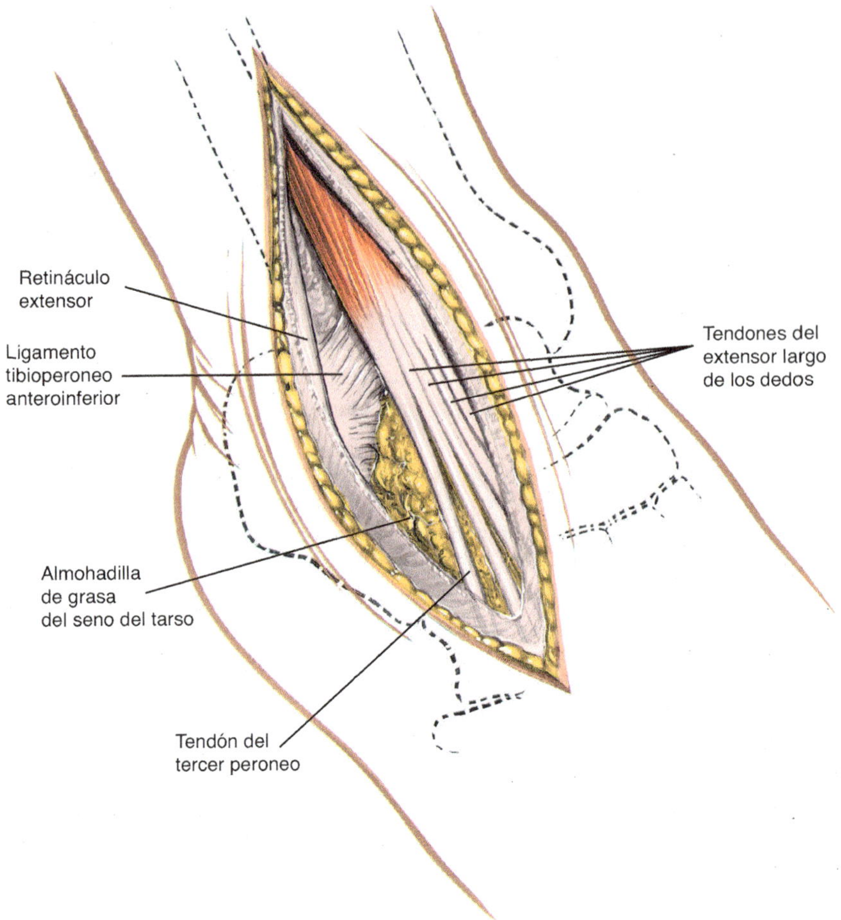

Figura 8-3. Identifique los músculos tercer peroneo y extensor largo de los dedos, e incida hasta el hueso lateral a ellos en la mitad superior de la herida.

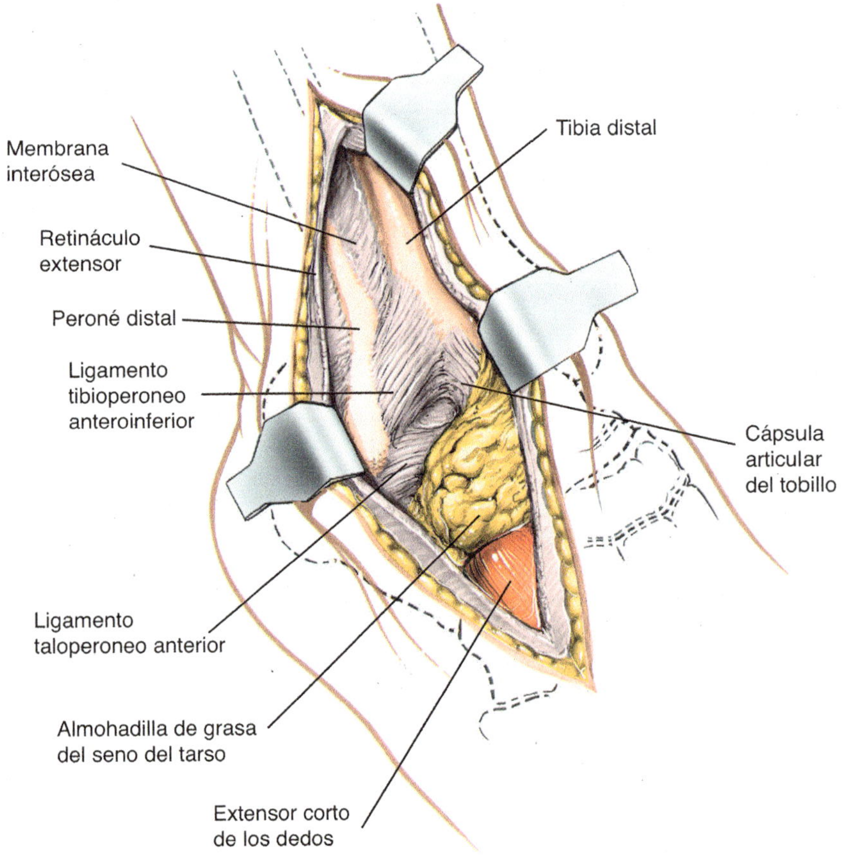

Figura 8-4. Retraiga de forma medial la musculatura extensora para exponer la cara anterior de la tibia distal y la articulación del tobillo. Identifique el origen del extensor corto de los dedos.

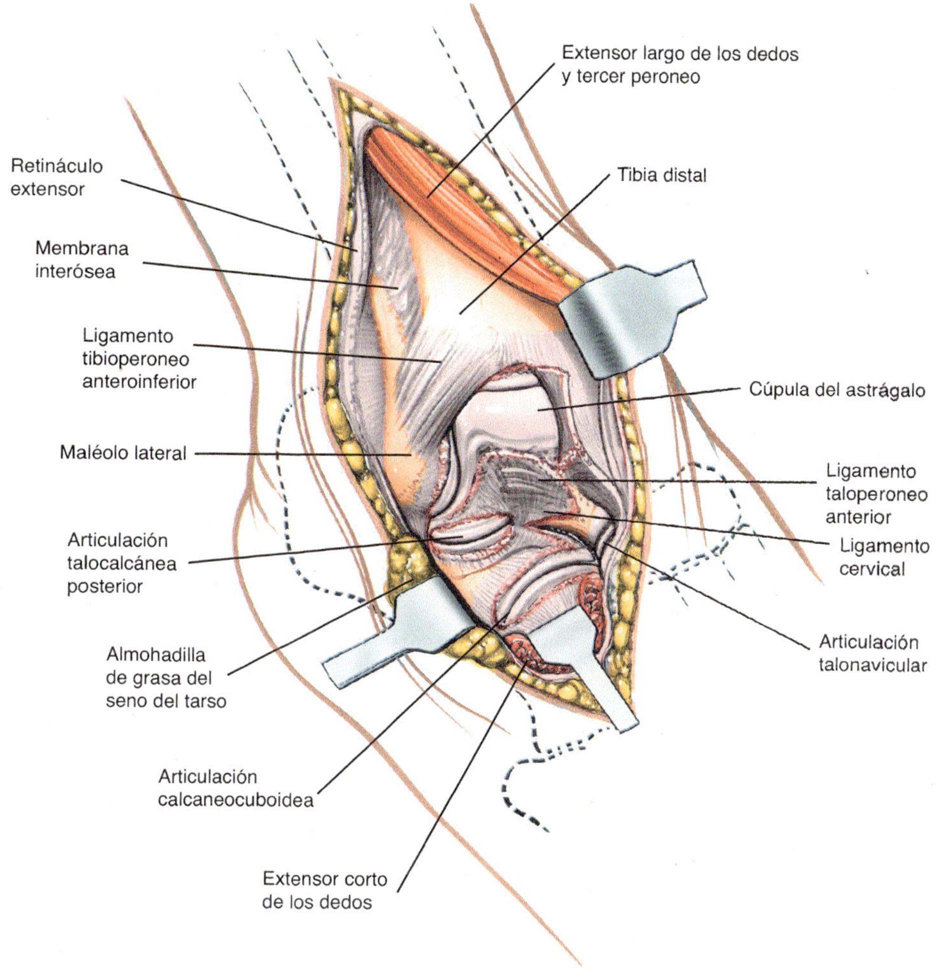

Figura 8-5. El extensor corto de los dedos se ha desprendido de su origen y se ha reflejado distalmente. La almohadilla de grasa que cubre el seno del tarso se ha desprendido y reflejado hacia abajo. Haga una incisión en las cápsulas articulares que han quedado expuestas.

Peligros

El *nervio peroneo profundo* y la *arteria tibial anterior* cruzan la parte anterior de la articulación del tobillo. Son vulnerables si la disección no se realiza lo más cerca posible del hueso (véase fig. 10-5).

Intente evitar la creación de grandes colgajos cutáneos para evitar la necrosis cutánea. Esto se consigue utilizando colgajos de espesor total y no socavando estos colgajos. El músculo extensor corto de los dedos, su fascia, la grasa subcutánea y la piel deben constituir un único bloque de tejido.

Cómo ampliar el abordaje

Medidas de ampliación

El abordaje puede ampliarse proximalmente para explorar las estructuras del compartimento anterior de la pierna. Continúe la incisión sobre el compartimento e incida la fascia profunda gruesa en línea con la incisión cutánea.

El abordaje también puede extenderse distalmente para exponer la articulación tarsometatarsiana en la mitad lateral del pie. Continúe la incisión sobre el cuarto metatarsiano y exponga las articulaciones tarsometatarsianas subcutáneas.

REFERENCIA

1. Buckley R, Moran C, Apivatthakakul T. Hindfoot—calcaneus and talus. En: *AO Principles of Fracture Management*. 3rd ed. Vol 2. Thieme; 2017.

9

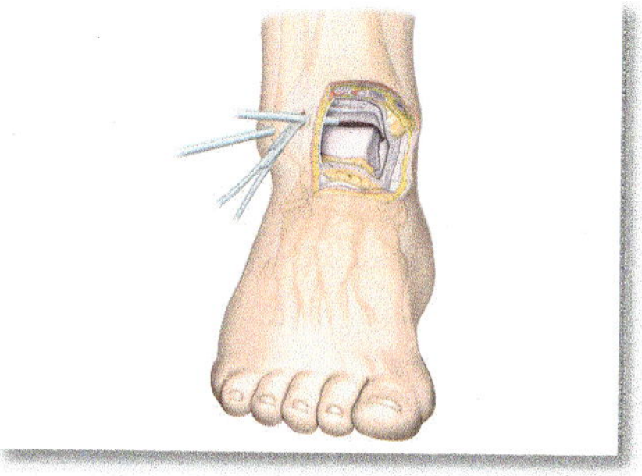

Artroscopia de tobillo

Introducción

La artroscopia de tobillo se ha hecho mucho más popular en los últimos 20 años, con más de 1 300 artículos originales publicados. El desarrollo de distractores no invasivos y artroscopios más pequeños ha aumentado considerablemente las indicaciones y el alcance de la artroscopia de tobillo. Al principio, la técnica solo se utilizaba con fines diagnósticos y para extraer cuerpos sueltos. Se han hecho diversos procedimientos quirúrgicos artroscópicos posibles recientes. En este capítulo solo se describirán los dos portales artroscópicos más utilizados: anteromedial y anterolateral. Los cirujanos que deseen realizar intervenciones más complejas deberán consultar los artículos originales de las revistas que las describen.

Las indicaciones son las siguientes:[1]

- Extracción de cuerpos sueltos o fragmentos osteocondrales.
- Sinovectomía.
- Remoción de tejido blando y osteofitos en caso de síndrome de pinzamiento.
- Tratamiento de la osteocondritis disecante.
- Microfractura.

La artroscopia de tobillo también se ha utilizado en la cirugía de fracturas, tanto para la extracción de cuerpos sueltos condrales como para evaluar la precisión de la reducción de fracturas de astrágalo y tobillo. Por la cara anterior del tobillo descienden tres estructuras vitales: el nervio peroneo superficial; el haz neurovascular anterior, formado por la arteria tibial anterior y el nervio peroneo profundo, y el nervio safeno. Debe evitarse a toda costa dañar estas estructuras vitales. Un conocimiento preciso de su posición anatómica es fundamental para planificar las incisiones utilizadas para los portales artroscópicos (véase fig. 10-5). También se aconseja una técnica quirúrgica minuciosa que consista en una incisión cutánea seguida de una disección roma hasta la cápsula articular, ya que la posición exacta de las estructuras está sujeta a la variabilidad anatómica.

La articulación del tobillo es esencialmente una articulación en bisagra (gínglimo). La forma de los maléolos medial y lateral, junto con los fuertes ligamentos colaterales, permiten el movimiento del tobillo únicamente en el plano de flexión-extensión. El espacio disponible dentro de la articulación es limitado. Por lo tanto, la distracción de la articulación mediante tracción externa e inyección de líquido en la articulación es necesaria para la inserción segura del artroscopio.

Posición del paciente

Coloque al paciente en decúbito supino en la mesa de operaciones. Palpe el haz neurovascular anterior en su recorrido por la cara anterior de la articulación del tobillo, justo lateral al tendón del extensor largo del *hallux*, y marque su posición en la piel. Realice vaciamiento sanguíneo de la extremidad con un vendaje de goma suave e infle un torniquete a mitad del muslo.

Aplique un distractor no invasivo en el dorso del pie. Los distractores suelen consistir en un componente calcáneo y una correa de contención dorsal. Si es posible, asegúrese de que la correa calcánea del distractor se coloque de modo que el pie quede elevado. De esta forma podrá acceder a la cara posterolateral del tobillo, si es necesario, durante la intervención (fig. 9-1). Baje el pie de la mesa 30° para facilitar el acceso a la cara anterior de la articulación del tobillo.

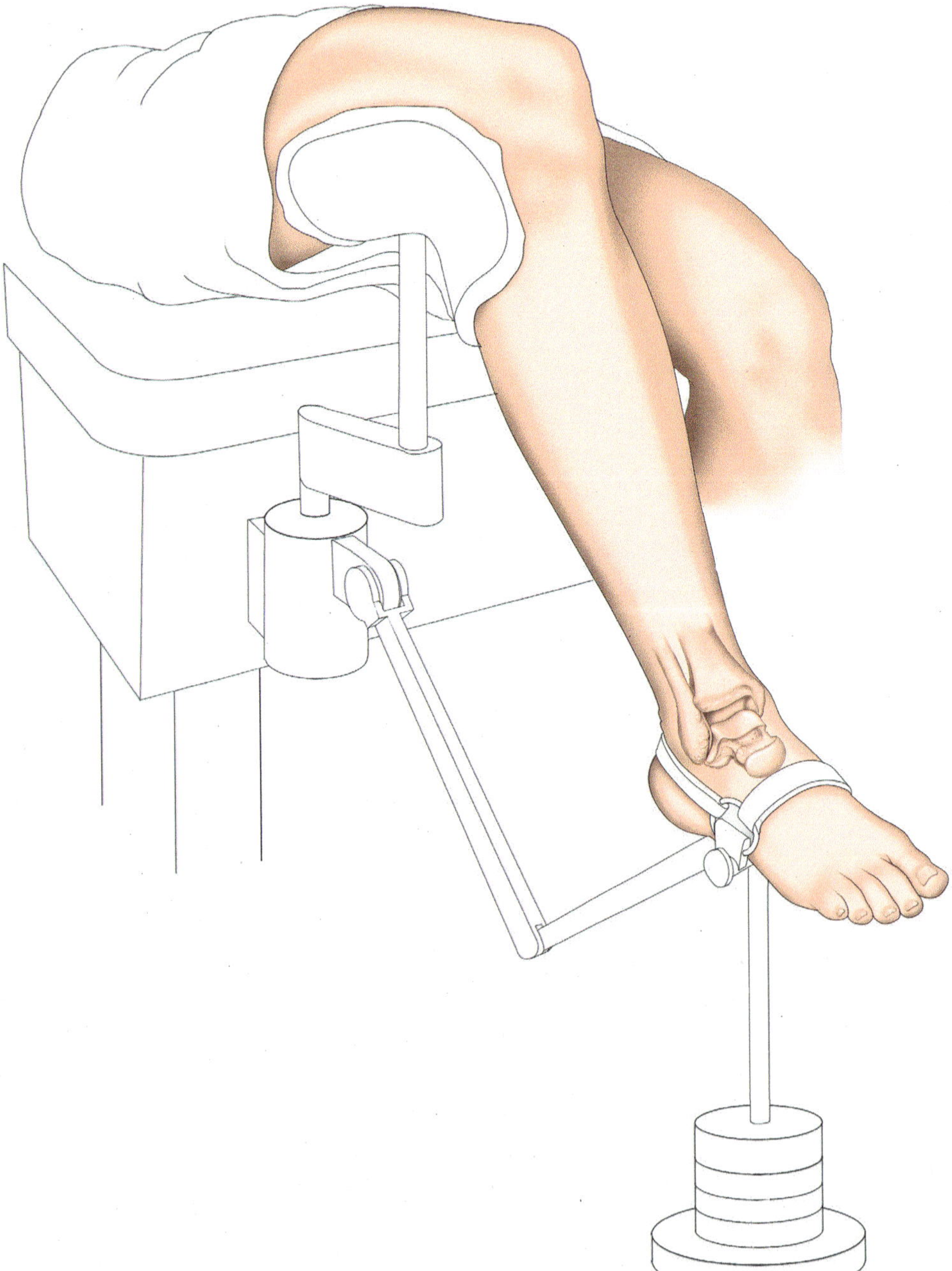

Figura 9-1. Aplique un distractor no invasivo en el dorso del pie. Los distractores consisten en un componente calcáneo y una correa de contención dorsal.

Incisión y puntos de referencia

La posición del haz neurovascular anterior debe marcarse antes de inflar el torniquete. Identifique el tendón del tibial anterior en su recorrido por la cara anteromedial de la articulación del tobillo. Por último, flexione y extienda el tobillo para poder palpar la línea articular con el pulgar.

Inserte una aguja de calibre 18 en la articulación del tobillo, justo medial al tendón del tibial anterior, a nivel de la línea articular. Distienda la articulación con 8 a 10 mL de solución salina isotónica. No inyecte la solución salina hasta estar seguro de que se encuentra en la articulación. La inyección de solución salina fuera de la cápsula articular dificultará la artroscopia, si no es que la imposibilitará. No distienda demasiado la articulación.

Haga una incisión longitudinal de 6 a 8 mm justo medial al tendón del tibial anterior, a la altura de la línea articular. Cuide incidir únicamente en la piel.

Disección quirúrgica

Diseccione con cuidado hasta la cápsula articular del tobillo utilizando una disección roma con un par de pinzas de mosquito. Aunque el nervio safeno debe estar ubicado de forma medial a este abordaje, su posición es variable; el uso de esta técnica le permitirá identificar el nervio y preservarlo si se encuentra en una posición anormal (figura 9-2).

Dorsiflexione el pie para colocarlo en posición neutral. Esto alejará la cúpula del astrágalo de la tibia distal y abrirá la cara anterior de la articulación. Introduzca el punzón en la articulación del tobillo. Asegúrese de que el punzón esté inclinado lateralmente unos 60°. Inserte el artroscopio. De

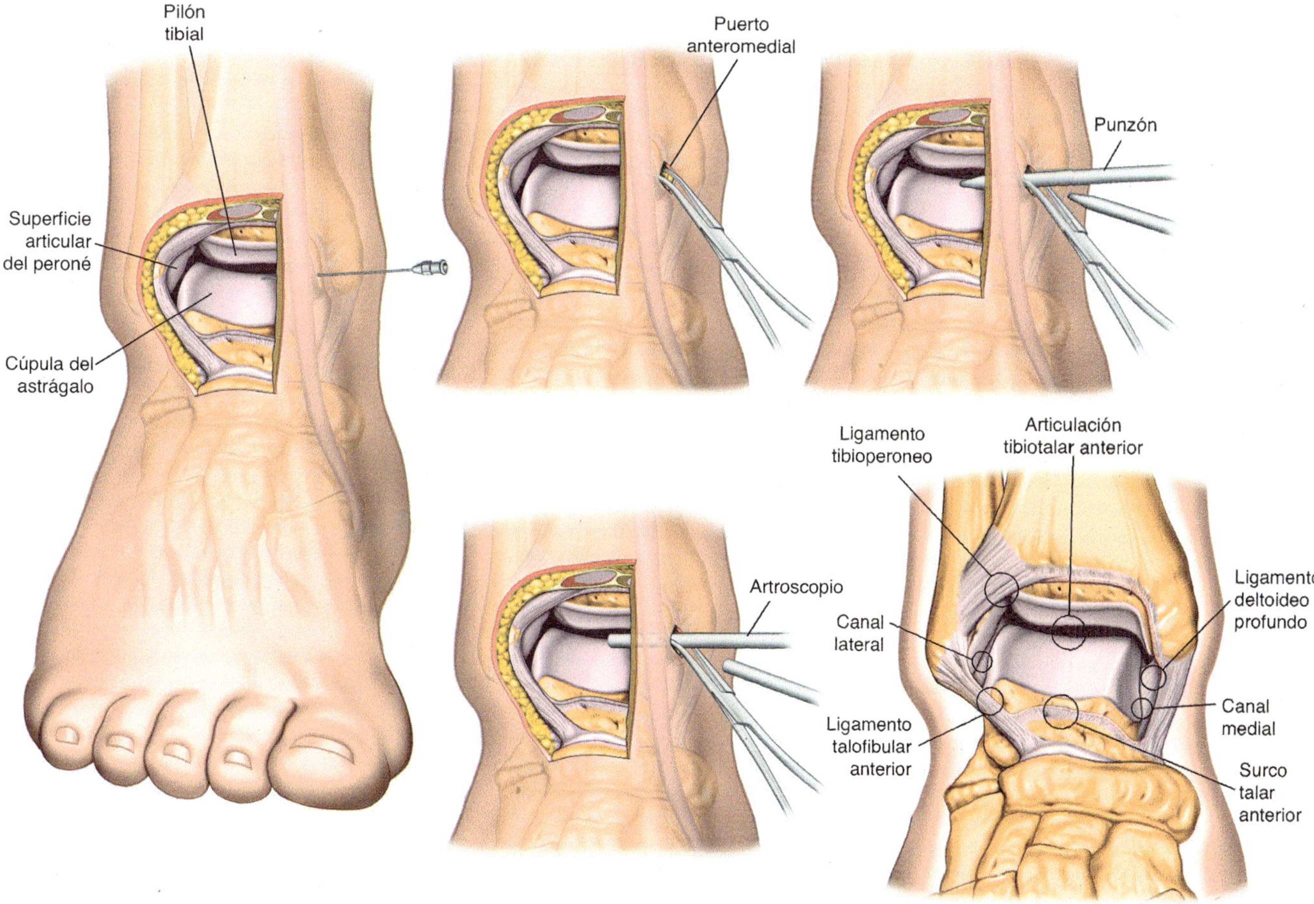

Figura 9-2. Diseccione cuidadosamente hasta la cápsula articular del tobillo utilizando una disección roma con un par de pinzas de mosquito. Aunque el nervio safeno debe estar ubicado de forma medial a este abordaje, su posición es variable; el uso de esta técnica le permitirá identificar el nervio y preservarlo si se encuentra en una posición anormal.

medial a lateral, identifique las estructuras siguientes (véanse figs. 9-2 y 9-3):

1. Ligamento deltoideo profundo
2. Canal medial
3. Articulación tibiotalar anterior
4. Surco talar anterior
5. Ligamento taloperoneo anterior
6. Ligamento tibioperoneo anterior
7. Canal lateral

A continuación, inserte una aguja de calibre 18 en la articulación, en la cara anterolateral del tobillo. Confirme la posición de la aguja en la articulación utilizando el artroscopio y realice una incisión longitudinal en la piel de 6 a 8 mm en el lugar de punción de la aguja. Al igual que con el portal anteromedial, tenga cuidado de incidir solo en la piel. Profundice la incisión hasta la cápsula articular mediante disección roma con un par de pinzas de mosquito (véase fig. 9-3). Tenga en cuenta que las ramas del nervio peroneo superficial están muy cerca de este abordaje quirúrgico. Incida la cápsula articular del tobillo mediante disección cortante e inserte el instrumento artroscópico adecuado.

Puede utilizarse un portal posterolateral accesorio para el flujo de salida o la inserción de otros instrumentos artroscópicos. Si es necesario crear este portal, inserte una aguja de calibre 18 justo lateral al tendón de Aquiles, a la altura de la articulación del tobillo. Confirme la posición de la aguja en la articulación mediante el artroscopio. Debe entrar en la articulación justo por debajo del ligamento tibioperoneo posteroinferior. Al igual que con los otros portales, incida la piel en la punción de la aguja con una incisión longitudinal de 6 a 8 mm. Aborde la articulación con disección roma y entre con un punzón tras confirmar el punto de entrada con el artroscopio.

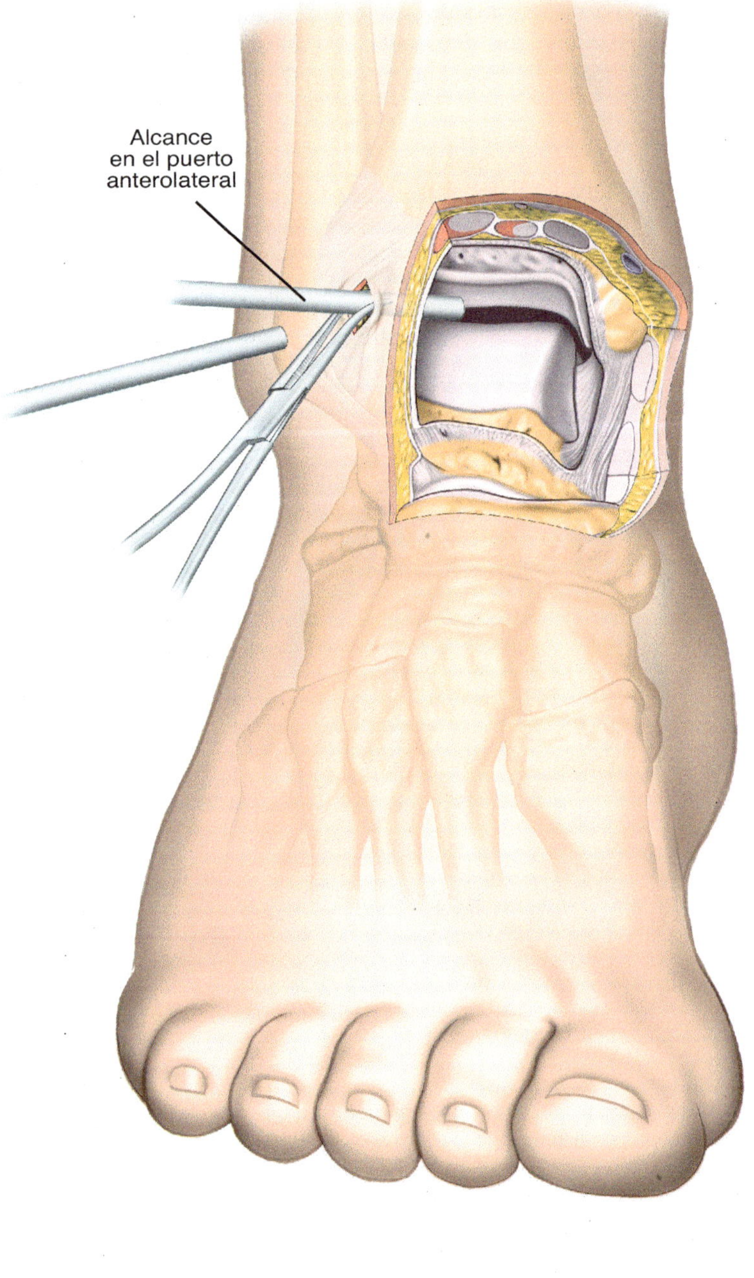

Figura 9-3. Profundice la incisión hasta la cápsula articular mediante disección roma con un par de pinzas de mosquito. Tenga en cuenta que las ramas del nervio fibular superficial están muy cerca de este abordaje quirúrgico.

Peligros

Nervios

El *nervio peroneo superficial* cruza la cara anterior de la articulación del tobillo, justo de forma medial a la cara anterior del maléolo lateral. Su curso es variable y con frecuencia se divide en ramas terminales por encima de la articulación del tobillo. Debido a su posición variable, no se recomienda la disección cortante del portal anterolateral (véase fig. 10-5).

El *nervio peroneo profundo,* que irriga la piel del primer interespacio, desciende por la cara anterior de la articulación del tobillo junto con la arteria tibial anterior. La arteria tibial anterior se convierte en la arteria dorsal del pie en su cara dorsal. Para evitar dañar esta estructura neurovascular, identifíquela mediante palpación antes de inflar el torniquete y marque su posición en la piel (véase fig. 10-5).

El *nervio safeno* es la rama terminal del nervio femoral. Discurre con la vena safena mayor por delante del maléolo medial, donde supone un peligro en el abordaje anteromedial. El nervio puede palparse en personas muy delgadas, pero la utilización de una técnica quirúrgica roma para la creación del portal anteromedial garantiza mejor la preservación del nervio (véase fig. 10-5).

Vasos sanguíneos

La *arteria tibial anterior* discurre por la cara anterior de la articulación del tobillo. Cruza el tobillo aproximadamente por la línea media y es fácil de palpar antes de inflar el torniquete (véase fig. 10-5). Esta estructura no debe correr ningún riesgo durante la creación de los portales anteromedial, anterolateral y posterolateral, pero puede correr peligro si se utilizan portales anteriores accesorios, por ejemplo, en el tratamiento de osteofitos anteriores.

REFERENCIA

1. Epstein DM, Black BS, Sherman SL. Anterior ankle arthroscopy: indications, pitfalls, and complications. *Foot Ankle Clin.* 2015;20:41–57.

10

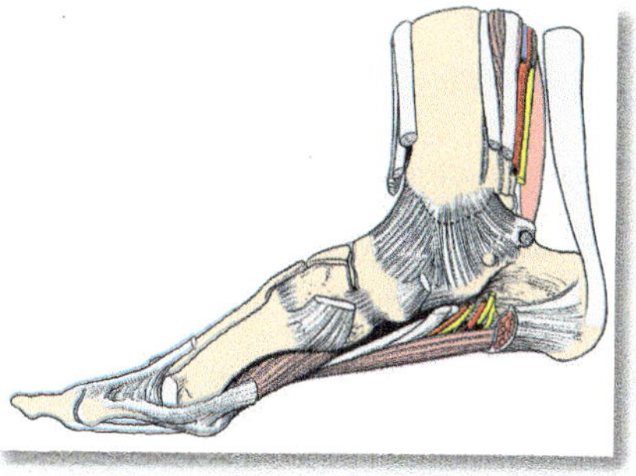

Anatomía quirúrgica aplicada a los abordajes del tobillo

Descripción general

Las estructuras clave que atraviesan la articulación del tobillo se dividen en grupos específicos.

Tendones

Tres grupos de tendones cruzan la articulación del tobillo, además de los tendones de Aquiles y plantar, que se sitúan posteriormente en la línea media.

1. Tendones flexores: el tibial posterior, el flexor largo de los dedos y el flexor largo del *hallux* (irrigados por el nervio tibial) pasan por detrás del maléolo medial.
2. Tendones extensores: el tibial anterior, el extensor largo de los dedos, el extensor largo del *hallux* y el tercer peroneo o peroneo anterior (que reciben la irrigación del nervio peroneo profundo) pasan por delante de la articulación del tobillo.
3. Tendones evertores: el peroneo largo y el peroneo corto (que están irrigados por el nervio peroneo superficial) pasan por detrás del maléolo lateral.

Las zonas engrosadas de la fascia profunda de la pierna, denominadas retináculos, impiden que los tendones se arqueen alrededor del tobillo.

Los diferentes suministros nerviosos de los grupos ofrecen tres planos internerviosos potenciales a través de los cuales se puede abordar el tobillo: medialmente, entre los flexores (tibial posterior) y los extensores (tibial anterior); posterolateralmente, entre los flexores (flexor largo del *hallux*) y los evertores (peroneo corto), y lateralmente, entre los extensores (tercer peroneo o peroneo anterior) y los evertores (peroneo corto).

Haces neurovasculares

Dos grandes haces neurovasculares atraviesan la articulación del tobillo e irrigan el pie. Presentan los principales problemas quirúrgicos para todos los abordajes alrededor del tobillo.

1. El *haz neurovascular anterior* cruza la parte anterior del tobillo aproximadamente por la mitad entre los maléolos. Se localiza entre los músculos tibial anterior y extensor largo del *hallux* de forma proximal a la articulación (véase fig. 10-6) y entre los tendones de los músculos extensor largo del *hallux* y extensor largo de los dedos distalmente a la articulación. El tendón del extensor largo del *hallux* cruza el haz en dirección lateral-medial a nivel de la articulación del tobillo (véase fig. 10-5).

   La *arteria tibial anterior*, que cruza la parte anterior de la articulación del tobillo antes de convertirse en la arteria dorsal del pie, es palpable en el dorso del pie. También se comunica con la arteria plantar medial a través del primer espacio metatarsiano. Las fracturas entre la base de los huesos metatarsianos y las luxaciones en la articulación tarsometatarsiana (fractura/dislocación de Lisfranc[1]*) pueden dañar ambos elementos de esta anastomosis y causar isquemia en la cara medial de la porción distal del pie.

   El *nervio peroneo profundo* acompaña a la arteria tibial anterior. Inerva dos pequeños músculos del dorso del pie: el extensor corto de los dedos y el extensor corto del *hallux*. También suministra una rama sensorial al primer espacio interdigital. La anestesia en el espacio interdigital es un signo clínico temprano de compresión del compartimento anterior, ya sea aguda o crónica.[2] La isquemia del nervio peroneo profundo se produce antes que el daño muscular isquémico, pero una sensibilidad normal no excluye el diagnóstico de un síndrome compartimental agudo en presencia de otros signos y síntomas, en especial dolor intenso (véanse figs. 10-5 y 10-6).
2. El *haz neurovascular posterior* discurre por detrás del maléolo medial, entre los tendones de los músculos flexor largo de los dedos y flexor largo del *hallux* (figs. 10-1 y 10-2).

   La *arteria tibial posterior* pasa por detrás del flexor largo de los dedos antes de entrar en la planta del pie, donde se divide en arterias plantares medial y lateral (véase fig. 10-2).

   El *nervio tibial* pasa por detrás del maléolo medial con la arteria tibial posterior. Emite una rama calcánea hacia la piel del talón. Después de entrar en la planta del pie, se divide en los nervios plantares medial y lateral, que suministran energía motora a los pequeños músculos del pie y sensibilidad a la planta (véase fig. 10-2).

*Lisfranc, que fue uno de los cirujanos de Napoleón, es recordado sobre todo por su descripción de una amputación por traumatismo a través de la articulación tarsometatarsiana. La articulación y las lesiones relacionadas con ella llevan su nombre.

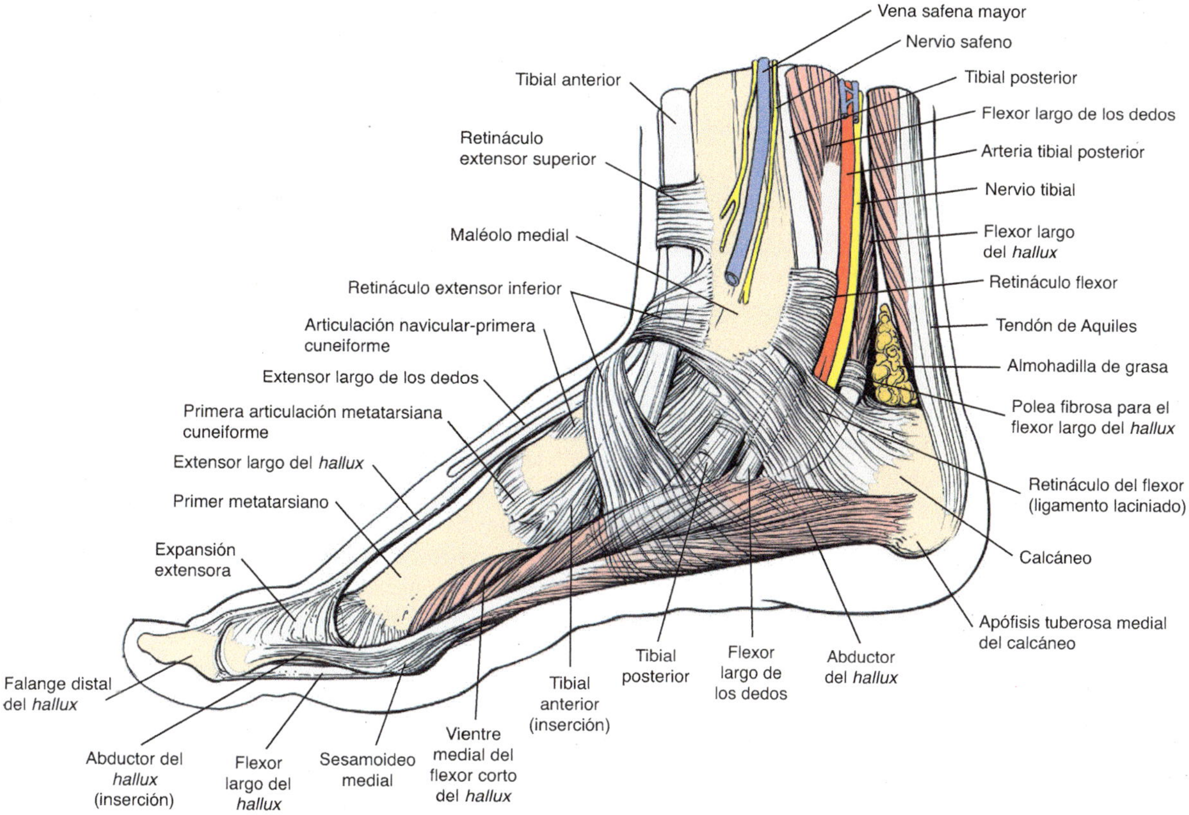

Figura 10-1. Estructuras superficiales de la cara medial del pie y el tobillo. Las fibras del retináculo del músculo flexor atraviesan el haz neurovascular, uniéndolo a la cara medial del pie.

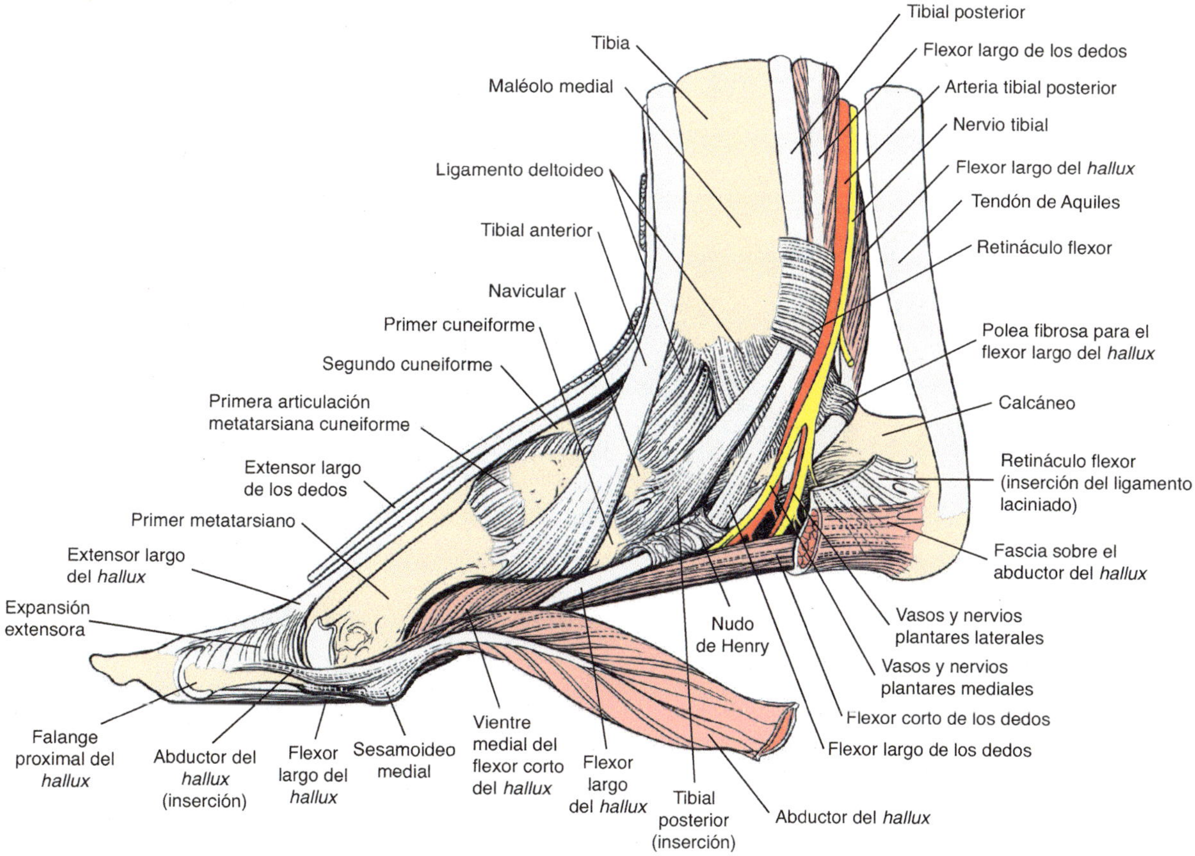

Figura 10-2. Se han extirpado el retináculo extensor y parte del retináculo flexor para revelar los tendones más profundos y el haz neurovascular. El abductor del *hallux* se ha separado de su origen para revelar el nudo de Henry y las arterias y nervios plantares medial y lateral.

Nervios sensoriales superficiales

La articulación del tobillo está atravesada superficialmente por tres nervios sensitivos principales que irrigan el dorso del pie. Conocer su curso es fundamental para planificar las incisiones cutáneas. El suministro sensorial a la planta del pie y el talón procede de los nervios plantares lateral y medial, que son ramas del nervio tibial que se encuentra profundas a nivel del tobillo.

1. El *nervio safeno* es la rama terminal del nervio femoral. Discurre con la vena safena mayor por delante del maléolo medial, donde suele dividirse en dos ramas que se localizan a ambos lados de la vena y se unen estrechamente a ella. Irriga la cara medial, no portadora de peso, de la parte media y posterior del pie (véase fig. 10-1).
2. El *nervio peroneo superficial* es una rama terminal del nervio peroneo común. El recorrido de este nervio puede ser muy variable desde el nivel de la parte media de la pantorrilla hasta el pie.[3] Cruza la articulación del tobillo aproximadamente por la línea media, donde suele dividirse en varias ramas. Irriga la piel del dorso del pie, que no soporta peso. La rama medial irriga la cara medial del dorso del *hallux* y los lados del segundo espacio interdigital. La rama lateral irriga el tercer y cuarto espacios interdigitales. El nervio es bastante superficial a nivel de la articulación del tobillo; hay que tener mucho cuidado con la incisión cutánea en esta área (fig. 10-5; véase fig. 44-2).
3. El *nervio sural*, rama terminal del nervio tibial, discurre con la vena safena menor justo por detrás del maléolo lateral. Al igual que el nervio safeno, el nervio sural se une muy estrechamente a su vena; preservar la vena es la clave para conservar el nervio durante la cirugía. El nervio sural irriga una zona de piel que no soporta peso en la cara lateral del pie (fig. 10-8).

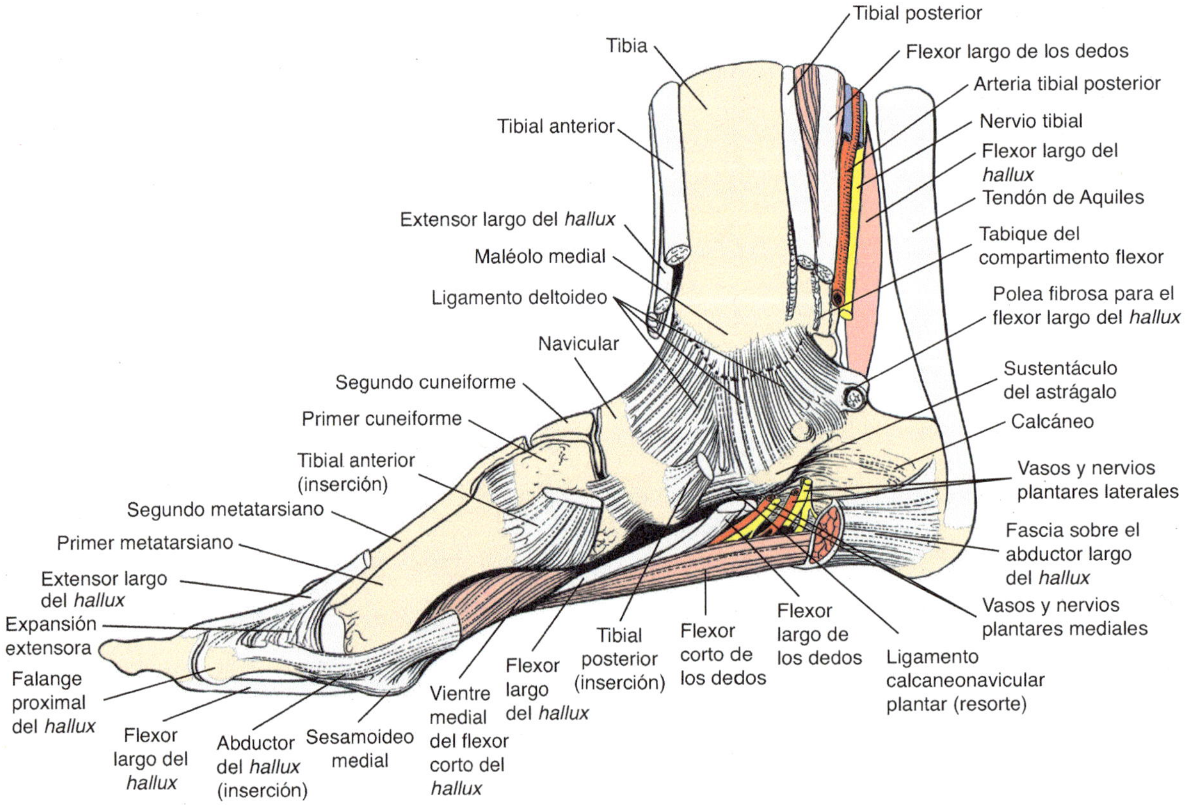

Figura 10-3. Se han resecado los tendones flexor y extensor para exponer el ligamento deltoideo de la articulación del tobillo.

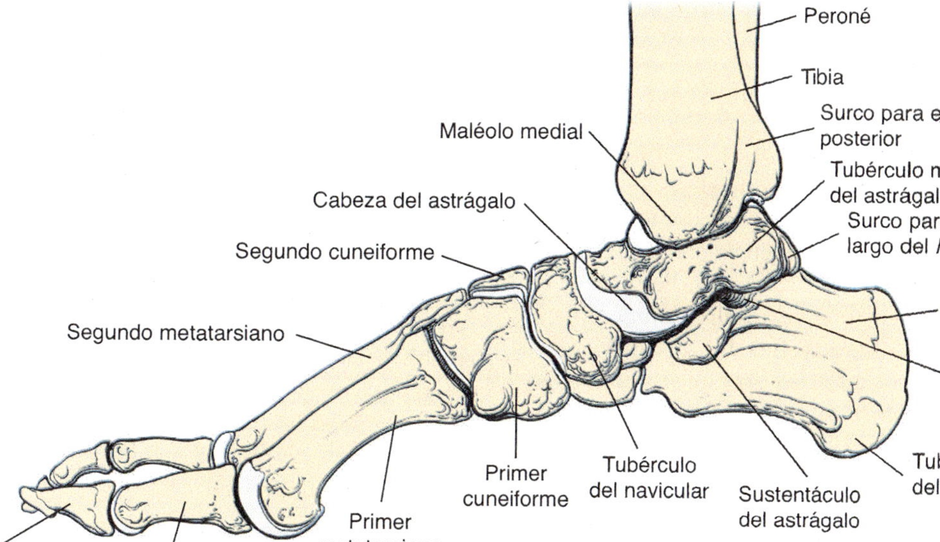

Figura 10-4. Osteología de la cara medial del pie y del tobillo.

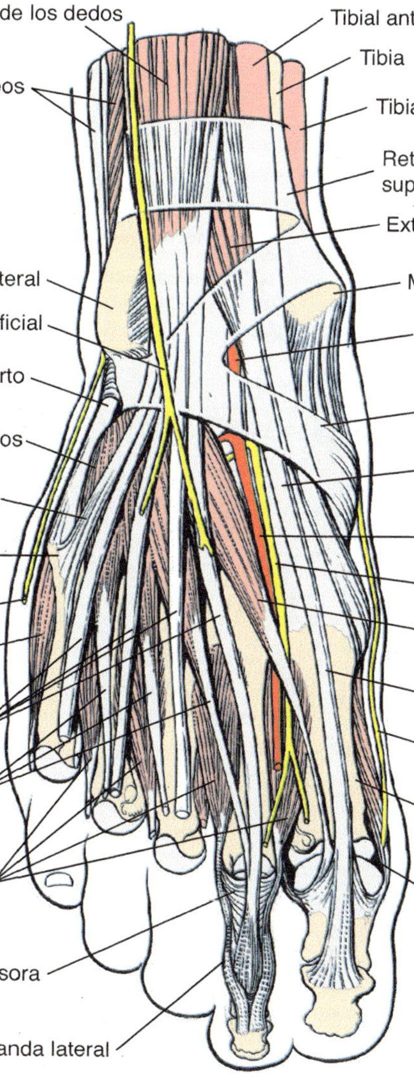

Figura 10-5. Anatomía de las estructuras superficiales de la porción anterior del tobillo y del dorso del pie. A nivel de la articulación del tobillo, el haz neurovascular se localiza inmediatamente lateral al tendón del extensor largo del *hallux*.

Puntos de referencia

Estructuras óseas del tobillo

La cúpula del astrágalo y la superficie articular inferior de la tibia forman la articulación que soporta el peso en el tobillo. La propia articulación está estabilizada por los maléolos medial y lateral, los puntos de referencia óseos de la zona. El maléolo medial es más corto y anterior. Permanece en contacto con la cara medial del astrágalo durante toda la amplitud del movimiento (véanse figs. 10-3 y 10-4).

La configuración de los maléolos hace que la mortaja del tobillo apunte 15° lateralmente. Durante la dorsiflexión, la parte más ancha del astrágalo (la parte anterior) se encuentra en la mortaja del tobillo, lo que la obliga a ensancharse. La mortaja se estrecha para acomodar la parte más estrecha del astrágalo durante la flexión plantar. Por lo tanto, si hay que inmovilizar un tobillo, hay que colocarlo en posición funcional, es decir, en posición de pie plano (véanse figs. 10-4, 10-7, 10-10 y 25-3). Obsérvese también que, si se inserta un tornillo o una fijación flexible entre el peroné y la tibia (como en la reconstrucción de una diástasis), esa fijación debe insertarse con el tobillo colocado en dorsiflexión máxima.[4]

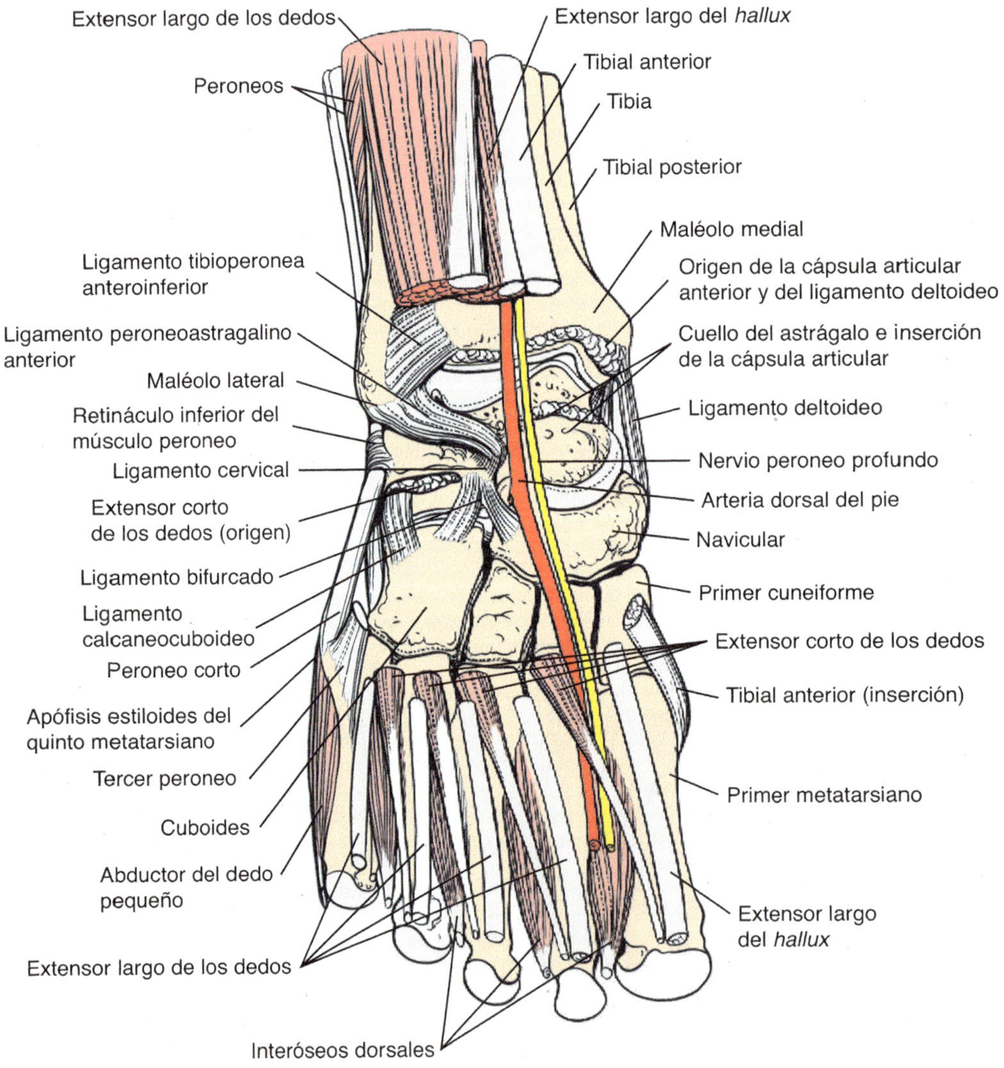

Figura 10-6. Se han resecado los tendones extensores para dejar al descubierto los ligamentos de la porción anterior de la articulación del tobillo y las articulaciones de la parte media del pie.

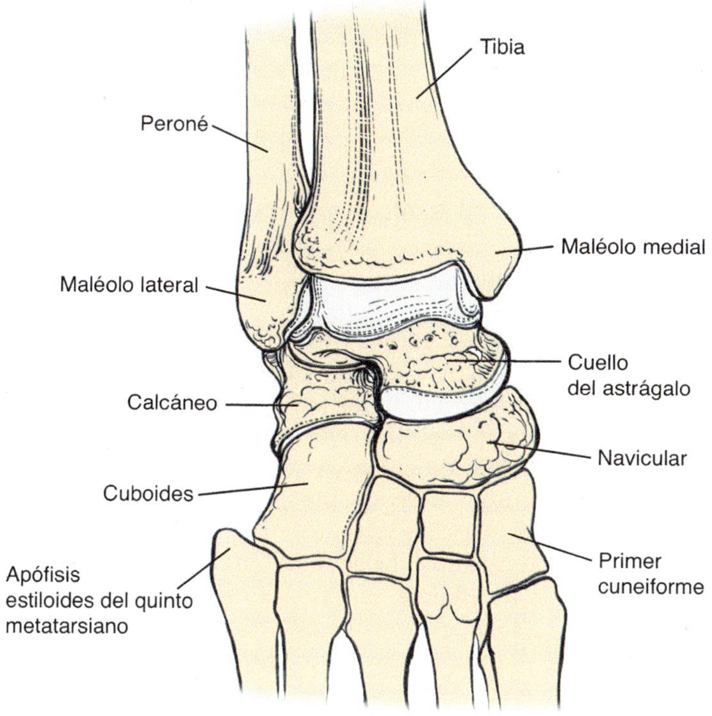

Figura 10-7. Osteología de la parte anterior de la articulación del tobillo y parte media del pie.

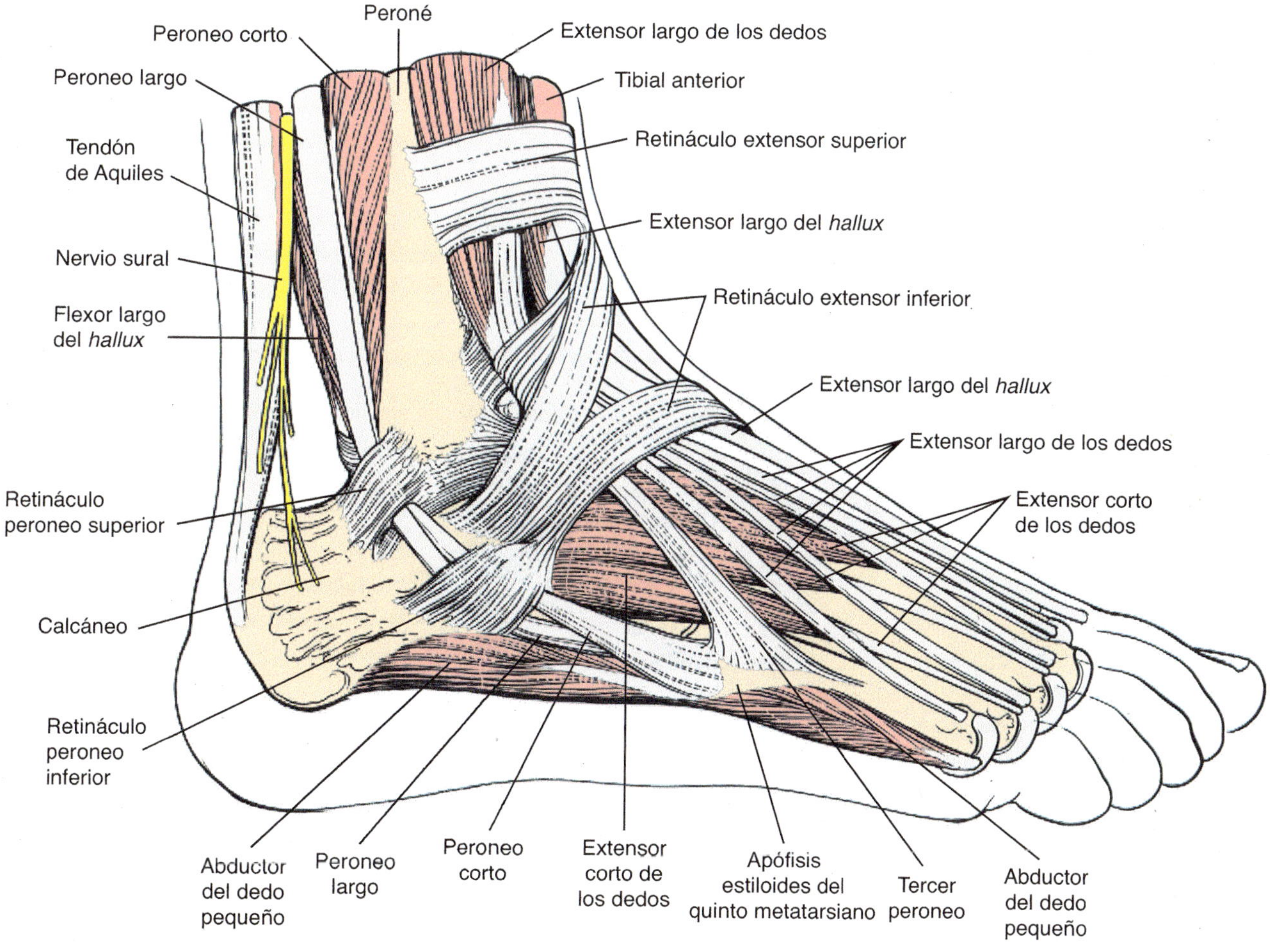

Figura 10-8. Anatomía superficial de las caras lateral y dorsolateral del pie y el tobillo. Los tendones peroneos están sujetos por sus retináculos superior e inferior.

Abordajes mediales del tobillo

En la cara medial del tobillo se encuentran dos grupos de tendones flexores:

1. Tres flexores plantares del tobillo y del pie se insertan en la superficie plantar del pie y están irrigados por el nervio tibial. Sus posiciones detrás del maléolo medial se recuerdan mejor con la mnemotecnia "**T**om, **D**ick y **H**arry". El **t**ibial posterior es el más cercano al maléolo medial; el flexor largo de los **d**edos está detrás de él; y el flexor largo del *hallux* (*hallucis*) es el más posterior y lateral de los tres. Una segunda mnemotecnia es "Tom conduce un caballo muy nervioso" ("*T*om *d*rives *a* *v*ery *n*ervous *h*orse"); señala que los **v**asos **t**ibiales posteriores y el **n**ervio **t**ibial se encuentran entre los músculos flexor largo de los **d**edos y flexor largo del *hallux* (*hallucis*) (véanse figs. 10-1 y 10-2). Los tres músculos están irrigados por el nervio tibial.
2. Los tres músculos que se insertan en la parte posterosuperior del calcáneo (gastrocnemio, sóleo y plantar) lo hacen a través de su tendón de Aquiles común. Irrigados por el nervio tibial, son los flexores plantares más potentes del tobillo. Como se insertan más en la cara medial de la superficie posterior del calcáneo que en la lateral, también invierten el talón.

El tendón de Aquiles se inserta en el tercio medio de la superficie posterior del calcáneo. Las fibras de colágeno que componen el tendón giran unos 90° alrededor de su eje longitudinal, entre su origen y su inserción en el hueso. Visto desde atrás, la rotación es en dirección medial a lateral. Así, las fibras que nacen en la cara medial del tendón se localizan posteriormente, y las que nacen en la cara lateral se sitúan en posición anterior en el nivel de la inserción. Este hecho anatómico permite alargar el tendón de Aquiles dividiendo sus dos tercios anteriores cerca de la inserción y sus dos tercios mediales 5 cm de forma más proximal. La dorsiflexión del pie alarga el tendón, y no se requiere sutura. La cirugía puede realizarse de forma abierta o subcutánea.[5] Esta disposición de las fibras se puede recordar pensando en este alargamiento del tendón como la "operación DAMP", que significa **d**istal, **a**nterior, **m**edial, **p**roximal.

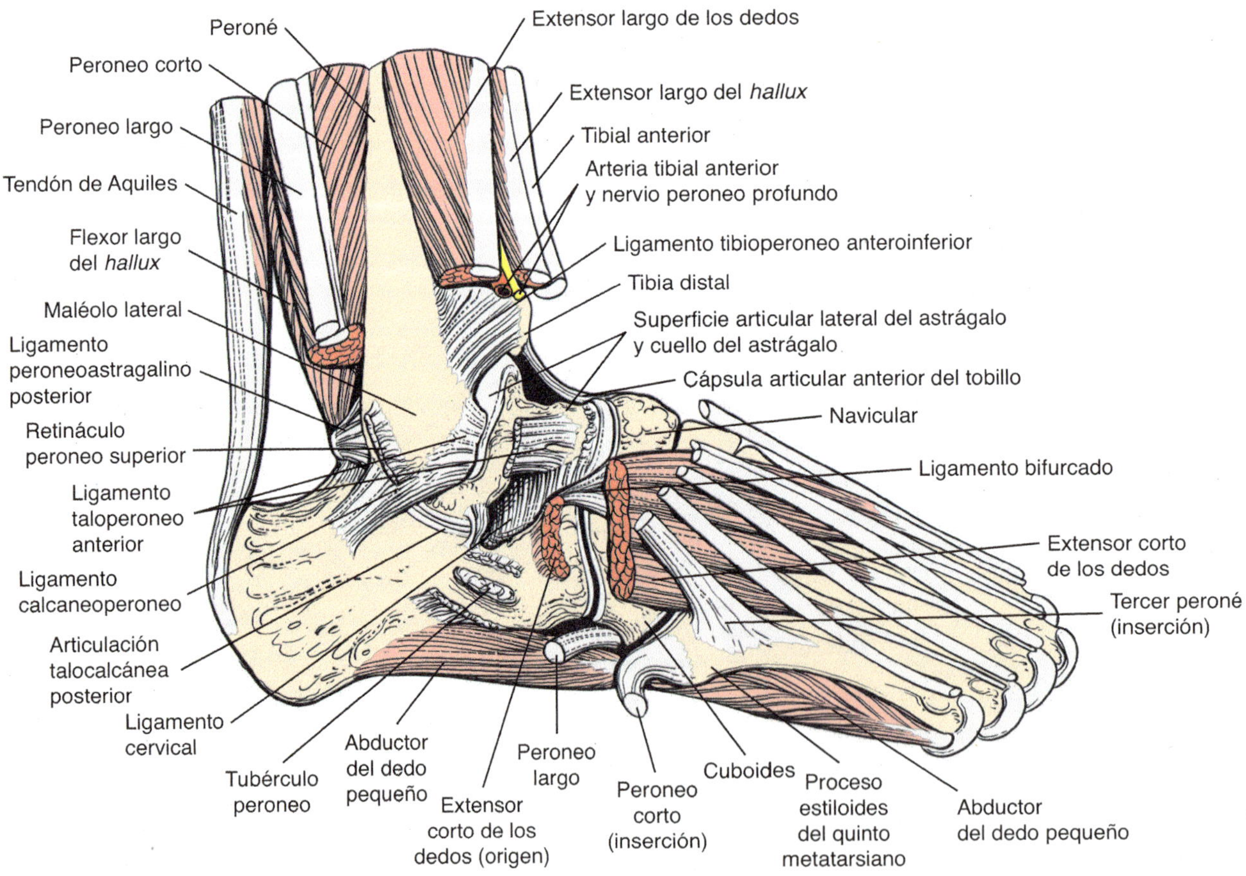

Figura 10-9. Los tendones peroneos y extensor se resecaron para revelar los ligamentos de las articulaciones lateral y anterolateral del tobillo. Obsérvense el tubérculo peroneo y la porción resecada del retináculo peroneo inferior, que forma túneles fibro-óseos separados para los tendones peroneos. El ligamento calcaneoperoneo es visible en la profundidad del retináculo peroneo superior.

Entre el tendón de Aquiles y el hueso existe una almohadilla de grasa con una bolsa que puede inflamarse.[6] Existe una segunda bolsa entre la inserción del tendón en el calcáneo y la piel (véase fig. 10-1).

El *retináculo flexor* es un engrosamiento de la fascia que se extiende desde el maléolo medial hasta la parte posterior del calcáneo. Cubre los tres tendones flexores que pasan alrededor de la parte posterior del maléolo medial, así como el haz neurovascular.

El nervio tibial puede quedar atrapado por este retináculo, produciendo dolor y parestesia en la distribución de los nervios plantares medial y lateral y sus ramas calcáneas. Este síndrome se conoce como síndrome del túnel tarsiano (véase fig. 10-1). La naturaleza exacta de la patología no está clara, al igual que las opciones de tratamiento.[7]

Los abordajes anterior y posterior del maléolo medial y el abordaje medial del tobillo con osteotomía del maléolo medial son esencialmente abordajes directos sobre un hueso subcutáneo y no utilizan un plano internervioso.

El abordaje posteromedial del tobillo utiliza el plano intermuscular entre el tendón de Aquiles y los tendones flexores que discurren por detrás del maléolo medial. No se trata de un plano internervioso, pero es seguro porque los músculos afectados reciben su aporte nervioso de forma muy proximal al abordaje.

Abordaje anterior del tobillo

Músculos extensores

Cuatro músculos cruzan la cara anterior de la articulación del tobillo. Todos son extensores del tobillo y están irrigados por el nervio peroneo profundo. Los músculos, de medial a lateral, son el tibial anterior, el extensor largo del *hallux*, el extensor largo de los dedos y el tercer peroneo o peroneo anterior. El haz neurovascular cruza la parte anterior del tobillo prácticamente por debajo del tendón del extensor largo del *hallux* (véase fig. 10-5).

Retináculos extensores

El *retináculo extensor superior* es un engrosamiento de la fascia profunda por encima del tobillo. Discurre entre la tibia y el peroné y está dividido por el tendón del músculo tibial anterior, que se encuentra en una vaina sinovial justo por encima del tobillo (véase fig. 10-5).[8]

El *retináculo extensor inferior*, en el dorso del pie, está unido a la cara lateral de la superficie superior del calcáneo. El retináculo está dividido medialmente; la parte superior

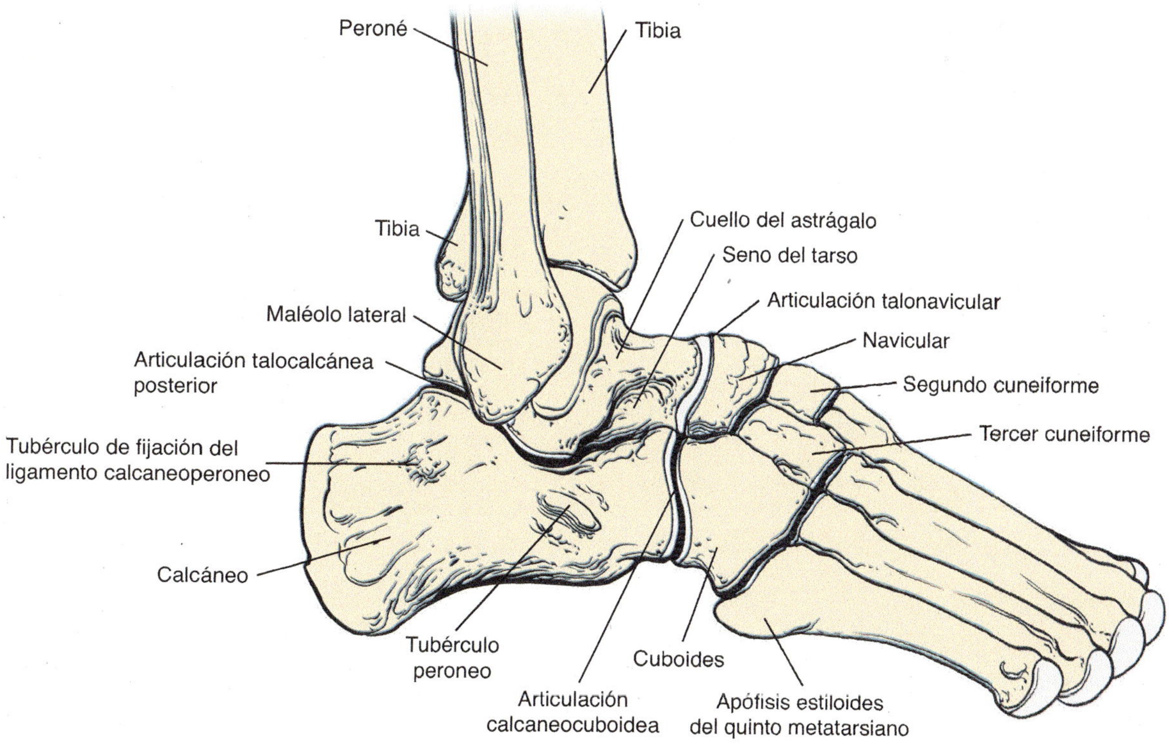

Figura 10-10. Osteología de la cara lateral del pie y del tobillo.

se une al maléolo medial, mientras que la parte inferior recorre el pie, donde a veces se une a la aponeurosis plantar. Los dos retináculos impiden que los tendones anteriores se arqueen; deben repararse después de cualquier abordaje que los corte (véase fig. 10-5).

Los abordajes anteriores del tobillo utilizan planos intermusculares entre los tendones de los músculos extensores; el plano utilizado depende de la cirugía que se vaya a realizar. El intervalo entre el extensor largo del *hallux* y el extensor largo de los dedos permite acceder a toda la articulación del tobillo, pero contiene el haz neurovascular. Otros intervalos intermusculares pueden utilizarse para acceder a porciones específicas de la tibia distal y son útiles en la cirugía de la fractura del pilón.

El haz neurovascular anterior es la estructura anatómica clave en la artroscopia de tobillo. El haz debe identificarse y marcarse antes de aplicar un torniquete para garantizar que no se dañe durante la inserción del artroscopio o los instrumentos artroscópicos.

Abordajes laterales del tobillo

Los tendones de los *músculos peroneos* pasan por detrás del maléolo lateral para llegar al pie. Ambos everten el pie y están irrigados por el nervio peroneo superficial (véase fig. 10-8).

El tendón del peroneo corto, que se encuentra inmediatamente detrás del maléolo lateral, se utiliza a menudo en la reconstrucción de los ligamentos laterales del tobillo. En casos de inestabilidad, la inserción distal del tendón se deja intacta; la porción proximal del tendón se separa quirúrgicamente, se pasa a través del peroné y se fija al astrágalo, al calcáneo o a sí mismo para sustituir a los ligamentos dañados.[9] El peroneo corto es reconocible por su posición inmediata detrás del maléolo lateral y por su musculatura casi hasta el nivel de la articulación del tobillo.

El *retináculo peroneo superior* es un engrosamiento de la fascia profunda que se extiende desde la punta del maléolo lateral hasta el calcáneo (véase fig. 10-8).

El *retináculo peroneo inferior* discurre desde el tubérculo peroneo hasta la cara lateral del calcáneo (véase fig. 10-8).

Los tendones peroneos están envueltos en una vaina sinovial a su paso por la parte posterior del maléolo lateral. La vaina envuelve ambos tendones hasta el tubérculo peroneo. En este punto, cada tendón adquiere su propia vaina separada (véanse figs. 10-8 y 10-9). Este es también el lugar de la tendinitis peronea, que se produce con frecuencia en los corredores. La luxación o subluxación de los tendones peroneos puede requerir la reparación o el tensado de la retinácula peronea.[10]

El abordaje lateral del peroné se hace de forma directa sobre un hueso subcutáneo. Otros abordajes laterales utilizan planos internerviosos. El abordaje posterolateral del tobillo utiliza el plano internervioso entre el flexor largo del *hallux*, inervado por el nervio tibial, y el peroneo corto, inervado por el nervio peroneo superficial. El abordaje anterolateral del tobillo utiliza el plano internervioso entre el tercer peroneo o anterior, inervado por el nervio peroneo profundo, y los tendones peroneos, inervados por el nervio peroneo superficial.

REFERENCIAS

1. Lisfranc J. Nouvelle méthode opératoire pour l'amputation partielle du pied de son articulation tarsométatarsienne: methode precedee des nombreuses modifications qu'a subies celle de Chopart. 1815.
2. Lorei MP, Hershman EB. Peripheral nerve injuries in athletes. Treatment and prevention. *Sports Med.* 1993;16(2):130–147.
3. Ucerler H, Ikiz ZAA. The variations of the sensory branches of the superficial peroneal nerve course and its clinical importance. *Foot Ankle Int.* 2005;26(11):942–946.
4. White JW. Torsion of the Achilles tendon: its surgical significance. *Arch Surg.* 1943;46:784.
5. Solan MC, Davies MS, Sakellariou A. Syndesmosis stabilization: screws versus flexible fixation. *Foot Ankle Clin.* 2017;22:35–63.
6. Pękala PA, Henry BM, Pękala JR, et al. The Achilles tendon and the retrocalcaneal bursa: an anatomical and radiological study. *Bone Joint Res.* 2017;6(7)446–451.
7. McSweeney SC, Cichero M. Tarsal tunnel syndrome: a narrative literature review. *Foot (Edinb).* 2015;25(4):244–250.
8. Abu-Hijleh MF, Harris PF. Deep fascia on dorsum of the ankle and foot: extensor retinacula revisited. *Clin Anat.* 2007;20(2):186–195.
9. Watson-Jones R. *Fractures and Joint Injuries.* 4th ed. Vol 2. E&S Livingstone; 1955.
10. Saragas NP, Ferrao PNF, Mayet Z, et al. Peroneal tendon dislocation/subluxation: case series and review of the literature. *Foot Ankle Surg.* 2016;22(2):125–130.

11

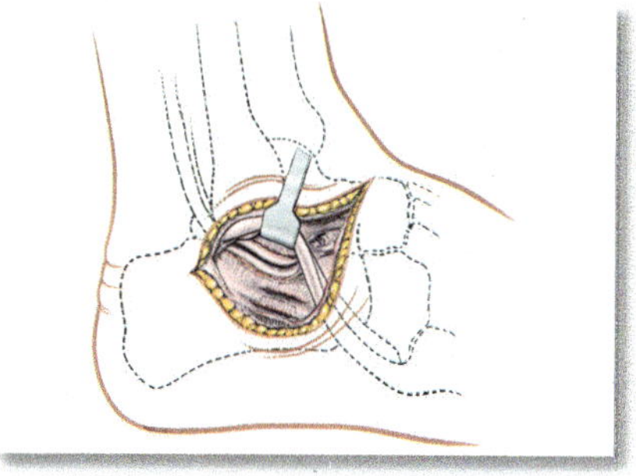

Abordaje lateral de la parte posterior del pie

Introducción

El abordaje lateral proporciona una excelente exposición de las articulaciones astragalonavicular, astragalocalcánea anterior y calcaneocuboidea. Permite la artrodesis de cualquiera de estas articulaciones o de todas (triple artrodesis). La mitad posterior de este abordaje también es útil para la fijación de fracturas del calcáneo: el abordaje del seno del tarso.

Posición del paciente

Coloque al paciente en decúbito supino en la mesa de operaciones. Ponga un saco de arena grande debajo del glúteo afectado para rotar la pierna internamente y llevar la parte lateral del tobillo y la parte posterior del pie hacia delante. Aumente aún más la rotación interna inclinando la mesa hacia atrás. Realice vaciamiento sanguíneo de la extremidad elevándola por 5 minutos o aplique un vendaje de goma blanda y a continuación infle un torniquete (véase fig. 7-1). Si se utiliza exclusivamente el abordaje del seno del tarso, el paciente debe colocarse lateralmente como en la figura 19-1.

Puntos de referencia e incisión

Puntos de referencia

El *maléolo lateral* es el extremo distal palpable del peroné. La *pared lateral del calcáneo* es subcutánea. Es palpable por debajo del maléolo lateral.

Para palpar el *seno del tarso*, estabilice el pie, sujete el calcáneo con una mano, y coloque el pulgar de la mano libre en la depresión de tejido blando justo anterior al maléolo lateral. La depresión se encuentra directamente sobre el seno del tarso.

Incisión

Haga una incisión curva que comience justo alejado del extremo lejano del maléolo lateral y ligeramente posterior a este. Continúe de forma distal a lo largo de la cara lateral de la parte posterior del pie y sobre el seno del tarso. A continuación, se curva medialmente, terminando sobre la articulación astragalonavicular (fig. 11-1).

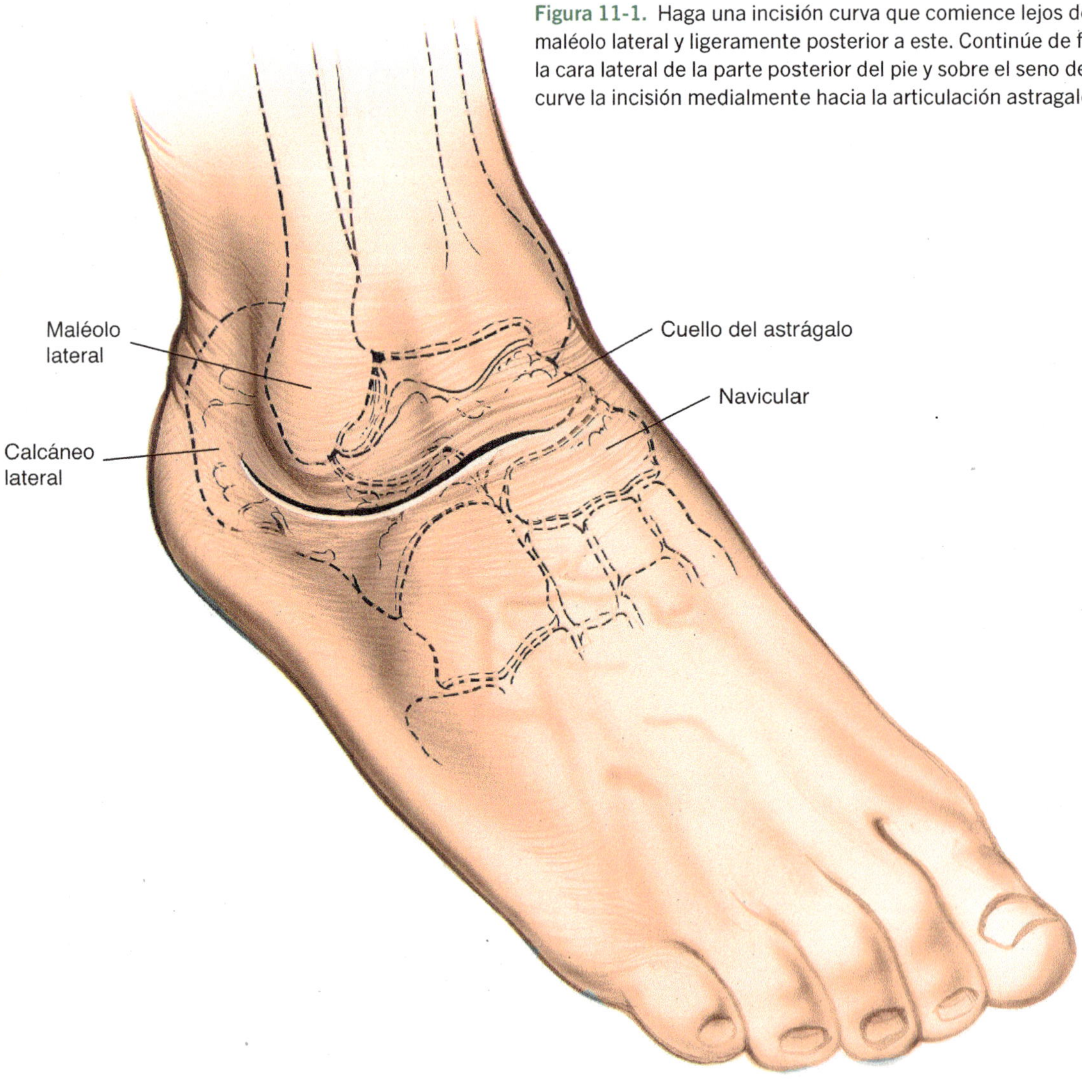

Figura 11-1. Haga una incisión curva que comience lejos del extremo distal del maléolo lateral y ligeramente posterior a este. Continúe de forma distal a lo largo de la cara lateral de la parte posterior del pie y sobre el seno del tarso. A continuación, curve la incisión medialmente hacia la articulación astragalonavicular.

Plano internervioso

El plano internervioso se localiza entre el *tendón del tercer peroneo*, también llamado *peroneo anterior*, (que recibe su irrigación del nervio peroneo profundo) y los *tendones peroneos* (que reciben la irrigación del nervio peroneo superficial).

Disección quirúrgica superficial

No movilice ampliamente los colgajos cutáneos, en su lugar utilice colgajos de espesor total. Ligue las venas que crucen el campo quirúrgico. Abra la fascia profunda en línea con la incisión cutánea; cuide no dañar los tendones de los músculos del tercer peroneo y extensor largo de los dedos, que cruzan el extremo distal de la incisión (figs. 11-2 y 11-3). Retraiga estos tendones medialmente para acceder al dorso del pie. No retraiga los tendones peroneos, que atraviesan el extremo proximal de la herida, en esta fase (fig. 11-4).

Disección quirúrgica profunda

Separe parcialmente la almohadilla de grasa que se encuentra en el seno del tarso mediante disección cortante, dejándola unida al colgajo cutáneo; debajo de ella se encuentra el origen del músculo extensor corto de los dedos. Separe su origen mediante disección cortante y refleje el músculo distalmente para exponer la cápsula dorsal de la articulación astragalonavicular en el extremo distal de la herida y la cápsula dorsal de la articulación calcaneocuboidea más lateralmente (fig. 11-5). Incida estas cápsulas y abra sus respectivas articulaciones invirtiendo el pie con fuerza (fig. 11-6). A continuación, incida los retináculos peroneos y refleje los tendones peroneos anteriormente. Identifique e incida la cápsula de la articulación astragalocalcánea posterior. Ábrala invirtiendo el talón (fig. 11-7).

Ahora están expuestas las articulaciones astragalonavicular, astragalocalcánea y calcaneocuboidea. Note que, en prácticamente todos los casos en que se utiliza este abordaje, estas articulaciones están en posición anormal. El abordaje debería seguir siendo seguro porque permanece en el hueso mientras se identifican las articulaciones.

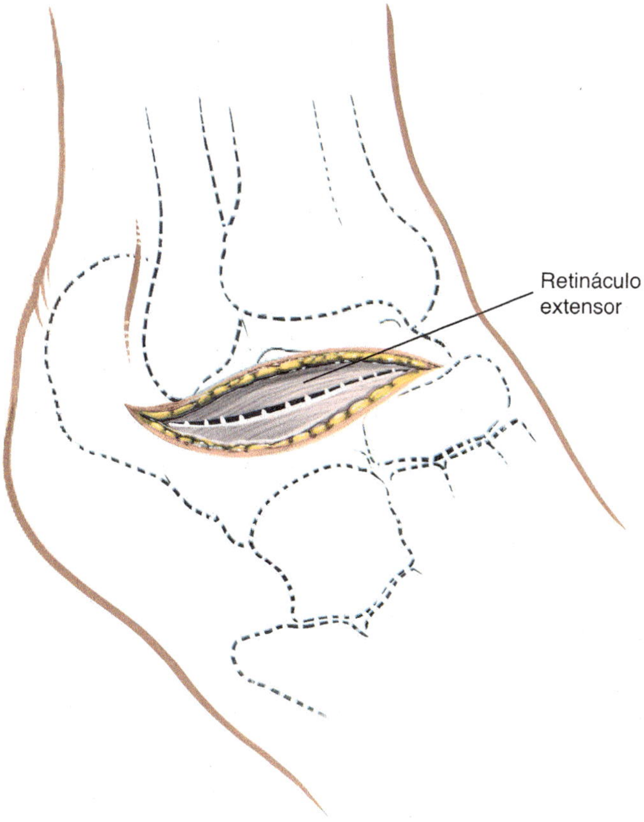

Figura 11-2. Incisión y apertura de la fascia profunda en línea con la incisión cutánea.

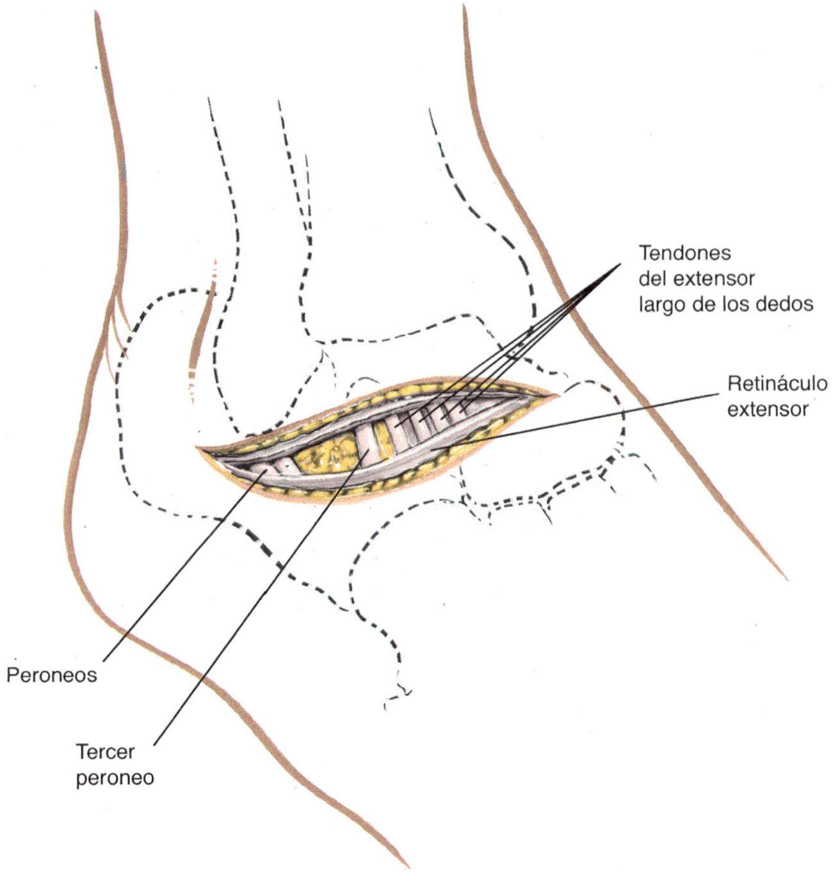

Figura 11-3. Cuide no dañar los tendones del tercer peroneo y del extensor largo de los dedos, que se cruzan bajo el extremo distal de la incisión.

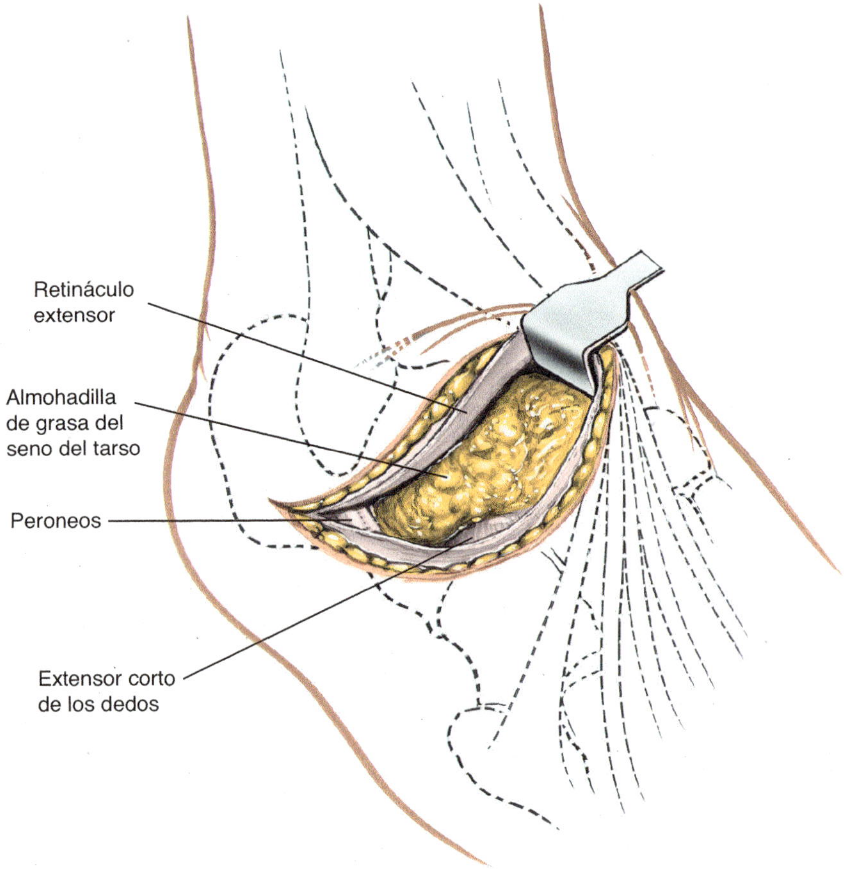

Figura 11-4. Retraiga medialmente los tendones extensores.

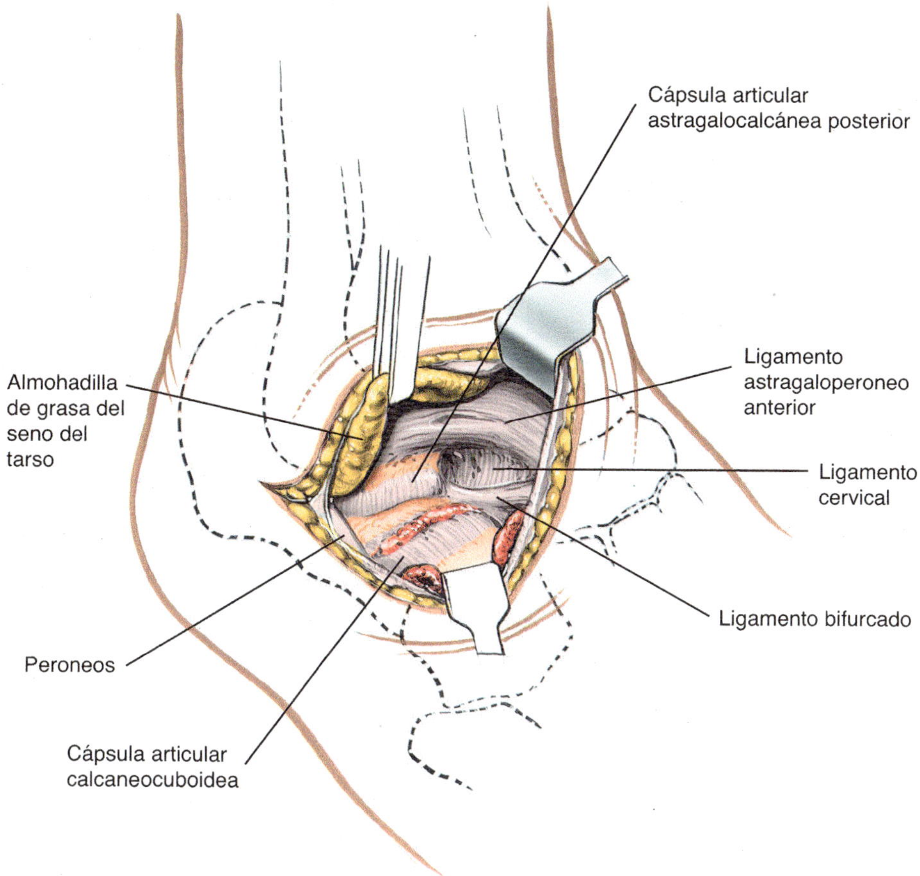

Figura 11-5. Retraiga la almohadilla de grasa con el colgajo cutáneo. Separe los orígenes del extensor corto de los dedos y retraiga el músculo distalmente para exponer la cápsula dorsal de la articulación astragalonavicular en el extremo distal de la herida y la cápsula dorsal más lateral de la articulación calcaneocuboidea.

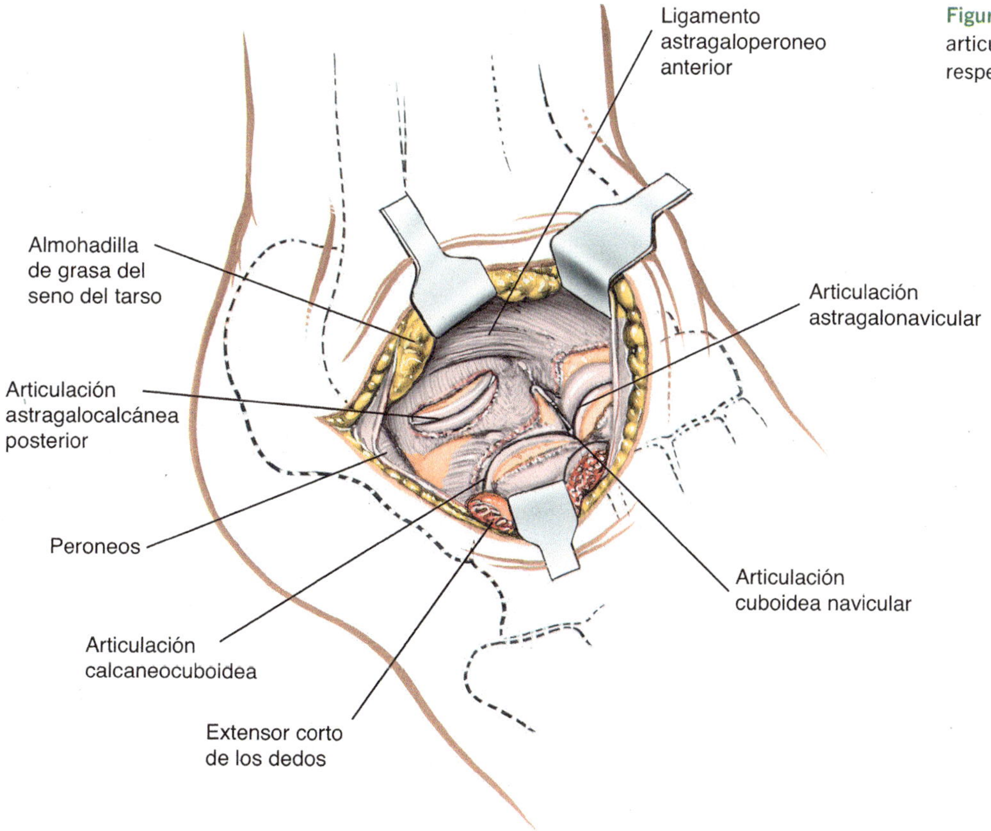

Figura 11-6. Incisión de las cápsulas articulares de las articulaciones respectivas.

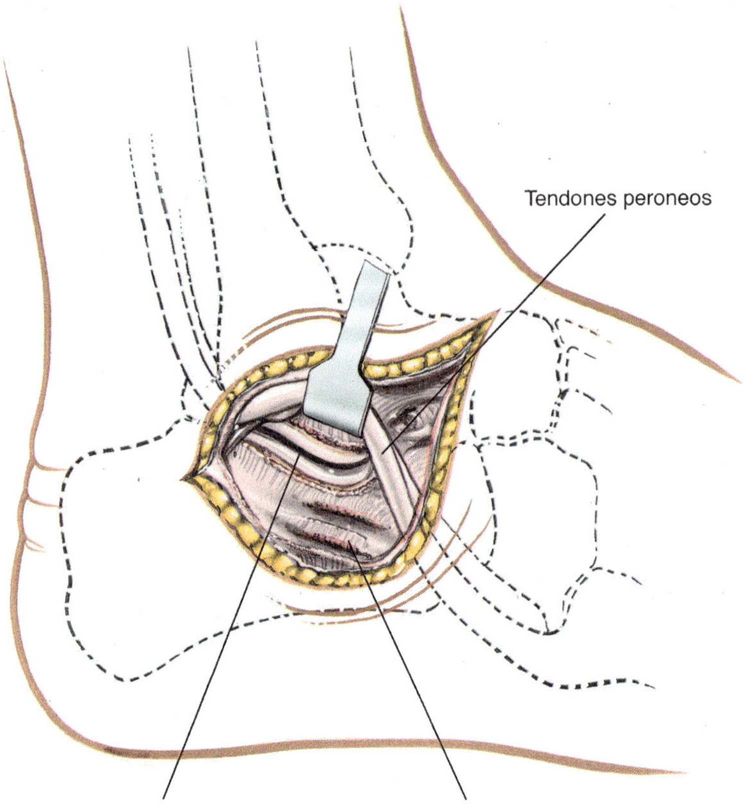

Figura 11-7. Refleje los tendones peroneos anteriormente. Haga una incisión en la cápsula articular de la articulación astragalocalcánea.

Peligros

Colgajos cutáneos

Las exposiciones en esta zona son notorias por producir necrosis de los colgajos cutáneos. Por lo tanto, estos colgajos deben cortarse lo más gruesos posible, la extirpación y la retracción deben reducirse al mínimo y deben evitarse las curvas pronunciadas en la incisión de la piel.

Cómo ampliar el abordaje

Medidas locales

Para abrir las articulaciones calcaneocuboidea, astragalonavicular y subastragalina invierta el pie. Tenga en cuenta que *tanto* la articulación astragalonavicular *como* la articulación subastragalina posterior deben incidirse antes de que la inversión abra cualquiera de ellas.

Medidas de ampliación

Para ampliar el abordaje de forma proximal, continúe la incisión, curvándola a lo largo del borde posterior del peroné. Al desarrollar un plano entre los músculos peroneos y los músculos flexores, se puede exponer toda la longitud del peroné.[1] En la práctica, sin embargo, esta extensión rara vez es necesaria.

La incisión también puede extenderse posterior y proximalmente para alcanzar el tendón de Aquiles subcutáneo.

REFERENCIA

1. de Boer P, Buckley R, Hoppenfeld S. Posteromedial approach to the ankle. En: *Surgical Exposures in Orthopaedics: The Anatomic Approach*. 6th ed. Wolters Kluwer; 2022:681–684.

12

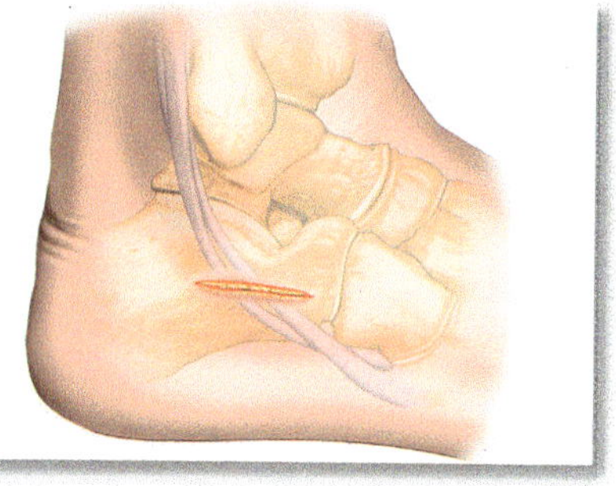

Abordaje lateral del retropié (parte posterior de Grice)

Introducción

El abordaje lateral del retropié (parte posterior del abordaje de Grice)[1] se utiliza principalmente para proporcionar una excelente exposición del tubérculo peroneo. También da acceso a los tendones peroneos y puede extenderse tanto proximal como distalmente para proporcionar una exposición más amplia de las estructuras de la cara lateral del retropié, el peroné distal y el tendón de Aquiles.

Posición del paciente

Coloque al paciente en decúbito lateral en la mesa de operaciones (fig. 12-1). Asegúrese de que todas las prominencias óseas estén cuidadosamente protegidas. Realice vaciamiento sanguíneo de la extremidad elevándola unos minutos o aplicando un torniquete de goma, luego infle un torniquete neumático colocado en la mitad del muslo.

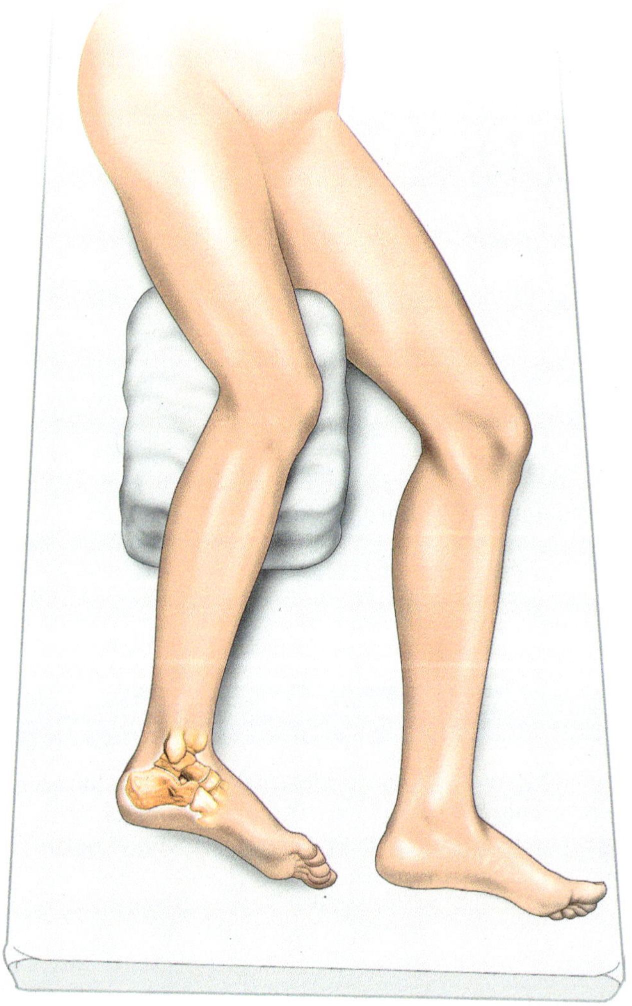

Figura 12-1. Coloque al paciente en decúbito lateral sobre la mesa de operaciones.

Puntos de referencia e incisión

Palpe el *maléolo lateral* en el extremo distal del peroné. La *pared lateral del calcáneo* es subcutánea y se encuentra por debajo del maléolo lateral. El tamaño del *tubérculo peroneo* varía. Puede ser bastante prominente y, por lo tanto, fácil de palpar de manera un poco posterior a la línea del peroné. La *apófisis lateral del astrágalo* se palpa inmediatamente por debajo del peroné distal y algo anterior a este. Los *tendones peroneos* también son visibles y palpables. Haga una incisión recta de 2 cm en línea con el eje longitudinal del pie directamente sobre el tubérculo peroneo, distal al peroné, y la apófisis lateral del astrágalo (fig. 12-2).

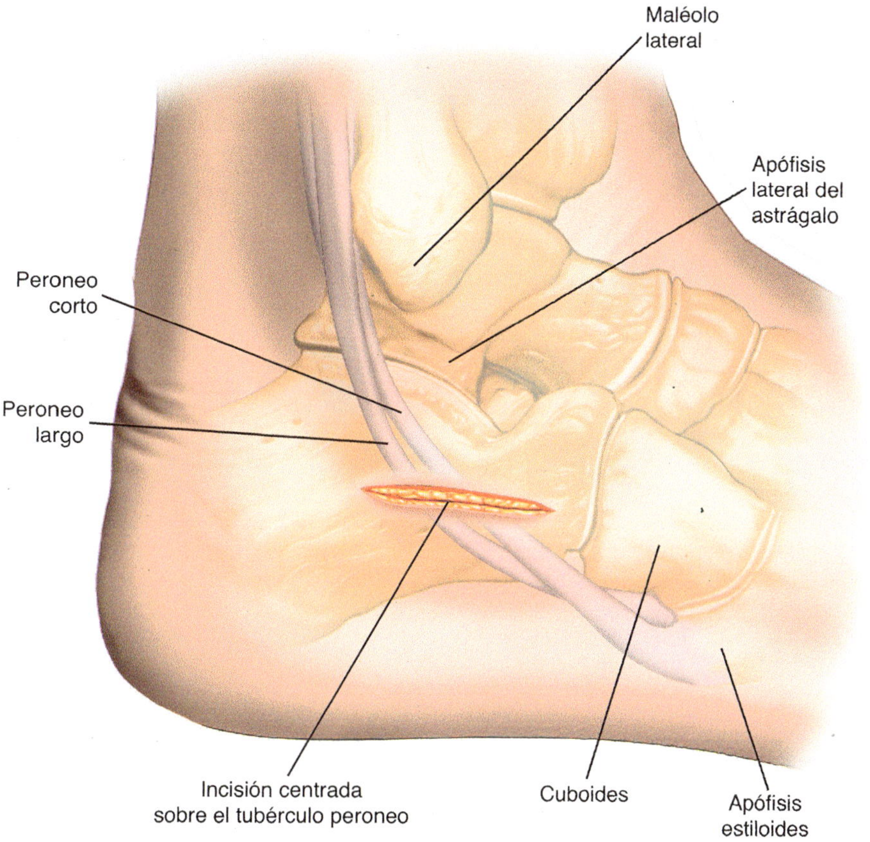

Figura 12-2. Haga una incisión longitudinal de 2 cm en línea con el eje largo del pie directamente sobre el tubérculo peroneo, distal al peroné y a la apófisis lateral del astrágalo.

Plano internervioso

Con este abordaje no existe un verdadero plano internervioso. Es un abordaje directo en línea con los tendones peroneos. Estos músculos reciben su aporte nervioso de forma muy proximal al campo quirúrgico.

Disección quirúrgica superficial

La piel de esta zona es bastante fina, por lo que no es raro que se rompa. Por este motivo, el colgajo cutáneo no debe movilizarse ampliamente. Es mejor utilizar una incisión ligeramente más larga que retraer a la fuerza los bordes de la piel. Las zonas de piel que se estiran pueden necrosarse.

Ligue las venas que atraviesan el campo quirúrgico. El nervio sural discurre por la cara lateral de la parte posterior del pie. En las personas delgadas, el nervio puede palparse como una cresta bajo la piel si se somete a estiramiento mediante flexión plantar completa del pie. El nervio se encuentra superficial al retináculo peroneo y paralelo a los tendones peroneos. Por lo tanto, el nervio está muy cerca de la incisión cutánea. Tenga cuidado de identificar y preservar el nervio.

Abra la fascia profunda en línea con la incisión cutánea, teniendo cuidado de no dañar los tendones de los músculos peroneos, cubiertos por el retináculo peroneo inferior. Palpe el tubérculo peroneo (un bulto óseo de tamaño variable) en el centro de la incisión e identifique los tendones peroneos que discurren por debajo del retináculo peroneo inferior (fig. 12-3).

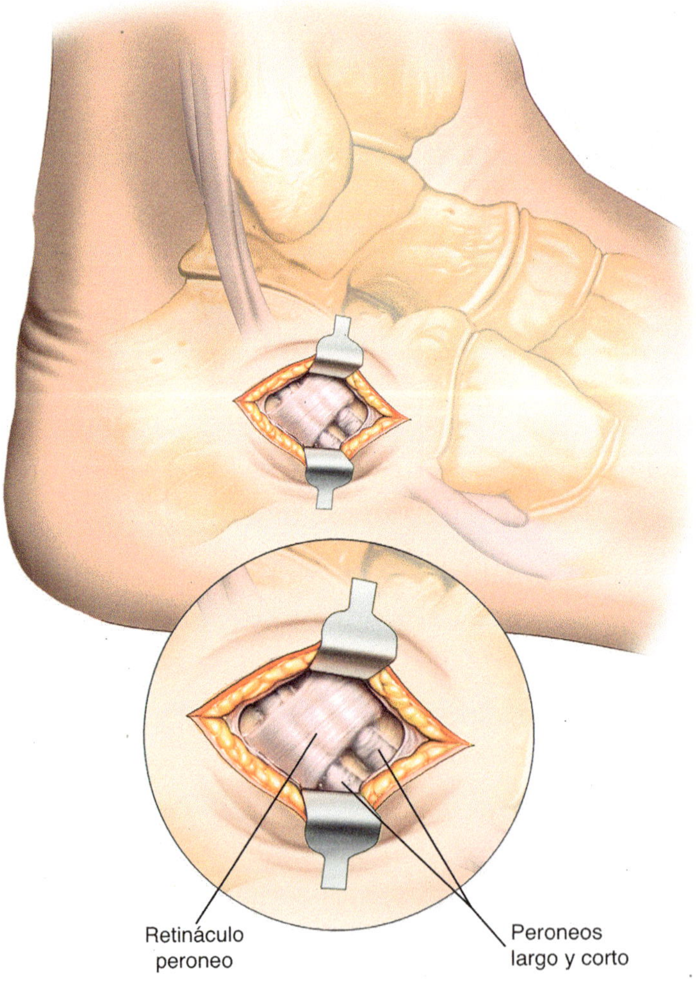

Figura 12-3. Abra la fascia profunda en línea con la incisión cutánea, teniendo cuidado de no dañar los tendones de los músculos peroneos. Estarán cubiertos por el retináculo peroneo inferior. El tubérculo peroneo (un bulto óseo palpable de tamaño variable) se encontrará en el centro de la incisión, con los tendones peroneos cerca.

Disección quirúrgica profunda

Divida el retináculo peroneo inferior por encima del tubérculo peroneo. El tubérculo separa los tendones del peroneo corto y del peroneo largo. La vaina sinovial común que cubre los dos tendones de forma proximal al tubérculo se divide en dos láminas para encerrar individualmente los tendones peroneos en el tubérculo y más allá. El peroneo corto se encuentra por encima del tubérculo y el peroneo largo por debajo de él.

Palpe los tendones dentro de sus vainas e identifique el tubérculo peroneo. Practique una incisión cuidadosa en los tejidos blandos localizados sobre el tubérculo peroneo para exponer el hueso (fig. 12-4). Intente preservar las inserciones de los tejidos blandos de los tendones para evitar problemas con la función tendinosa en la fase posoperatoria.

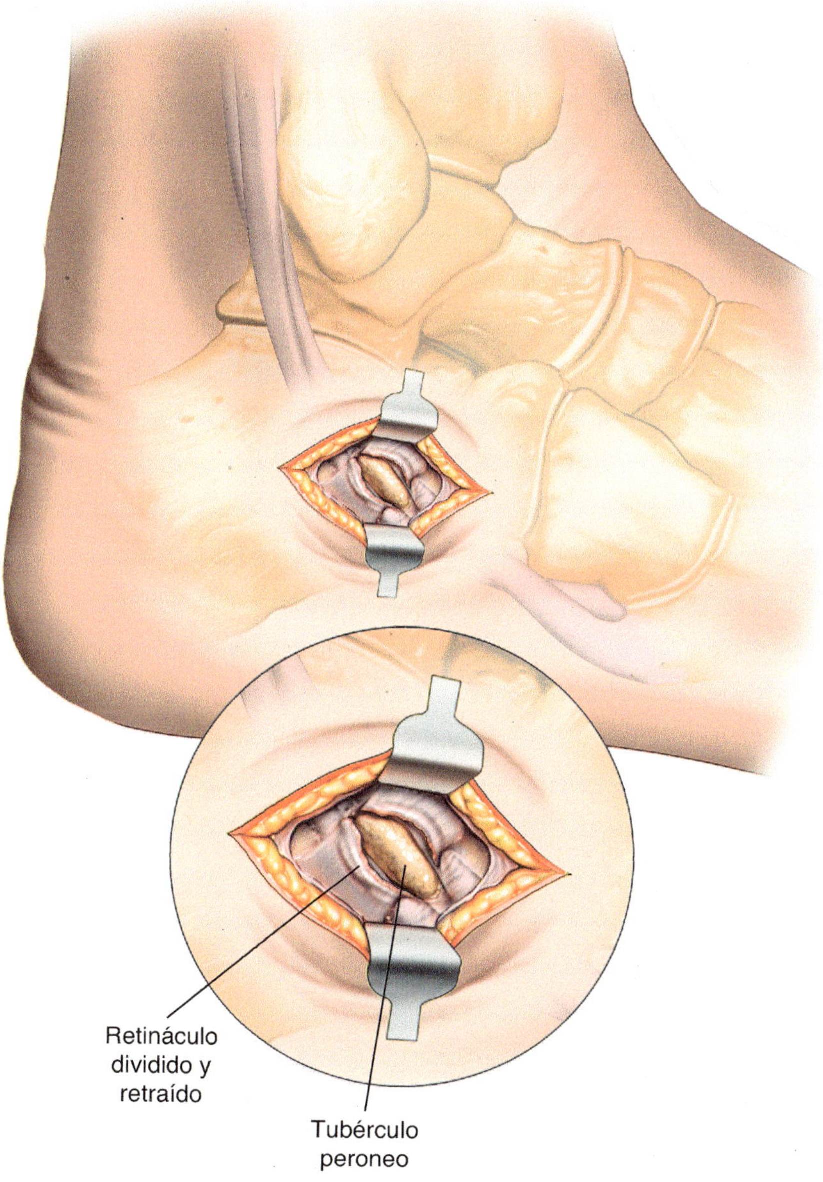

Figura 12-4. Practique una incisión cuidadosa en el retináculo peroneo inferior y en los tejidos blandos localizados sobre el tubérculo peroneo para exponer el hueso.

Peligros

Colgajos cutáneos

Las exposiciones en esta zona son notorias por producir necrosis. Por lo tanto, los colgajos cutáneos deben cortarse lo más gruesos posible y ser de espesor total. El pelado y la retracción deben reducirse al mínimo y evitarse las curvas pronunciadas en la incisión cutánea. Es mejor crear una incisión más larga que aplicar una retracción significativa a los bordes de una incisión pequeña.

Nervio

El nervio sural discurre de forma distal hacia abajo casi directamente en línea con la incisión cutánea. Su recorrido es variable. Si se diseca con cuidado, puede verse y debe protegerse. Incluso las ramas pequeñas deben preservarse, ya que los neuromas del nervio sural son dolorosos si el nervio se lesiona durante este abordaje.

Cómo ampliar el abordaje

No es un abordaje que por lo general pueda ampliarse. No sigue un plano internervioso. Sin embargo, puede extenderse de forma un poco distal sobre la articulación cuboidea del calcáneo y algo proximalmente a lo largo de la línea de los tendones peroneos. En cada caso, el nervio sural debe protegerse con cuidado.

Para ampliar el abordaje, extienda la incisión de forma proximal, curvándola a lo largo del borde inferior del peroné y luego a lo largo del borde posterior del peroné. Al desarrollar un plano entre los músculos peroneos y los músculos flexores se puede exponer toda la longitud del peroné. En la práctica, esta extensión rara vez es necesaria. La incisión también puede extenderse posterior y proximalmente para alcanzar el tendón de Aquiles.

REFERENCIA

1. Grice DS. An extra-articular arthrodesis of the subastragalar joint for correction of paralytic flat feet in children. *J Bone Joint Surg Am.* 1952;34A(4):927–940.

13

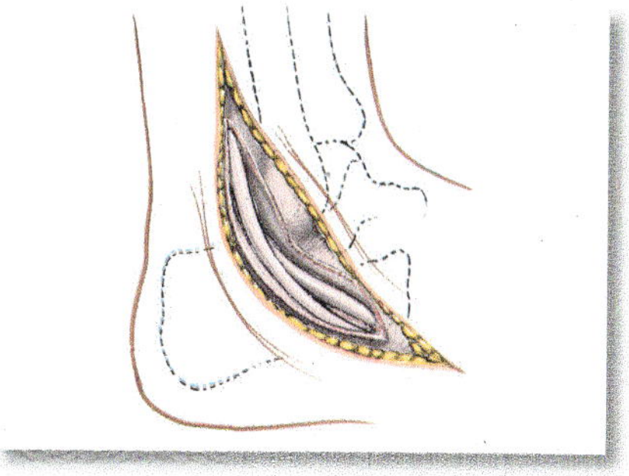

Abordaje lateral de la articulación astragalocalcánea posterior

Introducción

El abordaje lateral de la articulación astragalocalcánea posterior expone la faceta posterior de esta articulación de forma más extensa que el abordaje anterolateral. Se utiliza principalmente para la exposición o artrodesis de la articulación astragalocalcánea.

Posición del paciente

Coloque al paciente en decúbito supino en la mesa de operaciones con un saco de arena bajo el glúteo del lado afectado para llevar el maléolo lateral hacia delante. Disponga un soporte en la cresta iliaca opuesta e incline la mesa entre 20 y 30° en dirección opuesta al cirujano para mejorar aún más el acceso. Realice vaciamiento sanguíneo de la extremidad elevándola de 3 a 5 minutos o aplicando un vendaje de goma suave, y luego infle el torniquete (véase fig. 7-1).

Puntos de referencia e incisión

Puntos de referencia

El *maléolo lateral* es el extremo distal subcutáneo del peroné. El *tubérculo peroneo* es una pequeña protuberancia ósea en la superficie lateral del calcáneo que separa los tendones de los músculos peroneos largo y corto. Se encuentra distal y anterior al maléolo lateral.

Incisión

Haga una incisión curva de 10 a 13 cm de longitud en la cara lateral del tobillo. Comience a unos 4 cm por encima de la punta del maléolo lateral, en el borde posterior del peroné. Siga el borde posterior del peroné hasta la punta del maléolo lateral, y luego curve la incisión hacia delante, pasando por encima del tubérculo peroneo paralelamente al curso de los tendones peroneos (fig. 13-1).

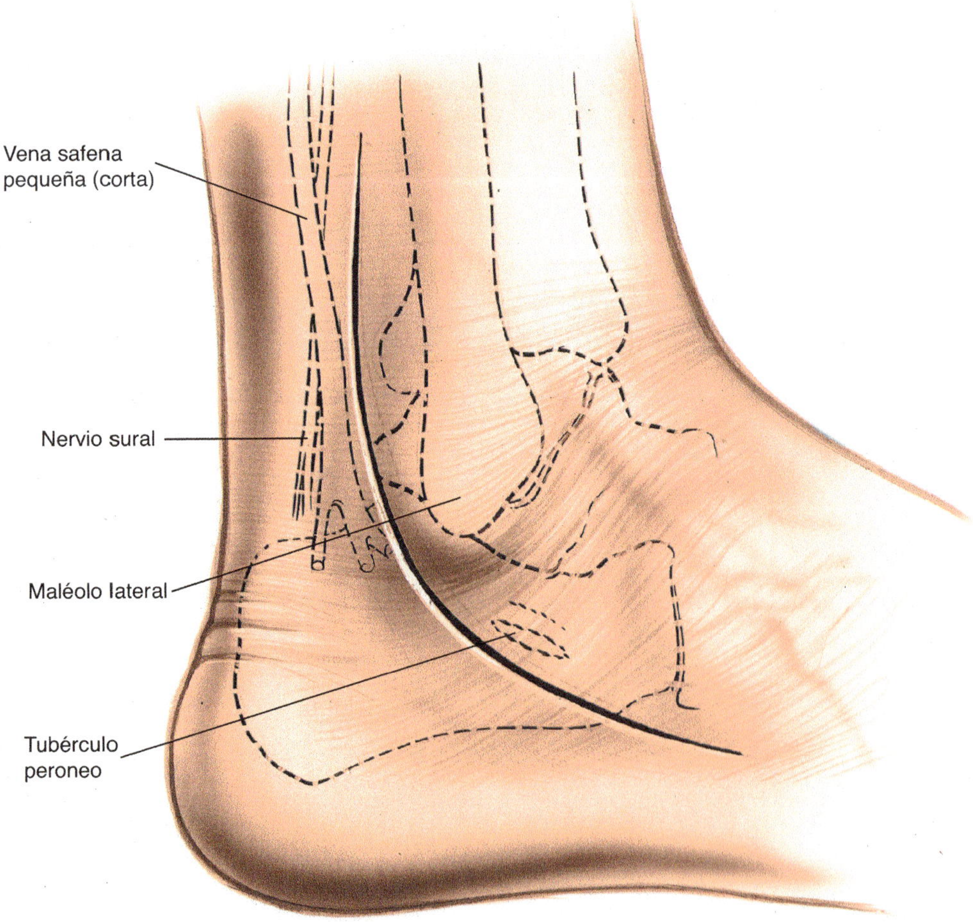

Figura 13-1. Haga una incisión curva de 10 a 13 cm de longitud en la cara lateral del tobillo.

Plano internervioso

No existe un plano internervioso en este abordaje. Los músculos peroneos, cuyos tendones se movilizan y retraen anteriormente, comparten inervación desde el nervio peroneo superficial. El abordaje es seguro porque los músculos reciben su aporte en un punto bastante proximal.

Disección quirúrgica superficial

Movilice los colgajos cutáneos mínimamente; cuide no dañar el nervio sural, ya que discurre justo por detrás del maléolo lateral con la vena safena corta. Empiece a incidir la fascia profunda en línea con la parte superior de la incisión cutánea para descubrir los dos tendones peroneos. Los tendones de los músculos peroneo largo y peroneo corto se curvan alrededor de la parte posterior del maléolo lateral. El tendón del peroneo corto, que está más cerca del maléolo lateral, es muscular casi hasta el nivel del propio maléolo (véase fig. 10-8).

Continúe incidiendo la fascia profunda, siguiendo los tendones y dividiendo el retináculo peroneo superior a medida que discurre desde la punta del maléolo lateral hasta el calcáneo. El retináculo peroneo inferior es una banda de fascia unida al tubérculo peroneo (tróclea) y al calcáneo por encima y por debajo de los tendones peroneos. Practique una incisión en el retináculo peroneo inferior en línea con el tendón del peroneo corto (fig. 13-2). A continuación, corte la parte del retináculo peroneo inferior que cubre el tendón del peroneo largo. El retináculo debe repararse durante el cierre para evitar la luxación del tendón (fig. 13-3). Una vez movilizados ambos tendones peroneos, retráigalos anteriormente sobre el extremo distal del peroné (fig. 13-4).

Disección quirúrgica profunda

Identifique el ligamento calcaneoperoneo en su recorrido desde el maléolo lateral hasta la superficie lateral del calcáneo. El ligamento está estrechamente unido a la cápsula de la articulación astragalocalcánea. La articulación en sí es difícil de palpar e identificar, y suele ser necesaria una pequeña disección subperióstica en la cara lateral del calcáneo antes de poder localizar la articulación. Una vez identificada la articulación, incida la cápsula transversalmente para abrirla (véanse figs. 13-4, 13-5, 10-9 y 10-10).

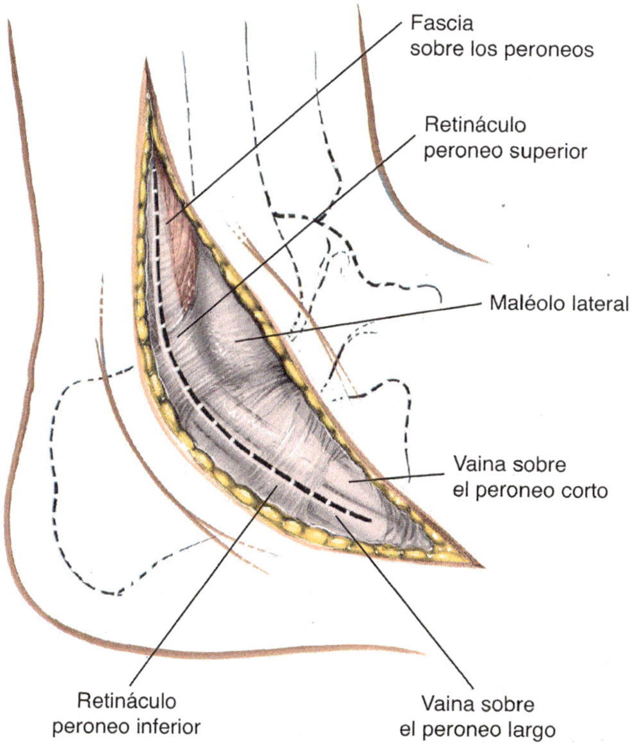

Figura 13-2. Haga una incisión en la fascia profunda en línea con la parte superior de la incisión cutánea. Continúe la incisión de la fascia distalmente, siguiendo el curso de los tendones. Realice una incisión en el retináculo peroneo inferior y exponga los tendones peroneos.

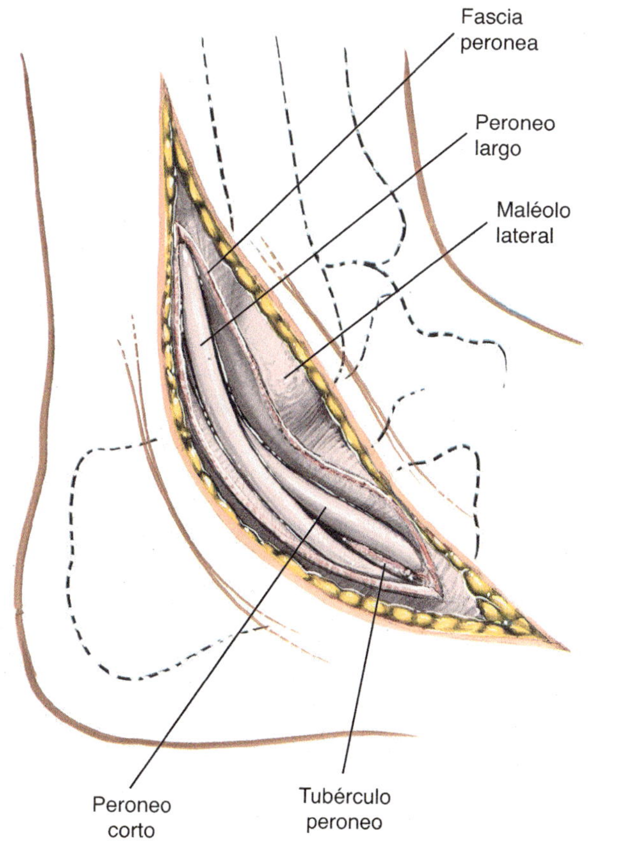

Figura 13-3. Haga una incisión en la fascia profunda en línea con la parte superior de la incisión cutánea. Continúe la incisión de la fascia distalmente, siguiendo el curso de los tendones. Realice una incisión en el retináculo peroneo inferior y exponga los tendones peroneos.

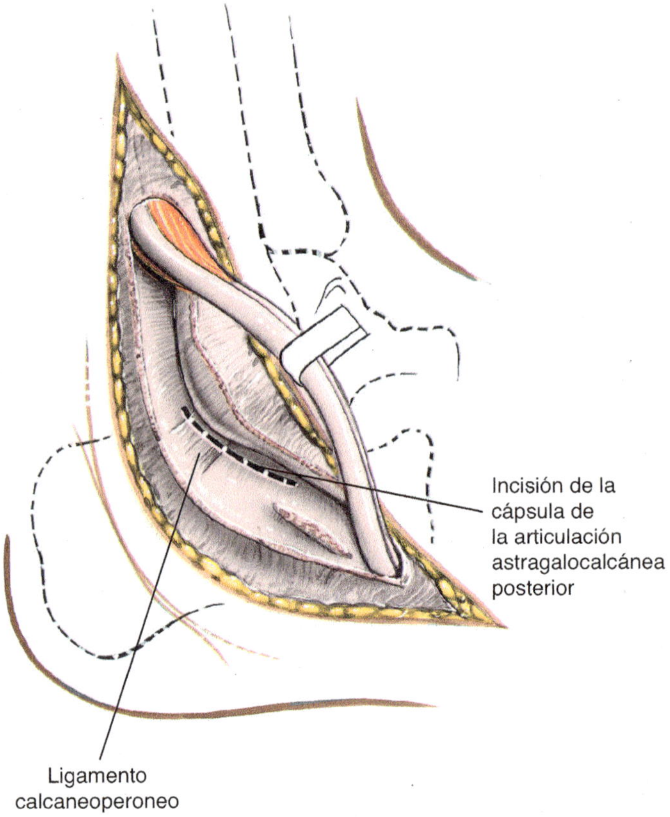

Figura 13-4. Movilice los tendones peroneos y retráigalos anteriormente sobre el extremo distal del peroné. Identifique el ligamento calcaneoperoneo. Haga una incisión transversal para abrir la cápsula de la articulación astragalocalcánea posterior.

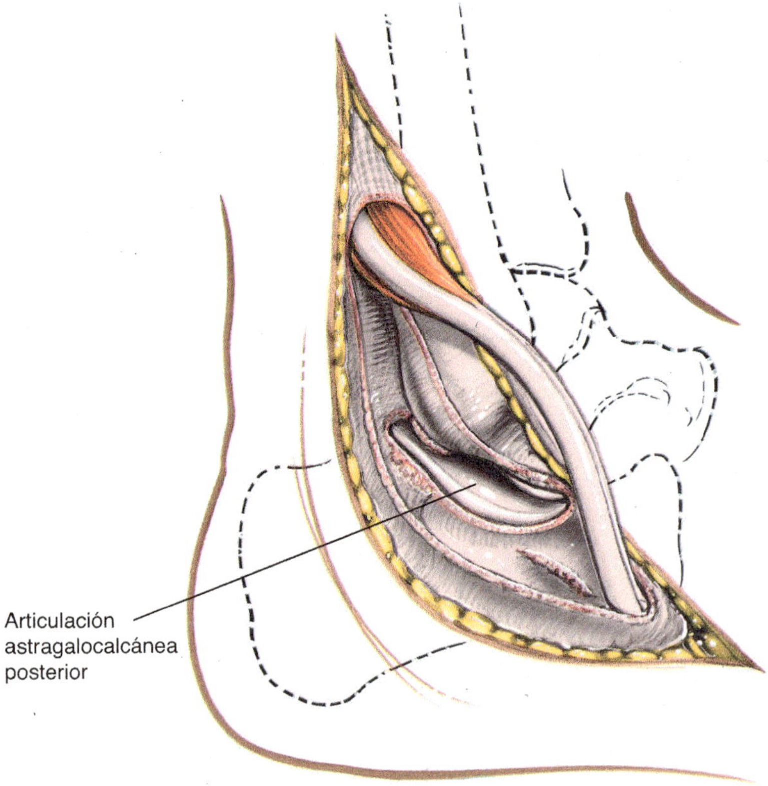

Figura 13-5. Abra la cápsula articular para exponer la articulación astragalocalcánea posterior.

Peligros

Nervios

El nervio sural es vulnerable cuando se movilizan los colgajos cutáneos. Cortarlo puede provocar la formación de un doloroso neuroma y entumecimiento a lo largo de la piel lateral del pie que entra en contacto con el zapato. El nervio también es valioso como injerto nervioso.

Cómo ampliar el abordaje

Medidas locales

Para exponer la superficie lateral desnuda del calcáneo, incida el periostio sobre su superficie lateral y desnúdelo inferiormente por medio de disección cortante. Para ver mejor el astrágalo, divida el ligamento calcaneoperoneo y la cápsula de la articulación astragalocalcánea de forma superior para descubrir su borde lateral.

La exposición de las superficies articulares de la articulación solo puede lograrse invirtiendo el pie. Sin embargo, hay que tener en cuenta que la inversión forzada no abre la articulación si la parte anterior de la articulación astragalocalcánea permanece intacta.

14

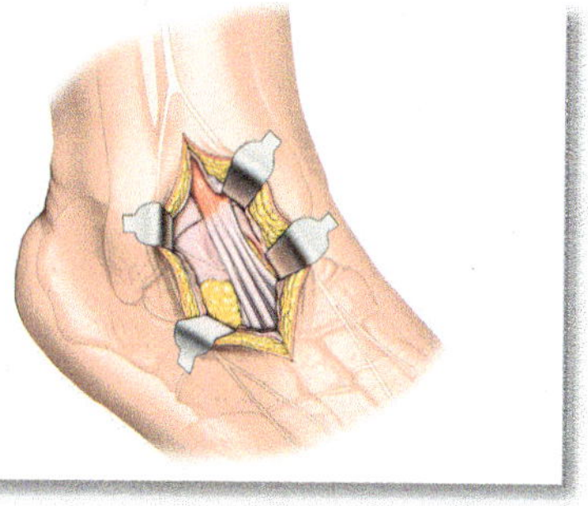

Abordaje anterolateral del cuello del astrágalo

Introducción

La extensión total del abordaje anterolateral del tobillo permite la exposición no solo de la articulación del tobillo, sino también del cuello del astrágalo. El abordaje es muy útil para ver esta estructura desde el lado anterolateral; sin embargo, no puede utilizarse de forma aislada para la fijación de fracturas. La combinación de un abordaje anterolateral y anteromedial es necesaria para la fijación de las fracturas del cuello del astrágalo a fin de garantizar la precisión de la reducción.[1] El abordaje también puede utilizarse para cirugías en las que es necesario visualizar la porción anterolateral del cuello del astrágalo o para reducir una luxación.

Posición del paciente

Coloque al paciente en decúbito supino en la mesa de operaciones (véase fig. 3-1). Si el abordaje anterolateral se utiliza de forma aislada, inserte un saco de arena debajo del glúteo del lado afectado para rotar internamente la pierna (véase fig. 7-1). Si el paciente requiere un abordaje anterolateral y anteromedial del cuello del astrágalo, no coloque un saco de arena bajo el glúteo. Después del vaciamiento sanguíneo, aplique un torniquete en la parte media del muslo.

Puntos de referencia e incisión

Palpe el *maléolo lateral* en el extremo subcutáneo distal del peroné y la *base del quinto metatarsiano*, una masa ósea prominente en la cara lateral del pie. Identifique la alineación del cuarto rayo del pie palpando la superficie subcutánea del *cuarto hueso metatarsiano*. Haga una incisión recta de 8 cm en la cara anterolateral del tobillo. Comience unos 2 cm de manera proximal a la articulación del tobillo y 2 cm de forma anterior al borde anterior del peroné. Extienda la incisión distalmente en línea con el cuarto rayo del pie, manteniéndose medial a la apófisis estiloides del quinto metatarsiano (fig. 14-1).

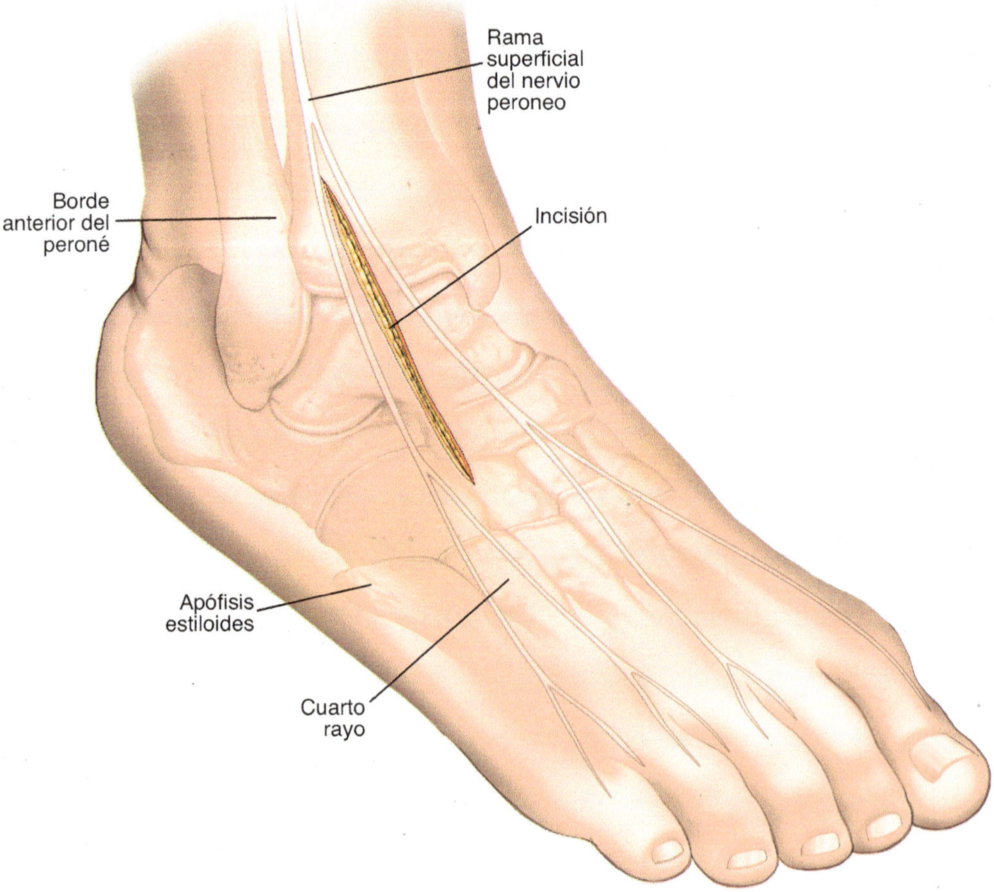

Figura 14-1. Haga una incisión recta de 8 cm en la cara anterolateral del tobillo. Extienda la incisión distalmente en línea con el cuarto rayo del pie, manteniéndose medial a la apófisis estiloides del quinto metatarsiano.

Plano internervioso

El plano internervioso se localiza entre los músculos peroneos (que reciben la irrigación del nervio peroneo superficial) y los músculos extensores (que reciben la irrigación del nervio peroneo profundo).

Disección quirúrgica superficial

Haga una incisión en la fascia en línea con la disección cutánea, cortando a través de los retináculos extensores superior e inferior (fig. 14-2). No desarrolle un plano entre la piel y los colgajos cutáneos de los tejidos subcutáneos. Utilice colgajos de grosor completo compuestos por piel y todos los tejidos hasta el hueso como una sola unidad cuando acceda al astrágalo para garantizar que la irrigación sanguínea perforante del astrágalo se conserve en la medida de lo posible. Estos colgajos también tienen muchas menos probabilidades de necrosarse que los colgajos cutáneos debilitados. Tenga cuidado de identificar y preservar cualquier rama cutánea dorsal del nervio peroneo superficial que pueda cruzar el campo de disección. Identifique los tendones del extensor largo de los dedos y retírelos de forma medial (fig. 14-3).

Disección quirúrgica profunda

Retraiga la musculatura extensora de forma medial para exponer la cara anterior de la cápsula articular del tobillo. Con frecuencia está cubierta por parte de la almohadilla de grasa que surge del seno del tarso. Haga una incisión longitudinal en la cápsula del tobillo y visualice la cúpula del astrágalo. Continúe incidiendo la cápsula articular del tobillo en línea con la hendidura cutánea y exponga la articulación astragalonavicular distalmente. A continuación puede verse la cara anterolateral del astrágalo (fig. 14-4). Identifique el ligamento cervical que discurre entre el astrágalo y el calcáneo. Si es necesario, diseccione lateralmente para exponer la articulación astragalocalcánea. Deben conservarse todos los tejidos blandos adheridos al astrágalo, ya que la necrosis avascular es siempre un problema en estos abordajes. Por lo general es necesario eliminar la grasa del seno del tarso para exponer la articulación astragalocalcánea. La inversión forzada y la flexión plantar del pie mejoran la visualización del astrágalo (fig. 14-5).

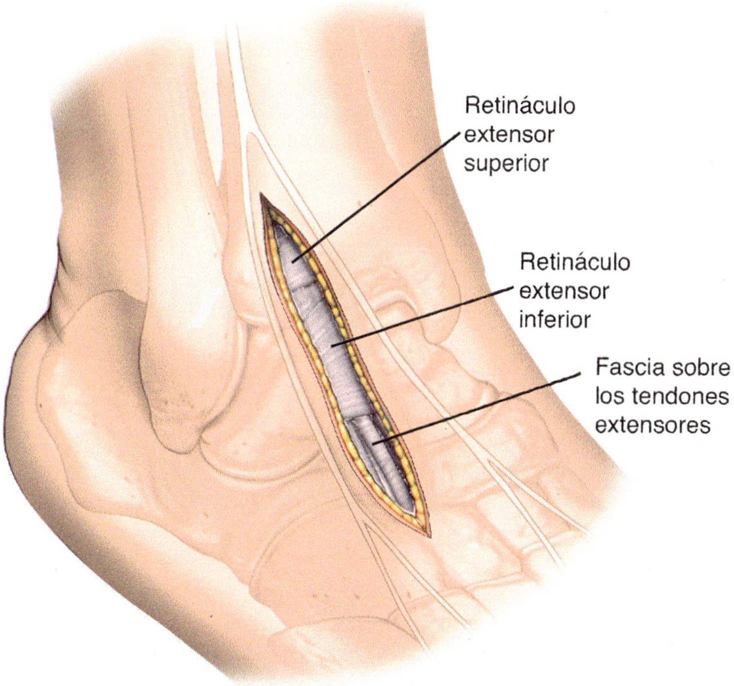

Figura 14-2. Haga una incisión en la fascia en línea con la disección cutánea, cortando a través de los retináculos extensores superior e inferior.

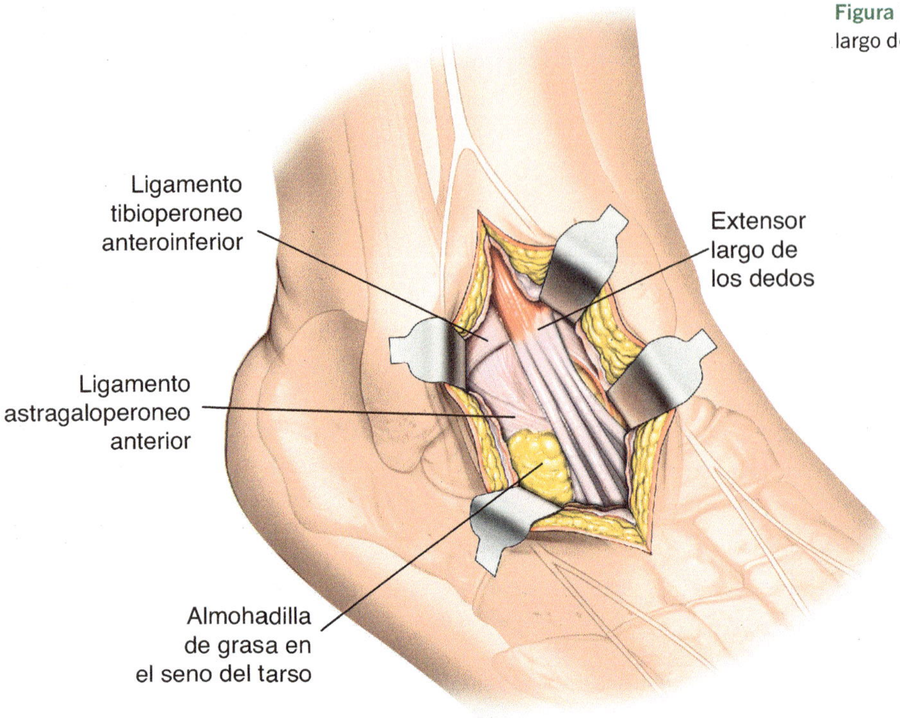

Figura 14-3. Identifique los tendones del extensor largo de los dedos y retírelos de forma medial.

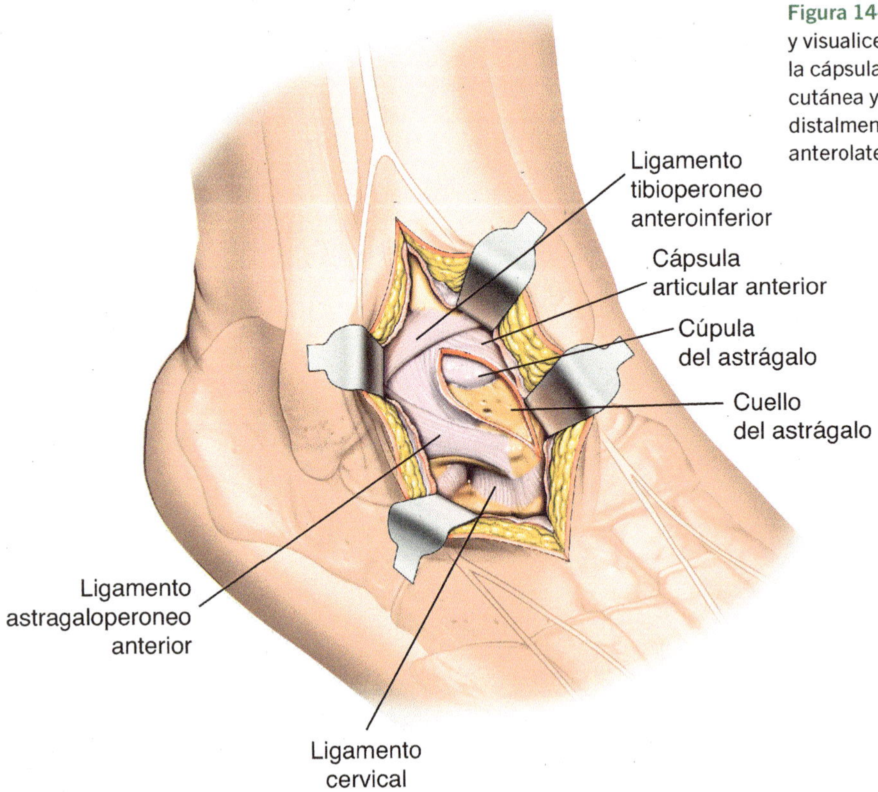

Figura 14-4. Haga una incisión en la cápsula del tobillo y visualice la cúpula del astrágalo. Continúe incidiendo la cápsula articular del tobillo en línea con la incisión cutánea y exponga la articulación astragalonavicular distalmente. A continuación puede verse la cara anterolateral del astrágalo.

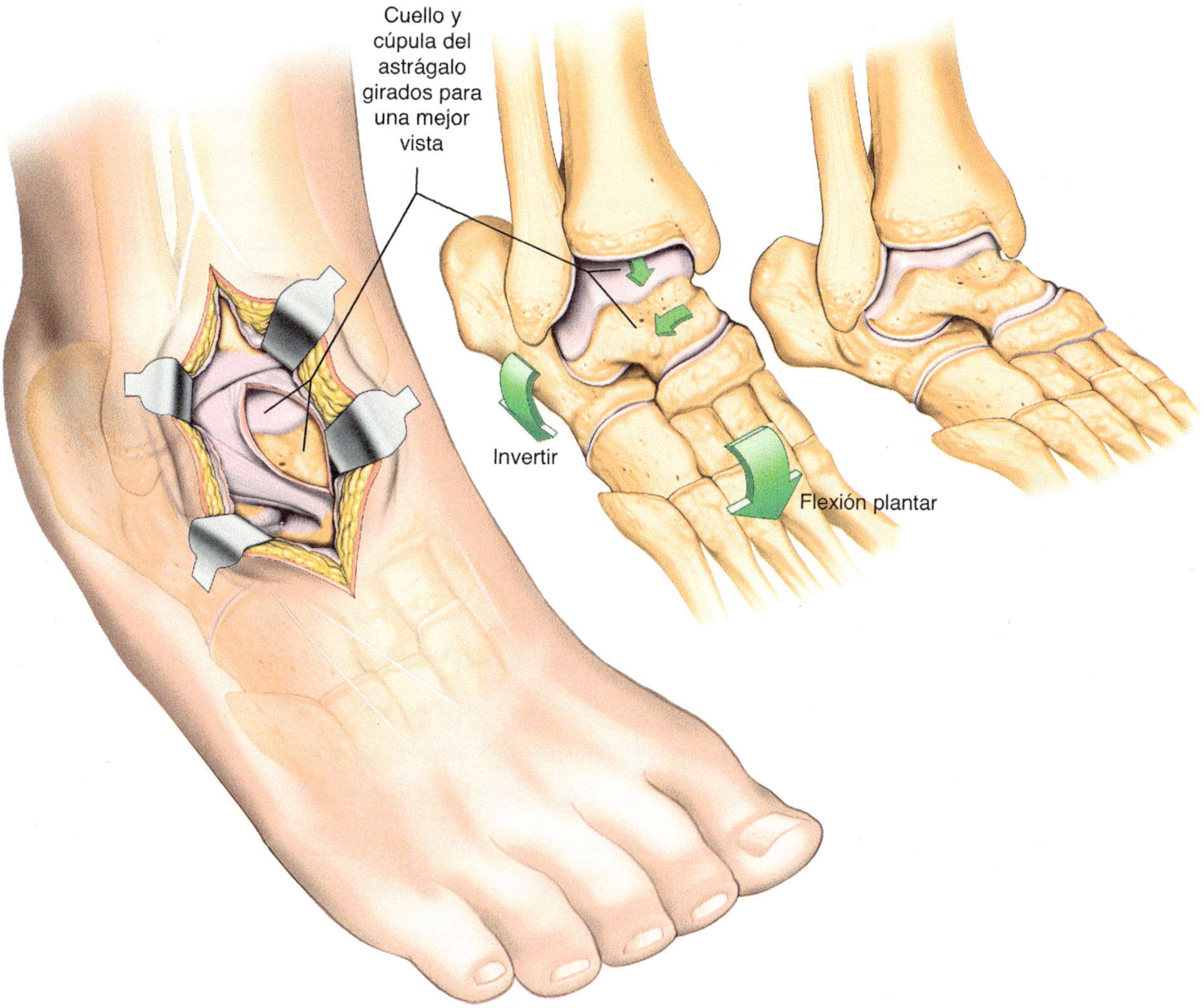

Figura 14-5. La inversión forzada y la flexión plantar del pie mejoran la visualización del astrágalo.

Peligros

El nervio peroneo profundo y la arteria tibial anterior cruzan la parte anterior de la articulación del tobillo, medial al abordaje. Deberían estar a salvo si la disección se realiza en el plano adecuado. La rama superficial del nervio peroneo puede verse con una extensión proximal de la incisión, y las ramas cutáneas del nervio que cruzan el plano de la disección superficial deben protegerse cuidadosamente.

Cómo ampliar el abordaje

Medidas de ampliación

El abordaje puede extenderse de forma proximal para explorar las estructuras del compartimento anterior de la pierna. Continúe la incisión sobre el compartimento e incida la fascia profunda gruesa en línea con la incisión cutánea. El abordaje también puede extenderse distalmente para exponer las articulaciones tarsometatarsianas en la mitad lateral del pie. Continúe la incisión sobre el cuarto metatarsiano y exponga las articulaciones tarsometatarsianas subcutáneas.

REFERENCIA

1. Buckley R, Moran C, Apivatthakakul T. Hindfoot—calcaneus and talus. En: AO Principles of Fracture Management. 3rd ed. Vol 2. Thieme; 2017.

15

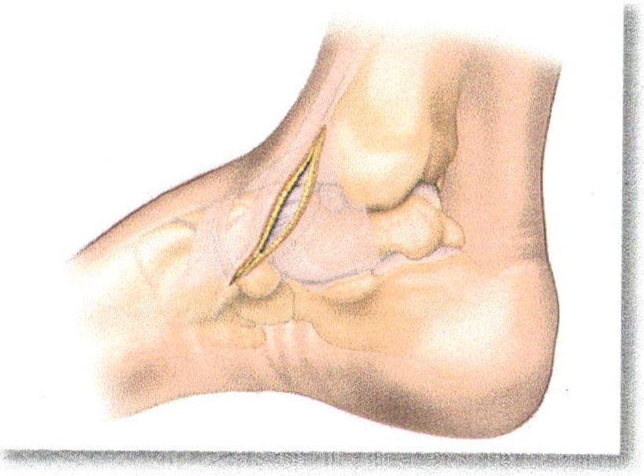

Abordaje anteromedial del cuello del astrágalo

Introducción

El abordaje anteromedial del cuello del astrágalo ofrece una excelente vista de la parte medial del cuello del astrágalo. También permite inspeccionar la porción anteromedial de la articulación del tobillo, la cúpula del astrágalo y la articulación astragalonavicular. El abordaje anteromedial del cuello del astrágalo suele utilizarse junto con el abordaje anterolateral para visualizar con precisión las fracturas de esta estructura. Se reconoce que el uso de estas dos incisiones es el mejor abordaje para manejar este difícil escenario clínico. Los dos abordajes juntos proporcionan una visualización excelente de las fracturas del cuello del astrágalo para su reducción y fijación.[1]

Posición del paciente

Coloque al paciente en decúbito supino en la mesa de operaciones (véase fig. 7-1). Ponga un saco de arena debajo de la cadera del lado intervenido. Esto corregirá la rotación externa natural de la pierna y colocará el pie en posición neutral, con los dedos apuntando hacia el cielo. Luego del vaciamiento sanguíneo, aplique un torniquete a la mitad del muslo.

Puntos de referencia e incisión

Palpe el tendón del tibial anterior en su recorrido sobre la cara anteromedial del tobillo. Trace el tendón distalmente hasta su inserción en el navicular. Identifique la articulación del tobillo flexionando y extendiendo de forma pasiva la articulación. Haga una incisión recta de 8 cm de longitud en la cara anteromedial del tobillo. Comience 2 cm de forma proximal a la unión del borde medial de la cúpula del astrágalo y la tibia distal. Extienda la incisión distalmente para seguir la cara medial del tendón tibial anterior, terminando en el borde anteromedial del navicular (fig. 15-1). La incisión puede extenderse de manera proximal si se necesita acceder a la parte medial del tobillo; también puede extenderse distalmente para acceder a la parte medial del mediopié.

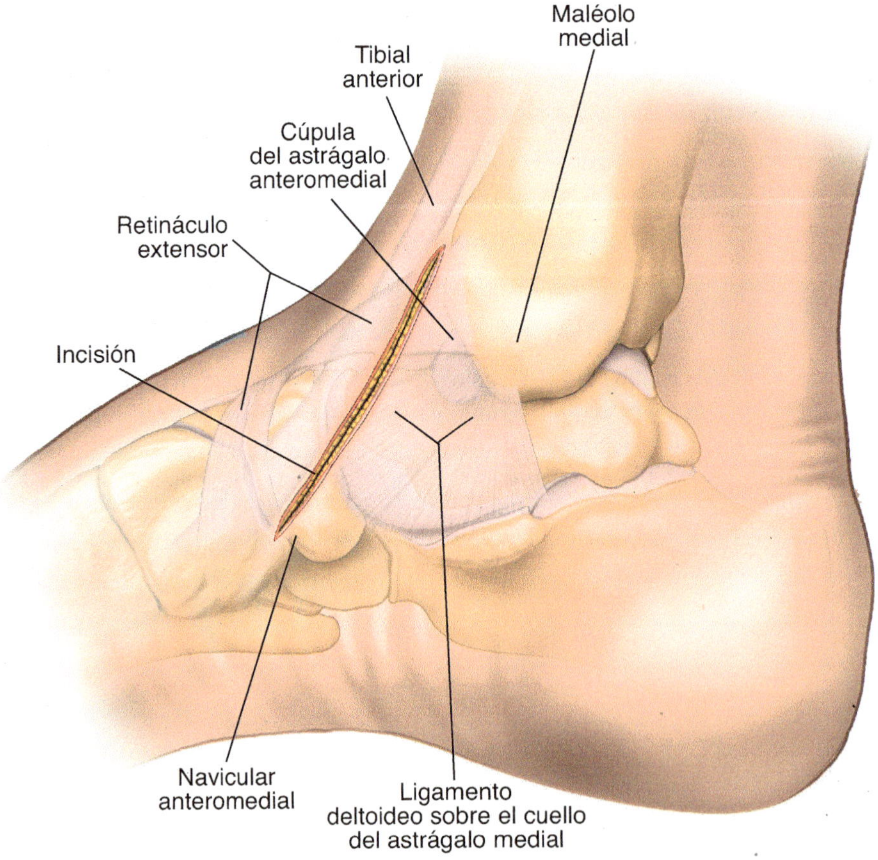

Figura 15-1. Haga una incisión recta de 8 cm de longitud en la cara anteromedial del tobillo. Comience 2 cm de forma proximal a la unión de la cúpula medial del astrágalo y la tibia distal. Extienda la incisión distalmente para seguir la cara medial del tendón tibial anterior, terminando en el borde anteromedial del navicular.

Plano internervioso

No se utiliza ningún plano internervioso. El abordaje es seguro porque la incisión corta el hueso, que es subcutáneo tanto proximal como distalmente.

Disección quirúrgica superficial

No movilice los colgajos cutáneos. Tenga cuidado de identificar y preservar la vena safena larga de forma medial, ya que discurre justo por delante del maléolo medial. Los colgajos deben ser de espesor total, sin debilitamiento, y deben estar formados por piel y todos los tejidos hasta el hueso. Recuerde que el abordaje anterolateral del cuello del astrágalo suele utilizarse junto con este abordaje. Si se utilizan ambas incisiones, debe haber un puente de piel de grosor completo unido al hueso y a los tejidos blandos entre las dos incisiones para evitar la necrosis de la piel. Identifique el retináculo extensor y córtelo en la línea de la incisión cutánea (fig. 15-2).

Disección quirúrgica profunda

Incida las fibras superficiales del ligamento deltoideo que discurren anterior y distalmente hacia abajo desde el maléolo medial en línea con la incisión cutánea para exponer la cápsula articular subyacente del tobillo. Por último, incida la cápsula articular del tobillo en línea con la incisión cutánea para dejar al descubierto la cúpula y el cuello del astrágalo.

Es más fácil entrar en la articulación donde la parte anteromedial de la cúpula del astrágalo se une con la esquina medial de la tibia distal, ya que los puntos de referencia precisos son fácilmente palpables allí. Extienda la incisión capsular de forma distal para exponer el cuello del astrágalo y la articulación astragalonavicular (fig. 15-3). Si se retrae distalmente y hacia el calcáneo, la región subastragalina también se puede exponer y visualizar.

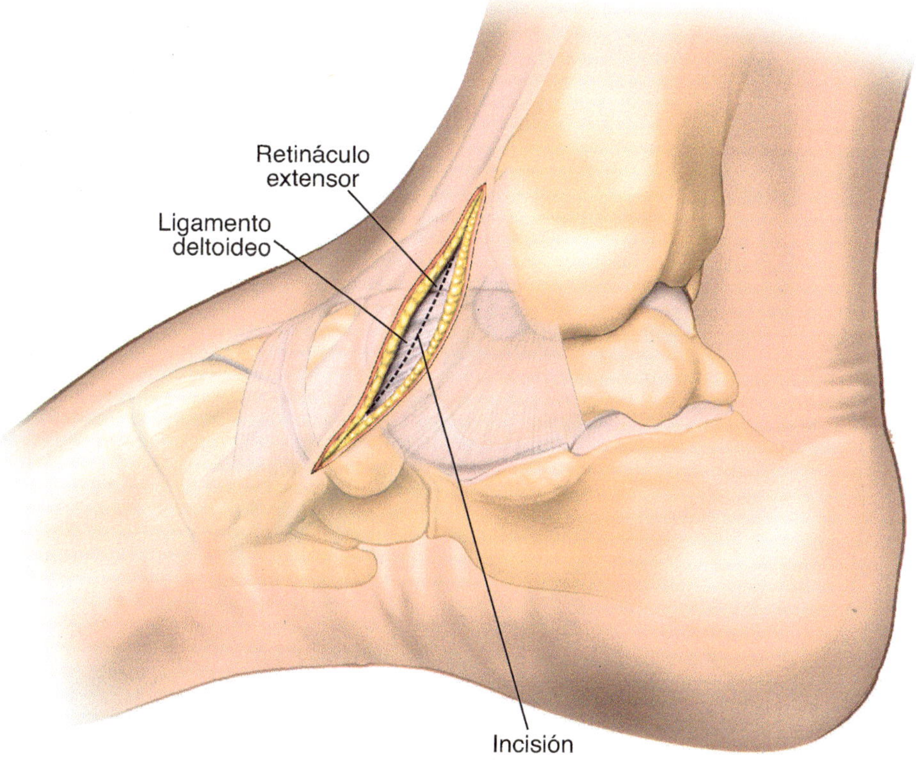

Figura 15-2. Visualice el retináculo extensor y córtelo en la línea de la incisión cutánea.

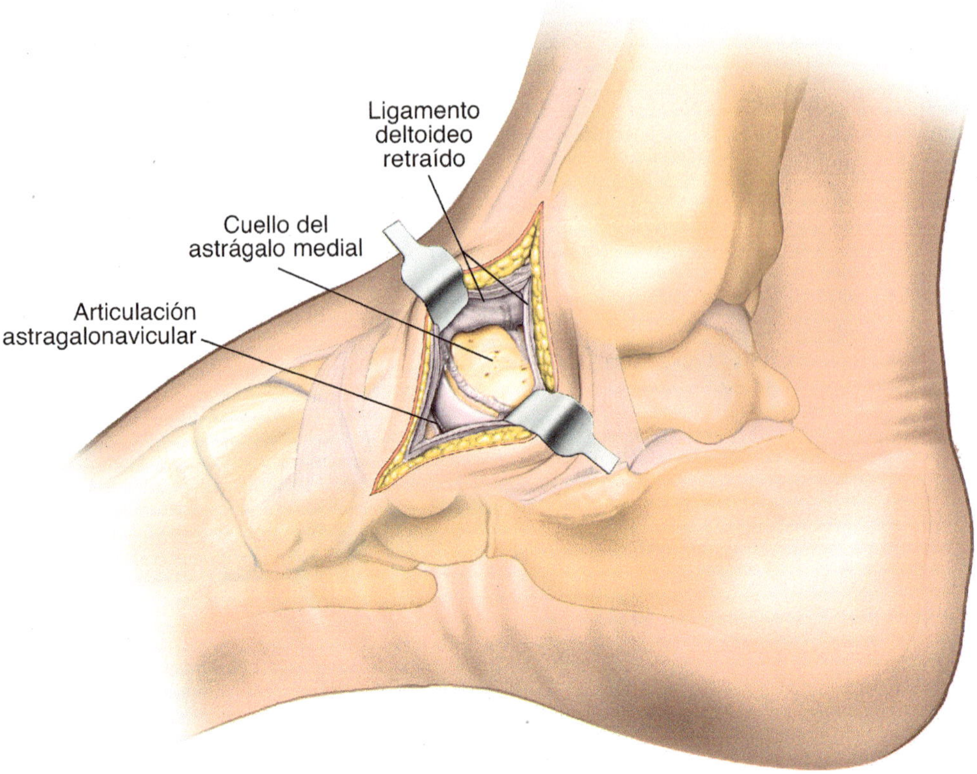

Figura 15-3. Extienda la incisión capsular distalmente para exponer el cuello del astrágalo y la articulación entre el astrágalo y el navicular.

Peligros

Nervios

El nervio safeno discurre con la vena safena y está cerca del borde medial del abordaje. Si se corta, puede formar un neuroma, causando entumecimiento en la parte medial del dorso del pie. Preserve el nervio identificando y protegiendo la vena safena larga.

Vasos sanguíneos

La vena safena larga que discurre justo por delante del maléolo medial corre peligro y debe protegerse.

Cómo ampliar el abordaje

Medidas de ampliación

Si surgen problemas con la reducción o la fijación del astrágalo, puede ser necesaria una osteotomía maleolar medial, que requiere la extensión proximal de la incisión. Alargue la incisión proximalmente, de forma medial a la vena safena, para permitir la exposición subcutánea de la cara medial de la tibia distal. Realice una osteotomía maleolar medial que permita visualizar la cúpula del astrágalo y sus caras más posteriores (véanse figs. 4-3 a 4-5).

La exposición puede ampliarse distalmente en la línea de la incisión cutánea original para exponer la articulación entre el navicular y el cuneiforme. El tendón del tibial anterior permanecerá anterior, y la prominencia medial del navicular se mantendrá como punto de referencia medial.

Puntos quirúrgicos especiales

Cuando se utilizan dos abordajes para la fijación de una fractura del cuello del astrágalo, suelen emplearse conjuntamente dos incisiones: los abordajes anteromedial y anterolateral del cuello del astrágalo. Esto permite la visualización del cuello del astrágalo en varios planos y garantiza la precisión de la reducción, especialmente si hay conminución del cuello fracturado.

Asegurarse de que los colgajos creados son de espesor total y no están debilitados permite preservar la irrigación sanguínea del cuello del astrágalo y reduce el riesgo de necrosis del colgajo cutáneo. Conserve cualquier unión de tejido blando al astrágalo que pueda identificar para reducir el riesgo de necrosis avascular en el posoperatorio.

La irrigación sanguínea del cuerpo del astrágalo es compleja. La principal irrigación procede de los vasos del seno del tarso, que penetran en el hueso desde su superficie inferior, y de los vasos del cuello del astrágalo. Las fracturas no desplazadas del cuello del astrágalo interrumpen las ramas intraóseas del canal tarsiano, pero la irrigación sanguínea de las ramas de la arteria dorsal del pie permanece intacta. En las fracturas desplazadas del cuello del astrágalo, la irrigación sanguínea se interrumpe. De manera inferior, las ramas de la arteria tibial posterior forman un cabestrillo anastomótico del que surgen ramas que entran en el cuello del astrágalo. Las ramas deltoideas suelen surgir de la arteria del canal tarsiano e irrigan el tercio medial del cuerpo del astrágalo. De forma lateral, también hay ramas procedentes de la arteria peronea.[2]

En los casos en que deba realizarse una osteotomía maleolar medial, refleje el maléolo medial de manera distal para garantizar que se preserve la irrigación sanguínea al astrágalo que llega a través de las ramas del ligamento deltoideo. Una osteotomía maleolar medial comprometerá la superficie articular del tobillo, pero este abordaje permite una visualización precisa y una reducción y fijación interna exactas (véase fig. 4-4).

REFERENCIAS

1. Buckley R, Moran C, Apivatthakakul T. Hindfoot—calcaneus and talus. En: *AO Principles of Fracture Management*. 3rd ed. Vol 2. Thieme; 2017.
2. Grear BJ. Review of talus fractures and surgical timing. *Orthop Clin North Am*. 2016;47:625–637.

16

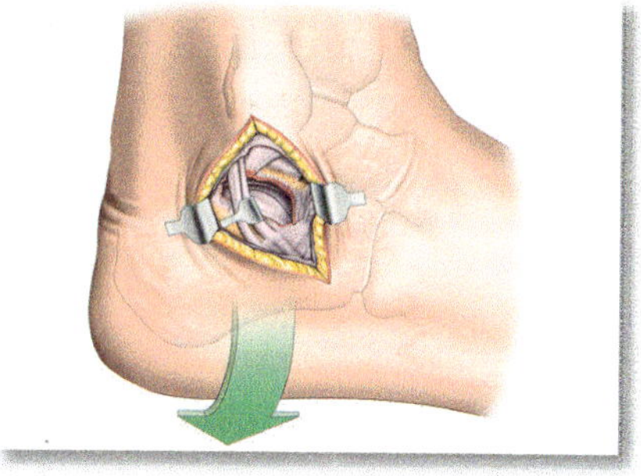

Abordaje lateral directo de la apófisis lateral del astrágalo

Introducción

El abordaje lateral de la apófisis lateral del astrágalo expone la faceta posterior de la articulación astragalocalcánea. Debido a que la exposición se realiza a través de una pequeña ventana, se utiliza principalmente para la fijación de fracturas de la apófisis lateral ("astrágalo del *snowboarder*")[1] o el desbridamiento de esta parte de la articulación astragalocalcánea.

Posición del paciente

Coloque al paciente en decúbito supino en la mesa de operaciones con un saco de arena bajo el glúteo del lado afectado para llevar el maléolo lateral hacia delante (fig. 16-1). Después del vaciamiento sanguíneo, aplique un torniquete en la parte media del muslo.

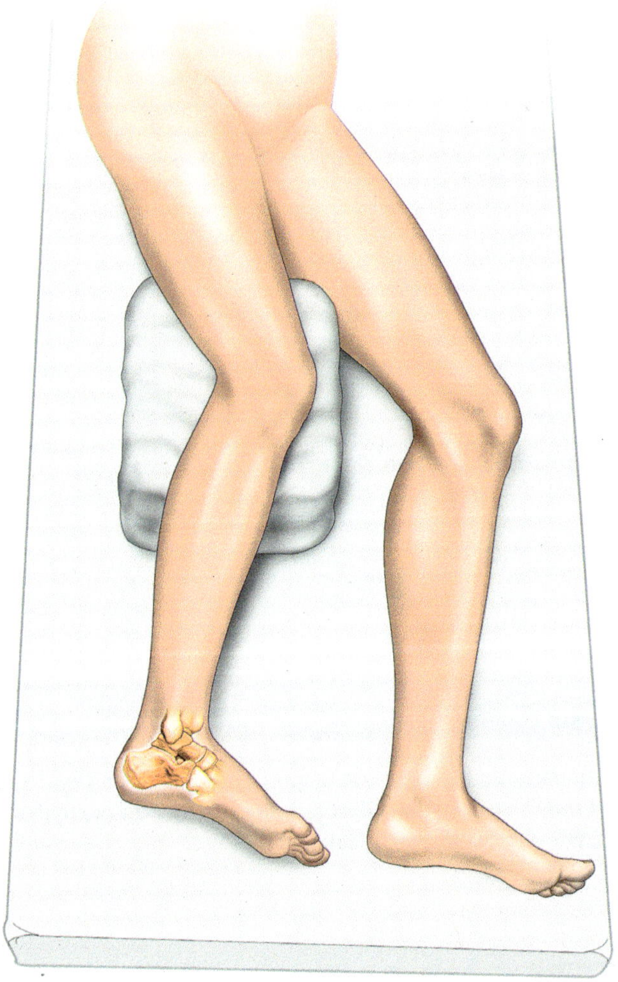

Figura 16-1. Coloque al paciente en decúbito supino en la mesa de operaciones con un saco de arena bajo el glúteo del lado afectado para llevar el maléolo lateral hacia delante.

Puntos de referencia e incisión

Palpe el *maléolo lateral*, localizado en el extremo distal subcutáneo del peroné. El *tubérculo peroneo* es una pequeña protuberancia ósea en la superficie lateral del calcáneo que separa los tendones de los músculos peroneos largo y corto. Se encuentra distal y anterior al maléolo lateral y puede palparse fácilmente.

Haga una incisión longitudinal de 4 cm desde la punta del maléolo lateral hasta el tubérculo peroneo (fig. 16-2). El uso de un intensificador de imágenes puede ayudar a localizar la incisión.

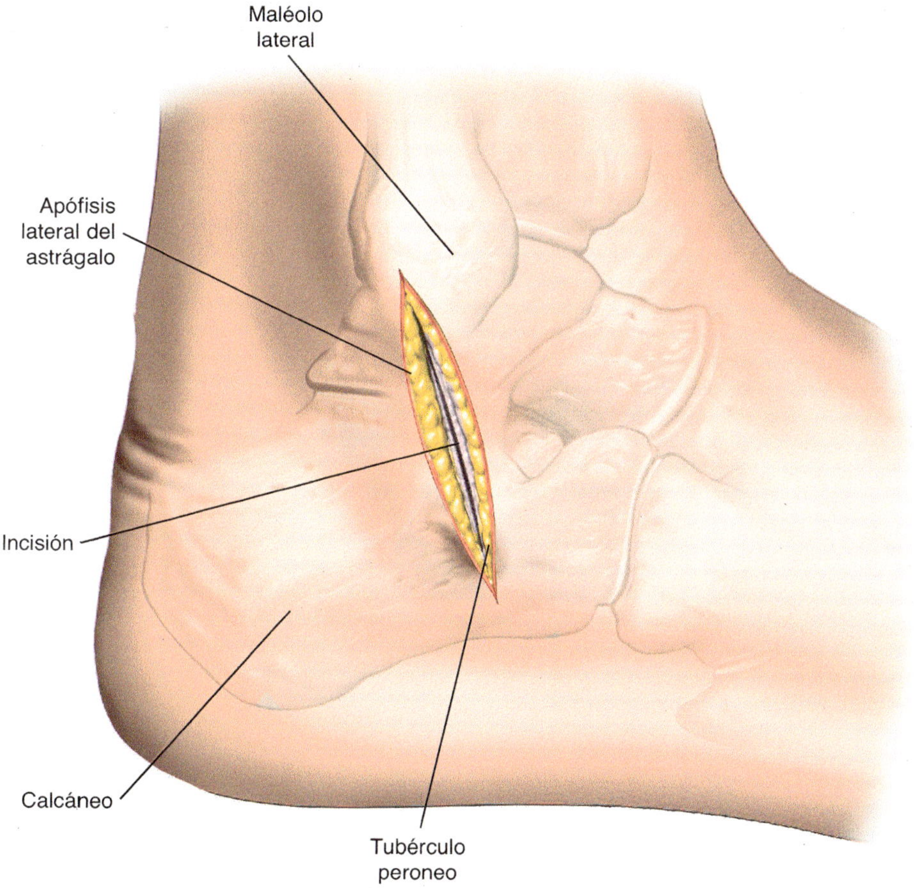

Figura 16-2. Haga una incisión longitudinal de 4 cm desde la punta del maléolo lateral hasta el tubérculo peroneo.

Plano internervioso

No existe un plano internervioso para este abordaje. Los músculos peroneos, cuyos tendones se retraen hacia la planta, comparten una inervación desde el nervio peroneo superficial. El abordaje es seguro porque los músculos reciben su aporte nervioso en un punto muy proximal al campo quirúrgico.

Disección quirúrgica superficial

Profundice la incisión a través del tejido subcutáneo, teniendo cuidado de no socavar los colgajos cutáneos. Identifique la vaina sobre el tendón del peroneo corto. A continuación, incida la fascia profunda en línea con la incisión cutánea. Los tendones peroneos deben permanecer en sus vainas retinaculares, justo detrás del abordaje (fig. 16-3).

Disección quirúrgica profunda

Haga una incisión en la pequeña almohadilla de grasa que recubre la cápsula de la articulación subastragalina. La articulación es difícil de palpar. Incida la cápsula de la articulación subastragalina a lo largo de toda la incisión para exponer la articulación astragalocalcánea en línea con el eje longitudinal del pie (fig. 16-4).

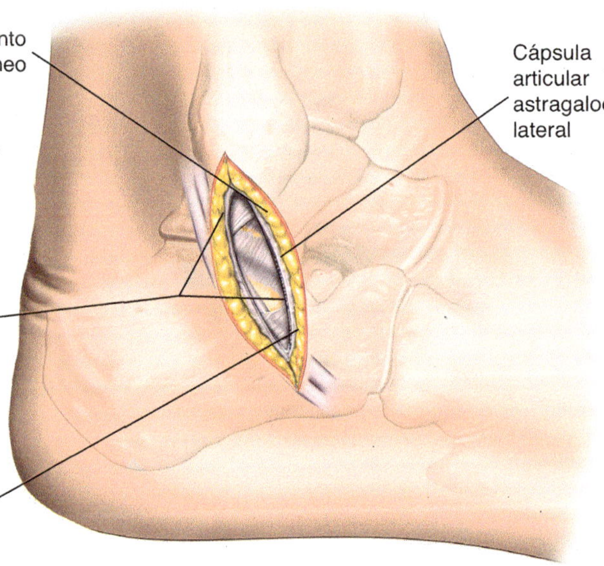

Figura 16-3. Haga una incisión en la fascia profunda en línea con la incisión cutánea. Realice la incisión justo distal al peroné, directamente sobre la articulación astragalocalcánea.

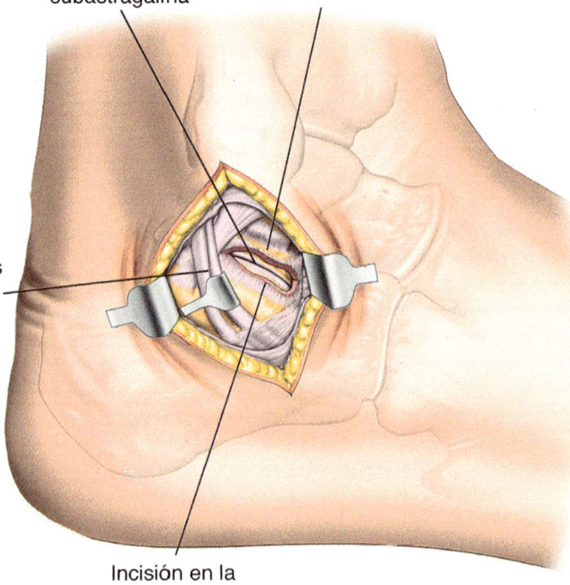

Figura 16-4. Incisión de la cápsula de la articulación subastragalina en línea con el eje longitudinal del pie.

Peligros

Nervios

El nervio sural se encuentra distal y posterior al abordaje, por lo que no debe correr ningún riesgo. La rama superficial del nervio peroneo discurre más anterior. Una pequeña incisión no debe poner en peligro ninguno de estos nervios.

Cómo ampliar el abordaje

El abordaje puede ampliarse distalmente extendiendo la incisión cutánea de forma distal, curvándola ligeramente en dirección anterior. Esto permitirá visualizar una mayor parte de la articulación subastragalina. Posteriormente, esta incisión solo puede ampliarse unos centímetros antes de poner en peligro el nervio sural y los tendones peroneos situados detrás del peroné. Para ver mejor el astrágalo, divida el ligamento calcaneoperoneo y la cápsula de la articulación astragalocalcánea de forma superior para descubrir su borde lateral.

Para exponer las superficies articulares de la articulación, invierta el pie (fig. 16-5). Sin embargo, tenga en cuenta que la inversión forzada no abre la articulación si la parte anterior de la articulación astragalocalcánea y la cápsula permanecen intactas.

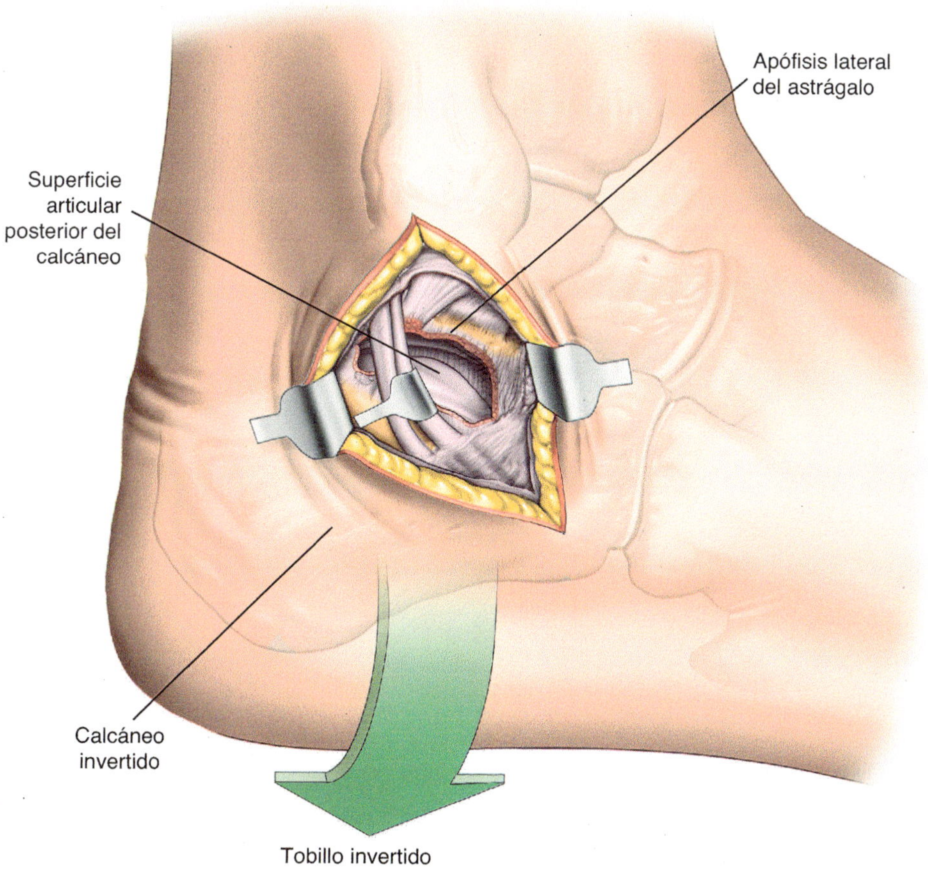

Figura 16-5. Invertir el pie para exponer las superficies articulares de la articulación.

REFERENCIA

1. Von Knoch F, Rekord U, von Knoch M, et al. Fracture of the lateral process of the talus in snowboarders. *J Bone Joint Surg Br.* 2007;89(6): 772–777.

17

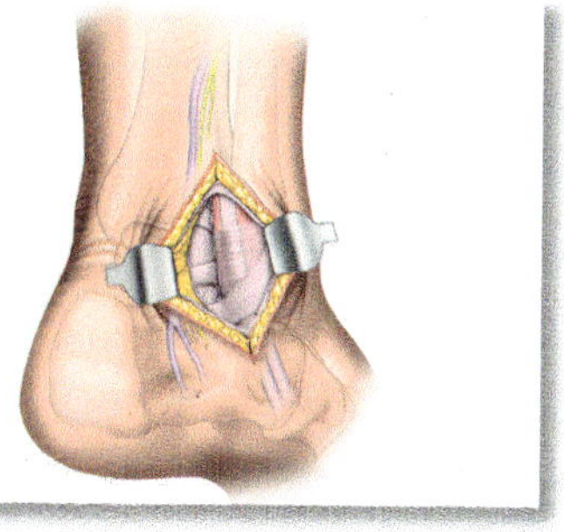

Abordaje posterolateral de la cara posterior del astrágalo

Introducción

El abordaje posterolateral se utiliza para tratar la patología de la cara posterior del astrágalo y la articulación talocrural. Es muy adecuado para la reducción abierta y la fijación interna de fracturas posteriores del astrágalo. Sin embargo, debido a que el paciente está en decúbito prono, no es el abordaje de elección si otra cirugía requiere un abordaje anterior. En tales casos, suele ser mejor utilizar un abordaje posteromedial o uno lateral del peroné. No obstante, este proporciona la mejor exposición a la cara posterior del astrágalo; por lo tanto, en ocasiones puede ser necesario cambiar la posición del paciente en la mesa a mitad de la cirugía para permitir el uso de un abordaje anterior adicional.

Posición del paciente

Coloque al paciente en decúbito prono en la mesa de operaciones (véase fig. 6-1). Como siempre que se utilice la posición prona, coloque almohadillas longitudinales bajo la pelvis y el tórax para que las partes centrales del tórax y el abdomen puedan moverse libremente con la respiración. Coloque un saco de arena bajo el tobillo para que la articulación del tobillo esté plantarflexionada durante la cirugía. Por último, realice vaciamiento sanguíneo de la extremidad y aplique un torniquete a la mitad del muslo.

Puntos de referencia e incisión

El *maléolo lateral* es el extremo distal subcutáneo del peroné. El *tendón de Aquiles* es fácilmente palpable a medida que se acerca a su inserción en el calcáneo.

Haga una incisión longitudinal de 5 cm a medio camino entre el borde posterior del maléolo lateral y el borde lateral del tendón de Aquiles. Comience la incisión 2 cm de forma proximal a la punta del peroné y extiéndala distalmente (fig. 17-1).

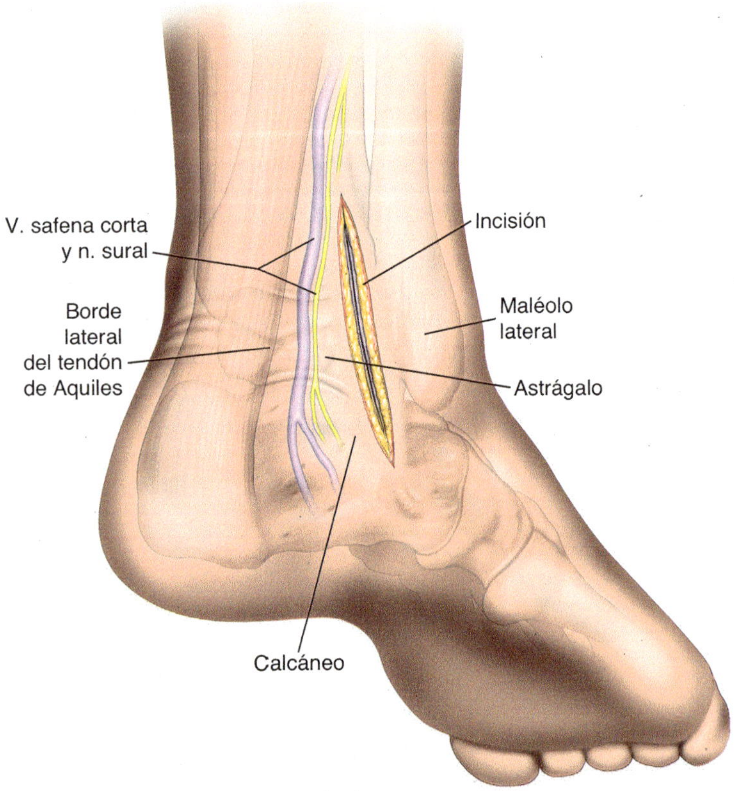

Figura 17-1. Haga una incisión longitudinal de 5 cm a medio camino entre el borde posterior del maléolo lateral y el borde lateral del tendón de Aquiles. Comience la incisión 2 cm de forma proximal a la punta del peroné y extiéndala distalmente.

Plano internervioso

El plano internervioso se localiza entre el músculo peroneo corto (que recibe la irrigación del nervio peroneo superficial) y el músculo flexor largo del *hallux* (que recibe la irrigación del nervio tibial).

Disección quirúrgica superficial

Movilice los colgajos cutáneos. La vena safena corta y el nervio sural discurren justo por detrás de los tendones peroneos; deberían estar justo detrás de la incisión, pero corren peligro durante la disección superficial. Practique una incisión en la fascia profunda de la pierna en línea con la incisión cutánea e identifique los dos tendones peroneos a su paso por la pierna alrededor de la parte posterior del maléolo lateral (fig. 17-2). El tendón del músculo peroneo corto es anterior al del músculo peroneo largo a nivel de la articulación del tobillo, y por lo tanto está más cerca del maléolo lateral. Obsérvese que el peroneo corto es muscular casi hasta el tobillo, mientras que el peroneo largo es tendinoso en el tercio distal de la pierna.

Haga una incisión en el retináculo peroneo para liberar los tendones y, a continuación, retraiga los tendones lateral y anteriormente para exponer el músculo flexor largo del *hallux* (fig. 17-3). El flexor largo del *hallux* es el más lateral de los músculos flexores profundos de la pantorrilla. Es el único que sigue siendo muscular a este nivel.

Disección quirúrgica profunda

Continúe la incisión longitudinal, creando un plano entre el músculo flexor largo del *hallux* y el músculo peroneo corto. La parte posterior de la articulación talocrural está cubierta por cuatro estructuras. El ligamento tibioperoneo posteroinferior es el más proximal. El ligamento tibioperoneo transverso se encuentra ligeramente más distal, y aún más distal se encuentra la cápsula articular posterior del tobillo. La estructura más distal es el ligamento astragaloperoneo posterior, que discurre transversalmente y cubre la parte posterior de la articulación del tobillo. Realice una incisión transversal a través de la cápsula articular posterior del tobillo para entrar en la articulación del tobillo (fig. 17-4). Los ligamentos de la propia articulación del tobillo no se inciden. Por lo tanto, el abordaje proporciona un acceso seguro sin crear inestabilidad.

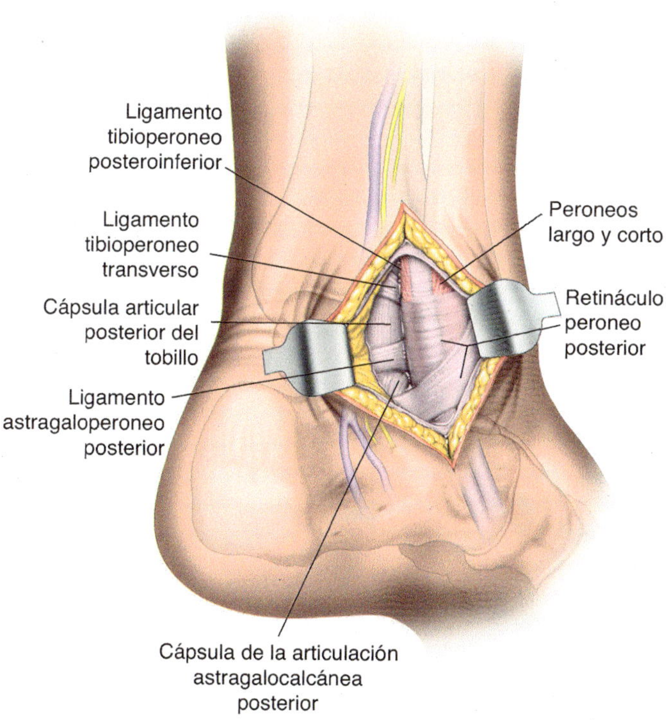

Figura 17-2. Haga una incisión en la fascia profunda de la pierna en línea con la incisión cutánea e identifique los dos tendones peroneos a su paso por la pierna y alrededor de la parte posterior del maléolo lateral.

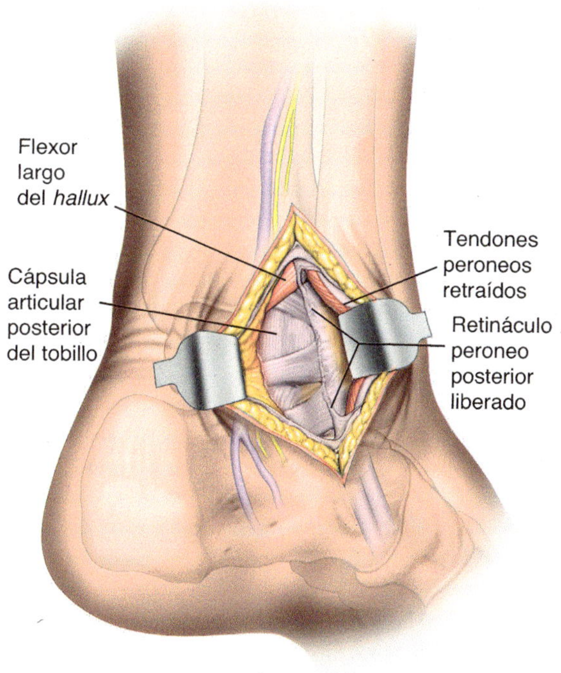

Figura 17-3. Practique una incisión en el retináculo peroneo para liberar los tendones y, a continuación, retraiga los tendones lateral y anteriormente para exponer el músculo flexor largo del *hallux*.

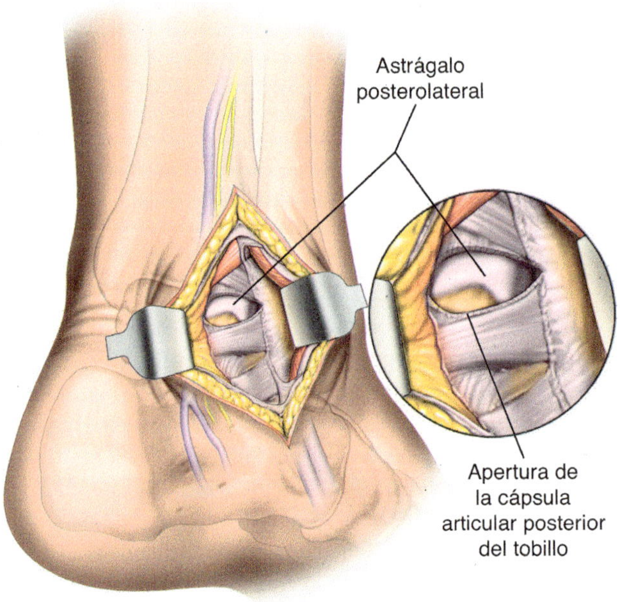

Figura 17-4. Continúe la incisión longitudinal, creando un plano entre el músculo flexor largo del *hallux* y el músculo peroneo corto. Corte transversalmente a través de la cápsula articular posterior del tobillo para entrar en la articulación del tobillo.

Peligros

La vena safena corta y el nervio sural discurren juntos justo por detrás de los tendones peroneos. Deben conservarse como una unidad durante la disección quirúrgica superficial.

Cómo ampliar el abordaje

Medidas de ampliación

Para ampliar el abordaje proximalmente, extienda la incisión cutánea de forma superior e identifique el plano entre los músculos flexores largos del *hallux* y los músculos peroneos. Se trata de un plano internervioso (véase fig. 6-5).

18

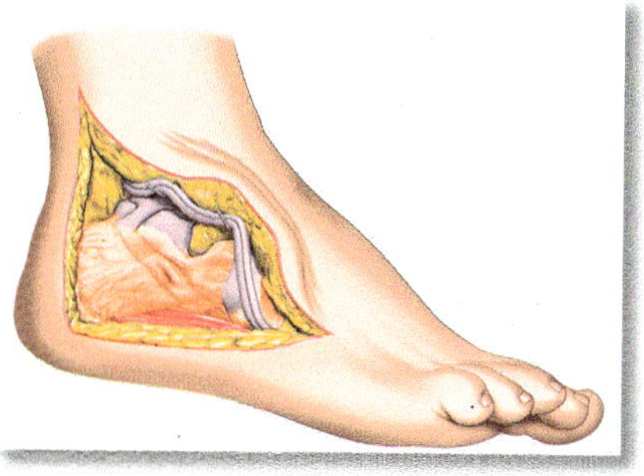

Abordaje lateral del calcáneo

Introducción

El abordaje lateral del calcáneo se utiliza principalmente para la reducción abierta y la fijación interna de las fracturas del calcáneo. Estas fracturas siempre se relacionan con una inflamación significativa de los tejidos blandos; es fundamental dejar que esta inflamación disminuya antes de realizar la intervención quirúrgica para reducir el riesgo de necrosis cutánea. Es fundamental realizar una evaluación precisa del estado vascular del paciente antes de emprender la cirugía.[1] La diabetes, especialmente con neuropatía asociada, y el tabaquismo son contraindicaciones relativas para este abordaje quirúrgico. Las indicaciones para el abordaje quirúrgico incluyen las siguientes:

- Reducción abierta y fijación interna de fracturas desplazadas de calcáneo.
- Tratamiento de otras lesiones o consolidaciones defectuosas de la faceta posterior de la articulación subastragalina y de la pared lateral del calcáneo.

Posición del paciente

Coloque al paciente en decúbito lateral en la mesa de operaciones. Asegúrese de que las prominencias óseas estén bien acolchadas. Coloque la pierna a la que se hará cirugía en posición posterior con la pierna de abajo en posición anterior. Realice vaciamiento sanguíneo de la extremidad elevándola durante 3 a 5 minutos o aplicando un vendaje de goma suave. Infle el torniquete.

Puntos de referencia e incisión

Puntos de referencia

Palpe el *borde posterior del peroné distal* y el borde lateral del *tendón de Aquiles*. A continuación, identifique la *apófisis estiloides en la base del quinto metatarsiano*, que se palpa fácilmente a lo largo de la cara lateral del pie.

Incisión

La incisión cutánea tiene dos extremidades. Comience con la extremidad distal de la incisión en la base del quinto metatarsiano y extiéndala posteriormente, siguiendo la unión entre la piel lisa del dorso del pie y la piel arrugada de la planta. Haga una segunda incisión que comience entre 6 y 8 cm por encima de la piel del talón, a medio camino a través de la cara posterior del peroné y la cara lateral del tendón de Aquiles. Extienda esta segunda incisión distalmente hasta que se encuentre con la primera incisión sobre la cara lateral del hueso calcáneo (fig. 18-1).

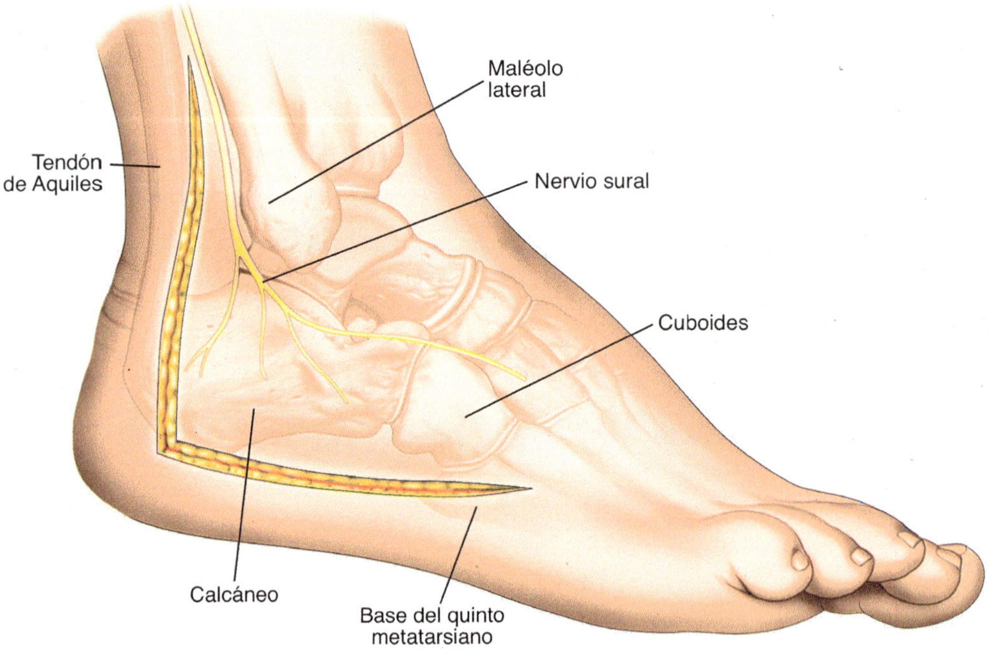

Figura 18-1. Comience la extremidad distal de la incisión en la base del quinto metatarsiano y extiéndala posteriormente, siguiendo la unión entre la piel lisa del dorso del pie y la piel arrugada de la planta. Haga una segunda incisión que comience entre 6 y 8 cm por encima de la piel del talón, a medio camino entre la cara posterior del peroné y la cara lateral del tendón de Aquiles. Extienda esta segunda incisión distalmente hasta que se encuentre con la primera incisión sobre la cara lateral del hueso calcáneo.

Plano internervioso

No se pueden utilizar planos internerviosos. La disección consiste en un abordaje directo del hueso subcutáneo.

Disección quirúrgica superficial

Profundice la incisión cutánea a través del tejido subcutáneo; cuide no elevar ningún colgajo. Distalmente, diseccione en línea recta hasta la superficie lateral del calcáneo por medio de disección cortante (fig. 18-2).

Disección quirúrgica profunda

Haga una incisión en el periostio de la pared lateral del calcáneo y cree un colgajo de espesor total compuesto por periostio y todos los tejidos suprayacentes. Péguelo al hueso y continúe retrayendo el colgajo de tejido blando de forma proximal. Los tendones peroneos se llevarán hacia delante con el colgajo. Divida el ligamento calcaneoperoneo para exponer la articulación subastragalina. Continúe la disección proximalmente para exponer el cuerpo del hueso calcáneo y la articulación subastragalina. En dirección distal, exponga la articulación calcaneocuboidea cortando en su cápsula. Si es posible, intente no cortar el vientre muscular del abductor de los dedos pequeños (fig. 18-3).

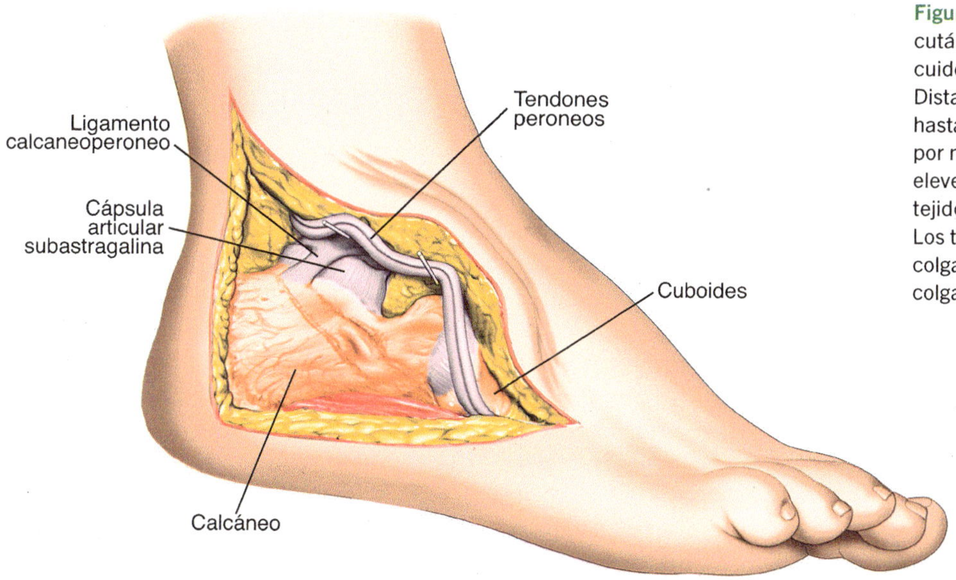

Figura 18-2. Profundice la incisión cutánea a través del tejido subcutáneo; cuide no elevar ningún colgajo. Distalmente, diseccione en línea recta hasta la superficie lateral del calcáneo por medio de disección. A continuación, eleve un colgajo grueso formado por tejidos subcutáneos del periostio y piel. Los tendones peroneos se elevarán en este colgajo. No intente disecar capas en este colgajo.

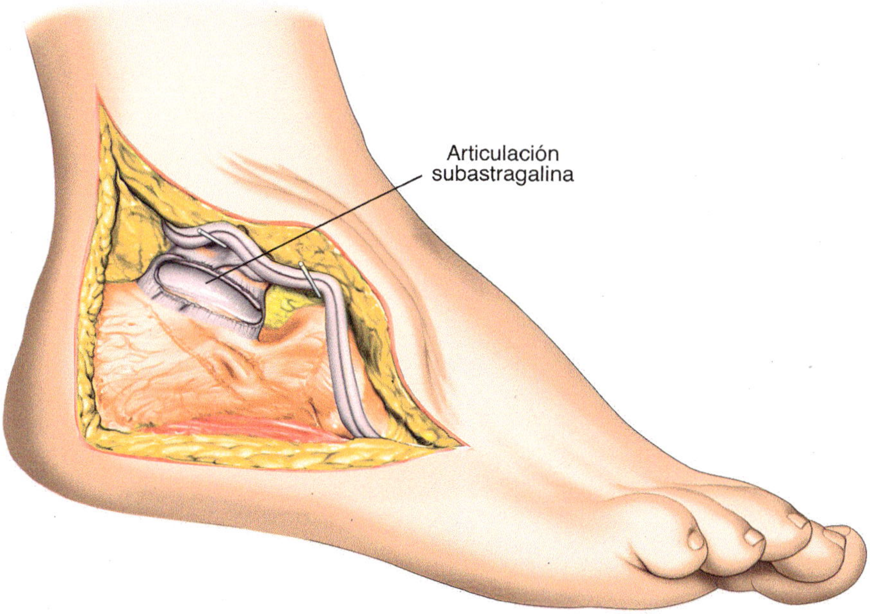

Figura 18-3. Continúe desarrollando el colgajo anterior. Divida el ligamento calcaneoperoneo para exponer la articulación subastragalina. Siga la disección proximalmente para exponer el cuerpo del hueso calcáneo así como la articulación subastragalina. Distalmente, exponga la articulación calcaneocuboidea cortando su cápsula.

Peligros

Nervios

El *nervio sural* es vulnerable si el colgajo cutáneo está demasiado proximal.

Los tejidos blandos son vulnerables durante este abordaje. El riesgo de necrosis cutánea puede minimizarse si el colgajo se eleva como un colgajo de espesor total, ya que la piel obtiene su irrigación sanguínea de los tejidos subyacentes. La disección de los colgajos cutáneos en esta zona, que siempre ha estado gravemente traumatizada, se relaciona con una incidencia significativa de rotura de la herida. La evaluación precisa del estado vascular preoperatorio del paciente es fundamental. La mayoría de las intervenciones quirúrgicas en esta zona deben retrasarse durante un periodo considerable para permitir que disminuya la inflamación de los tejidos blandos antes de comenzar la cirugía.

La arteria calcánea lateral es el principal suministro sanguíneo de este colgajo extensible.[2] Al esperar unos días después de una fractura, el aporte sanguíneo al colgajo está más asegurado desde las otras dos ramas más pequeñas si la incisión compromete la arteria calcánea lateral.

REFERENCIAS

1. Bibbo C, Ehrlich DA, Nguyen HML, et al. Low wound complication rates for the lateral extensile approach for calcaneal ORIF when the lateral calcaneal artery is patent. *Foot Ankle Int.* 2014;35(7):650–656.
2. Borrelli J Jr, Lashgari C. Vascularity of the lateral calcaneal flap: a cadaveric injection study. *J Orthop Trauma.* 1999;13:73–77.

19

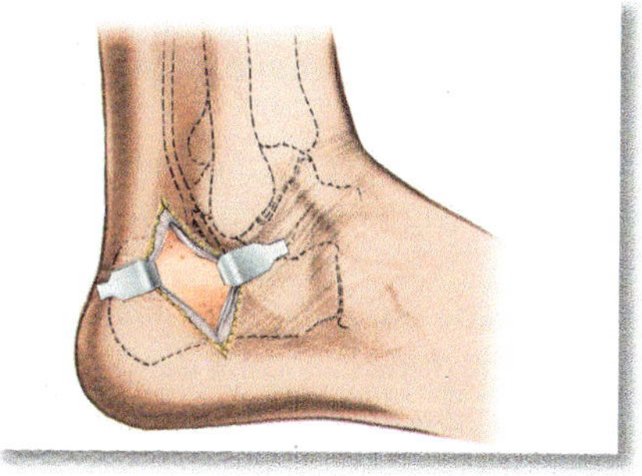

Abordaje lateral para osteotomía del calcáneo (porción vertical de la incisión calcánea)

Introducción

Este abordaje se utiliza para osteotomías del calcáneo en casos de consolidación defectuosa del mismo. También puede utilizarse para la extirpación de bultos óseos en el calcáneo que producen síntomas de presión. Antes de emprender una intervención quirúrgica es fundamental realizar una evaluación precisa del estado vascular del paciente. La diabetes, especialmente con neuropatía asociada, y el tabaquismo son contraindicaciones relativas para este abordaje quirúrgico.

Posición del paciente

Coloque al paciente en decúbito lateral en la mesa de operaciones (fig. 19-1). Asegúrese de que las prominencias óseas estén bien acolchadas. Coloque la unidad de intensificación de imágenes delante del paciente o a los pies de la mesa. Flexione la rodilla de modo que la pierna a la que se hará cirugía quede en posición posterior con la pierna de abajo en posición anterior.

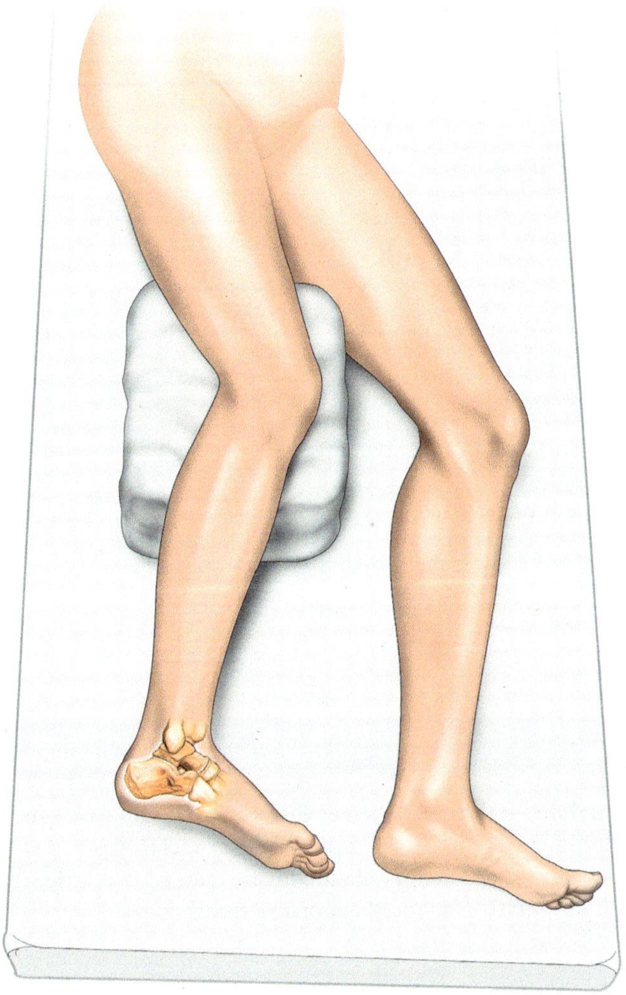

Figura 19-1. Coloque al paciente en posición lateral en la mesa de operaciones.

Puntos de referencia e incisión

Palpe el borde posterior del *peroné distal* y el borde lateral del *tendón de Aquiles*. Haga una incisión longitudinal de 8 a 10 cm comenzando a medio camino entre la cara posterior del peroné y la cara lateral del tendón de Aquiles a la altura de la parte superior del calcáneo. Extienda esta incisión distalmente hasta el punto donde se unen la piel lisa del dorso del pie y la piel arrugada de la planta del pie (fig. 19-2).

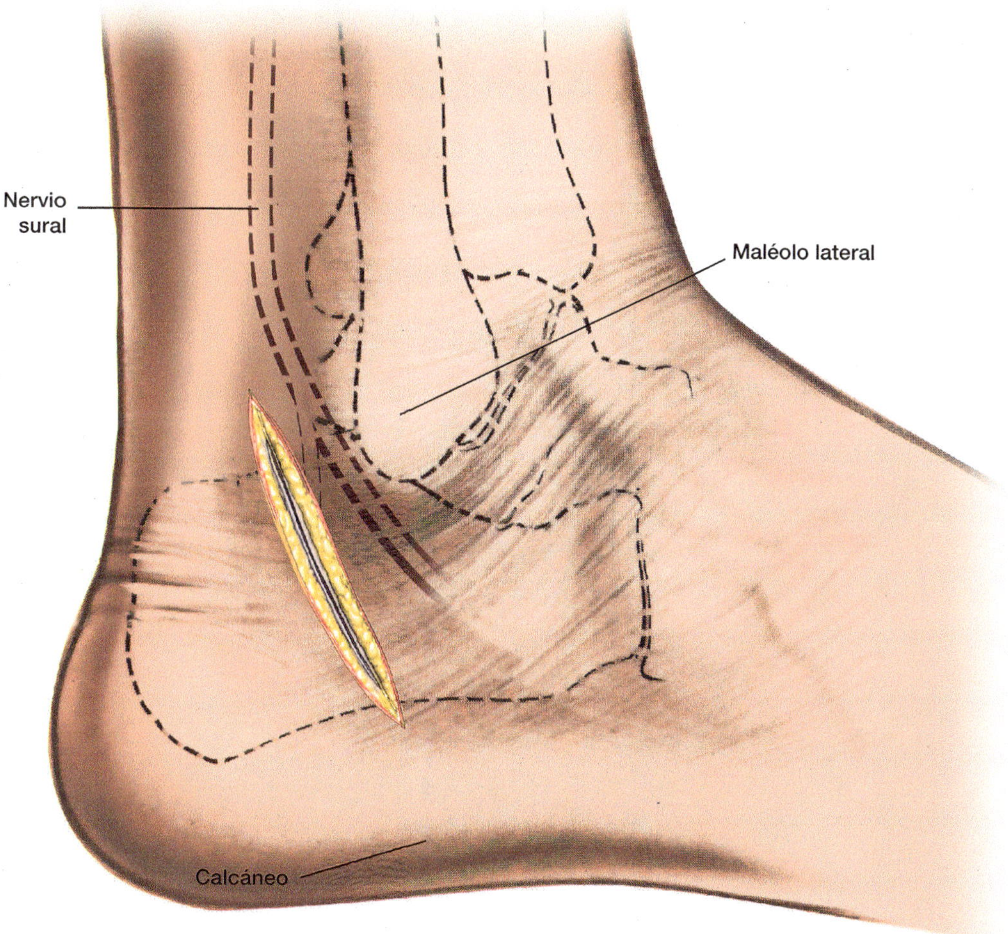

Figura 19-2. Haga una incisión longitudinal de 8 a 10 cm comenzando a medio camino entre la cara posterior del peroné y la cara lateral del tendón de Aquiles a la altura de la parte superior del calcáneo. Extienda esta incisión distalmente hasta el punto donde se unen la piel lisa del dorso del pie y la piel arrugada de la planta del pie.

Plano internervioso

No existe un verdadero plano internervioso para esta incisión. La disección consiste en un abordaje directo del hueso calcáneo subcutáneo.

Disección quirúrgica superficial

Profundice la incisión cutánea a través del tejido subcutáneo; cuide no elevar ningún colgajo. Debe realizarse una disección de espesor completo. Diseccione en línea recta hasta la superficie lateral de la parte posterior del calcáneo por medio de disección (fig. 19-3).

Disección quirúrgica profunda

Haga una incisión en el periostio de la pared lateral del calcáneo y cree un colgajo de espesor total formado por periostio, tejidos subcutáneos y piel. Tenga en cuenta que el nervio sural se encuentra en el colgajo anterior.[1] Asegúrese de que el colgajo sea de espesor total para proteger el nervio. Solamente está en peligro si se crean colgajos cutáneos (fig. 19-4). Practique una incisión solo en el tejido blando suficiente para permitir el acceso a la zona de la osteotomía. El tejido blando debe dejarse en el hueso distal o proximalmente para evitar desvitalizarlo. La posición de la osteotomía se determina por medio de un plan preoperatorio y debe confirmarse durante la cirugía utilizando un intensificador de imágenes.

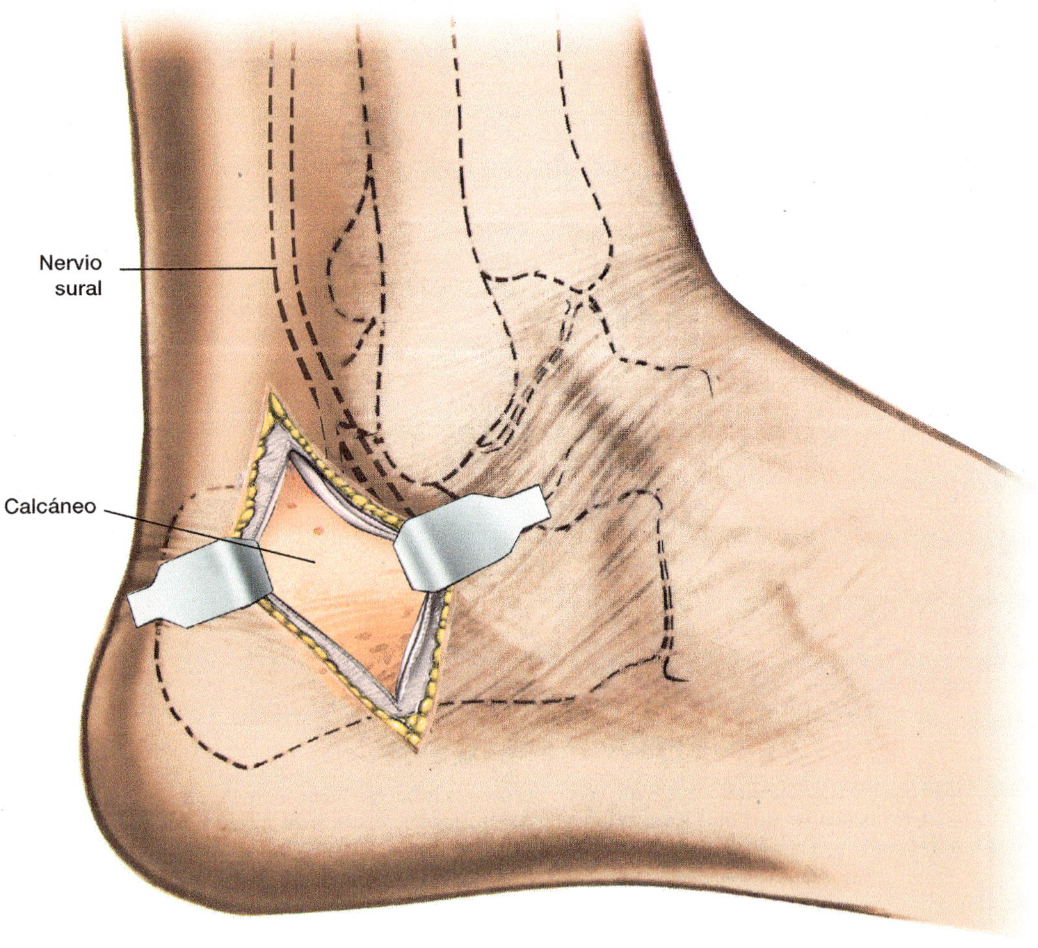

Figura 19-3. Diseccione en línea recta hasta la superficie lateral de la parte posterior del calcáneo por medio de disección cortante, creando un colgajo de espesor total y sin socavar.

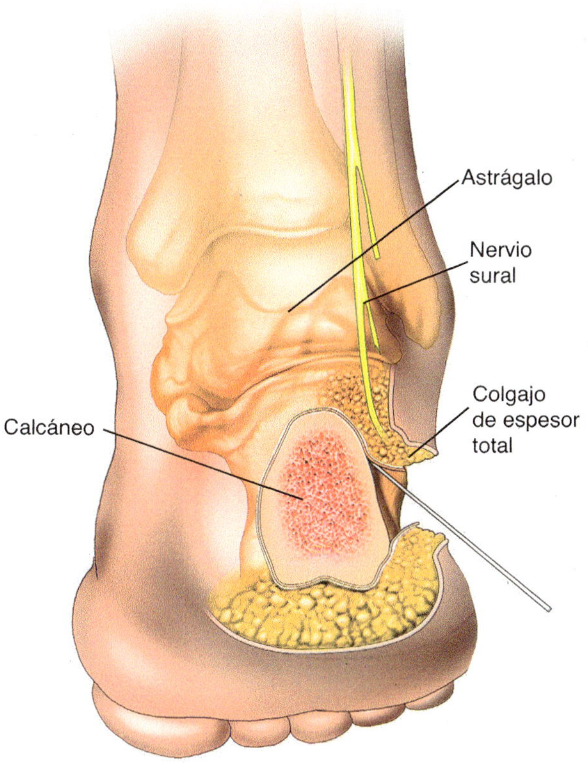

Figura 19-4. Haga una incisión en el periostio de la pared lateral del calcáneo y cree un colgajo de espesor total formado por periostio, tejidos subcutáneos y piel. Tenga en cuenta que el nervio sural se encuentra en el colgajo anterior.

Peligros

Nervios

El nervio sural es vulnerable si la incisión cutánea es demasiado anterior o si se crean colgajos cutáneos extensos. Los tejidos blandos son vulnerables durante este abordaje, en especial de forma distal. Puede producirse necrosis cutánea, en particular en adultos mayores con problemas médicos. Es fundamental evaluar con precisión el estado vascular preoperatorio del paciente. La mayoría de las intervenciones quirúrgicas en esta zona deben retrasarse durante un periodo considerable tras lesiones agudas para permitir que disminuya la inflamación de los tejidos blandos.

REFERENCIA

1. Ortigüela ME, Wood MB, Cahill DR. Anatomy of the sural nerve complex. *J Hand Surg Am*. 1987;12:1119–1123.

20

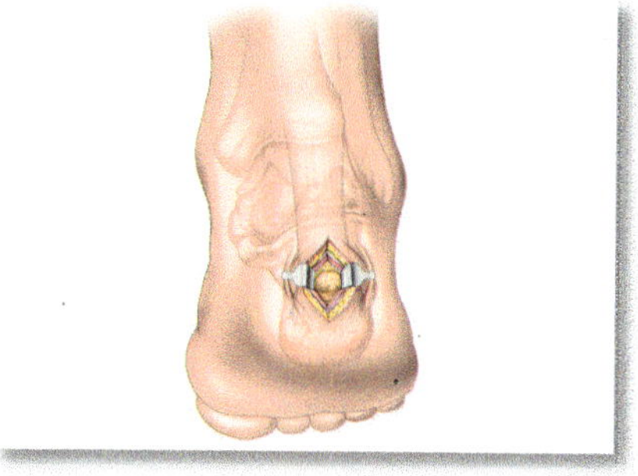

Abordajes posteromedial, posterolateral y posterior de la línea media para la escisión de la exostosis calcánea (deformidad de Haglund)

Introducción

Estos abordajes se utilizan para eliminar la deformidad de Haglund ("protuberancias abombadas"). Esta deformidad puede producirse en una posición medial, lateral o posterior de la línea media en relación con la inserción del tendón de Aquiles en la tuberosidad del calcáneo. La elección del abordaje será determinada por la posición de la protuberancia.

Posición del paciente

Coloque al paciente en decúbito prono en la mesa de operaciones. Así tendrá acceso a ambos lados. Si solo se va a intervenir un lado, utilice una posición lateral si la deformidad se encuentra en la parte lateral del retropié. En cualquier caso, realice vaciamiento sanguíneo de la pierna y aplique un torniquete a la mitad del muslo (véase fig. 6-1).

Puntos de referencia e incisión

La cara posterior del calcáneo presenta una anatomía variable. Palpe el *tendón de Aquiles*, que se sentirá en la línea media. La deformidad a resecar puede ubicarse medial, lateral o directamente posterior en relación con la inserción del tendón. Lateralmente, palpe el *maléolo lateral* y medialmente, el *maléolo medial*. Practique una incisión longitudinal de 2 a 3 cm directa sobre la deformidad (fig. 20-1). Si es posible, mantenga la incisión alejada de la inserción del tendón de Aquiles, permaneciendo en la cara medial o lateral del tendón y preservando la anatomía de la inserción del tendón de Aquiles en el calcáneo. Si la incisión se hace en la línea media del tendón de Aquiles, incida la vaina posterior del tendón (paratenón) después de cortar la piel. Es fundamental preservar el tendón y su inserción ósea.

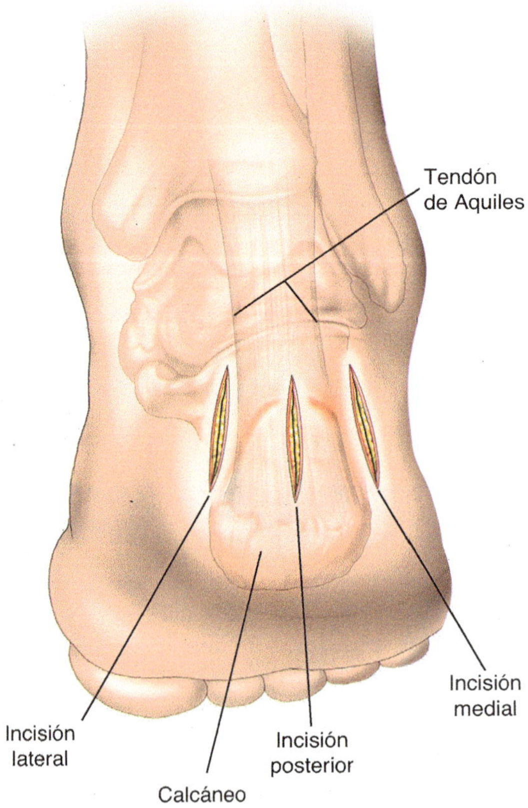

Figura 20-1. Practique una incisión longitudinal de 2 a 3 cm directamente sobre la deformidad.

Plano internervioso

El abordaje no utiliza un verdadero plano internervioso, porque se trata de una incisión hacia abajo sobre un hueso subcutáneo.

Disección quirúrgica superficial

Si la incisión se localiza medial o lateral, corte el periostio que recubre el calcáneo y defina cuidadosamente la prominencia ósea, asegurándose de preservar el tendón de Aquiles y su inserción en el calcáneo por medio de una disección subperióstica (figs. 20-2 y 20-3). Si la incisión se basa en la línea media, incida el peritenón en la línea de la incisión cutánea para exponer el tendón propiamente dicho. Divida el tendón en la línea media y, por último, incida el paratenón anterior (fig. 20-4A). La deformidad del calcáneo se expone ahora mediante disección subperióstica (fig. 20-4B). Es imprescindible conservar la inserción del tendón. Si esta inserción tendinosa se rompe alguna vez, la reinserción será muy difícil.

Disección quirúrgica profunda

Se trata realmente de un abordaje subcutáneo, por lo que no hay disección quirúrgica profunda. Tenga en cuenta que la deformidad de Haglund puede ser bastante grande y la disección subperióstica alrededor de la deformidad para su resección puede ser extensa. Si es necesario, amplíe la incisión quirúrgica proximal o distalmente para garantizar una resección fácil de una deformidad grande, en lugar de comprometer los tejidos blandos estirándolos en un intento de eliminar la deformidad a través de una incisión muy pequeña.

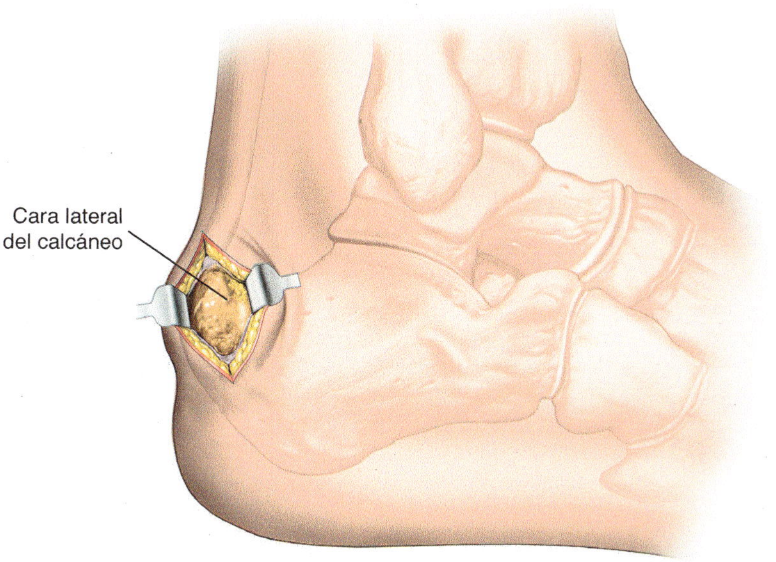

Figura 20-2. Una disección cuidadosa permite incidir el periostio inmediatamente por debajo de la piel en la cara lateral del calcáneo.

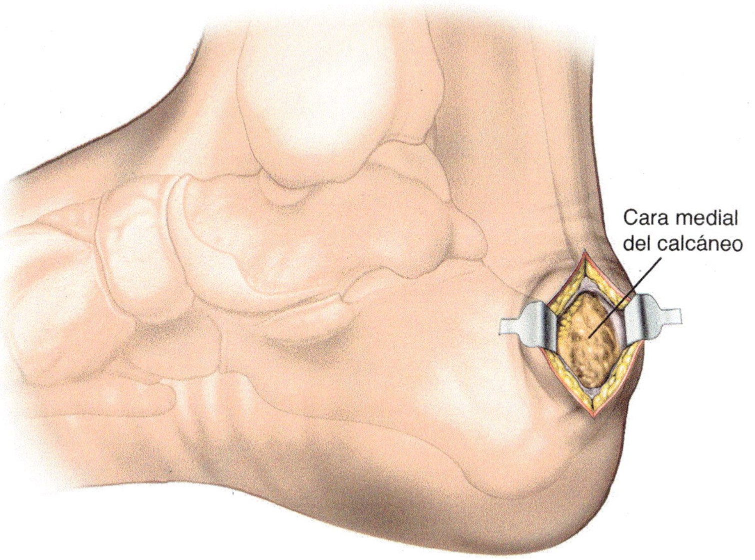

Figura 20-3. Una disección cuidadosa permite incidir el periostio inmediatamente por debajo de la piel en la cara medial del calcáneo.

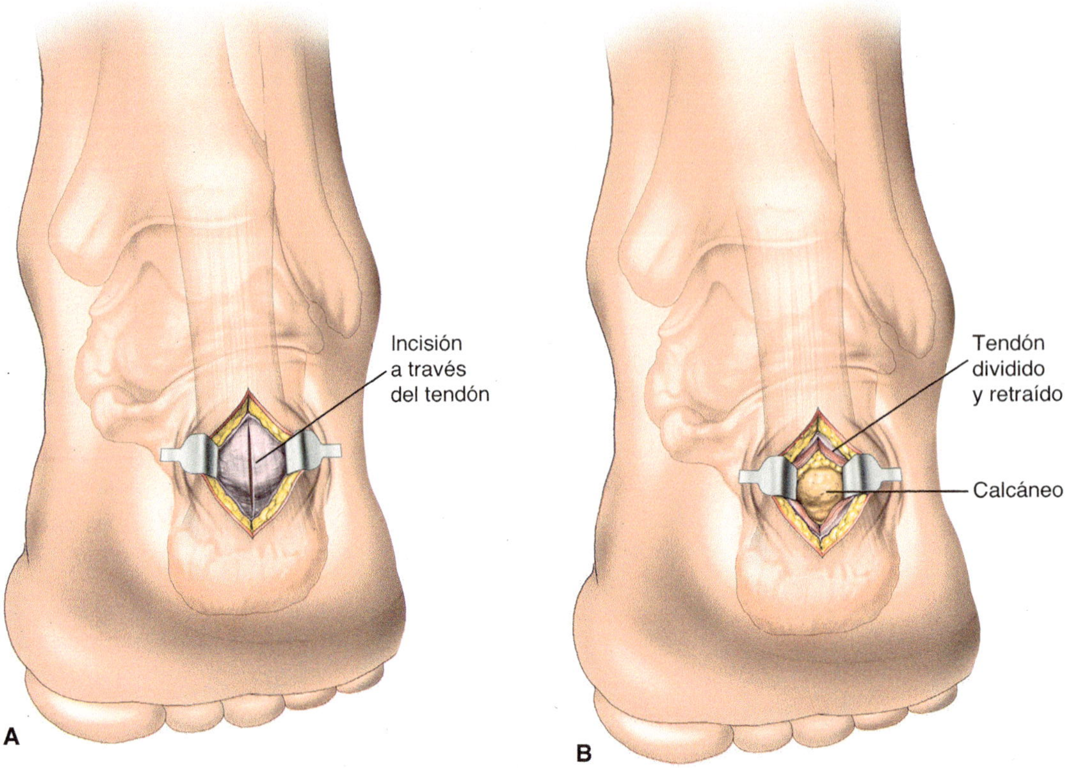

Figura 20-4. **A.** Divida el tendón en la línea media e incida el paratenón anterior. **B.** Retraiga los bordes cortados del tendón y el paratenón para revelar la cara posterior del calcáneo.

Peligros

Nervios

Las ramas cutáneas del nervio sural discurren cerca de la línea de la incisión lateral. Una incisión lateral cerca del tendón de Aquiles puede exponer el nervio, que debe identificarse y preservarse para evitar la formación de neuromas.

Cómo ampliar el abordaje

Medidas de ampliación

Aunque este abordaje no utiliza un plano internervioso, en ocasiones puede extenderse proximalmente para exponer más del tendón de Aquiles o distalmente para exponer más del calcáneo.

21

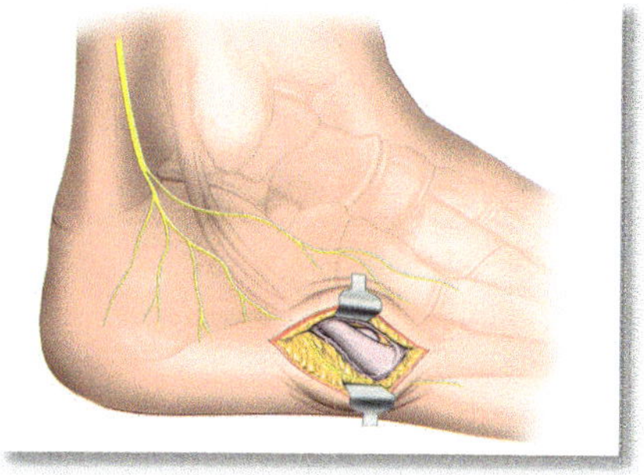

Abordaje lateral del peroneo osteocondral

Introducción

Este abordaje se utiliza principalmente para la resección de la base del quinto metatarsiano o para la extirpación del peroneo osteocondral (*os peroneum*). Los tendones peroneos también pueden verse con esta incisión. Una evaluación precisa del estado vascular del paciente es fundamental antes de considerar la cirugía, debido a que enfermedades como diabetes y vasculopatías (neuropatías asociadas y tabaquismo) son contraindicaciones relativas de los abordajes quirúrgicos extensivos del pie.

Posición del paciente

Coloque al paciente en decúbito lateral en la mesa de operaciones (véase fig. 19-1). Asegúrese de que todas las prominencias óseas estén bien acolchadas. Flexione la rodilla para colocar la pierna a la que se hará cirugía en posición posterior, con la pierna de abajo en posición anterior. Realice vaciamiento sanguíneo de la extremidad elevándola durante unos minutos o aplicando un vendaje de goma suave. Infle un torniquete en la mitad del muslo.

Puntos de referencia e incisión

Palpe el borde posterior del *peroneo distal* y el borde lateral del *tendón de Aquiles*. A continuación, identifique la *apófisis estiloides en la base del quinto hueso metatarsiano*, que se palpa fácilmente a lo largo de la cara lateral del pie.

Haga una incisión longitudinal de 3 a 4 cm en la cara lateral del pie. Comience la incisión en la base del quinto metatarsiano y extiéndala posteriormente, siguiendo la unión entre la piel lisa del dorso del pie y la piel arrugada de la planta (fig. 21-1). La longitud exacta de la incisión se determina por la patología a tratar.

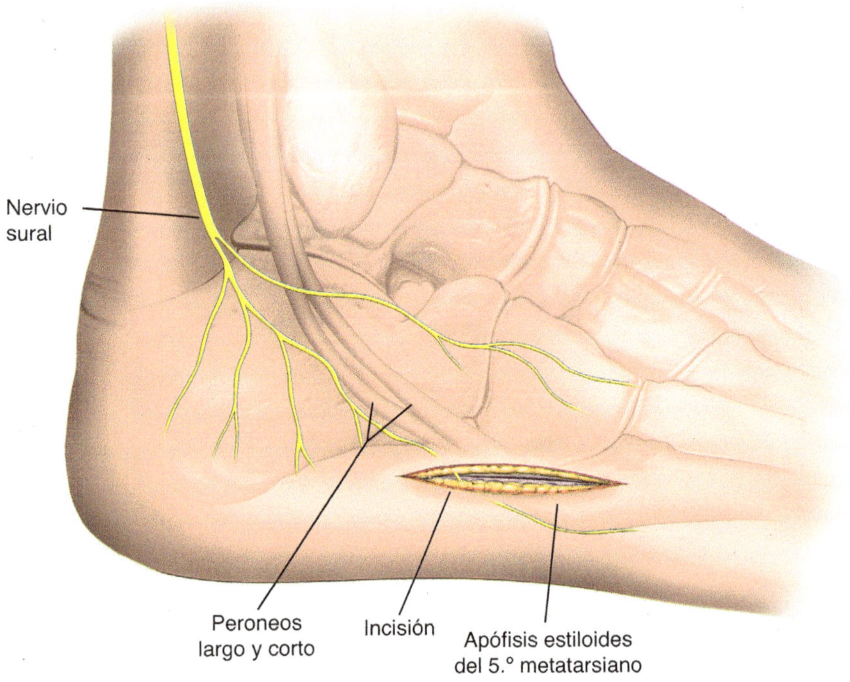

Figura 21-1. Haga una incisión longitudinal de 3 a 4 cm en la cara lateral del pie. Comience la incisión en la base del quinto metatarsiano y extiéndala posteriormente, siguiendo la unión entre la piel lisa del dorso del pie y la piel arrugada de la planta.

Plano internervioso

No se pueden utilizar planos internerviosos. La disección consiste en un abordaje directo del quinto hueso metatarsiano, que es subcutáneo.

Disección quirúrgica superficial

Haga una incisión en el tejido subcutáneo en la línea de corte cutáneo; cuide no elevar ningún colgajo. De forma distal, diseccione en línea recta hasta la proyección lateral del quinto metatarsiano. El peroneo corto se inserta en la apófisis estiloides del quinto metatarsiano (fig. 21-2).

Disección quirúrgica profunda

Identifique la inserción del peroneo corto en la apófisis estiloides del quinto metatarsiano. Movilice el borde lateral del músculo extensor corto de los dedos y retráigalo medialmente (fig. 21-3) para aproximarse al cuboides. Identifique el tendón del peroneo largo situado contra la cresta posterior del surco del cuboides. Este es el lugar más común para un peroneo osteocondral, que es un pequeño crecimiento de fibrocartílago sesamoideo.[1]

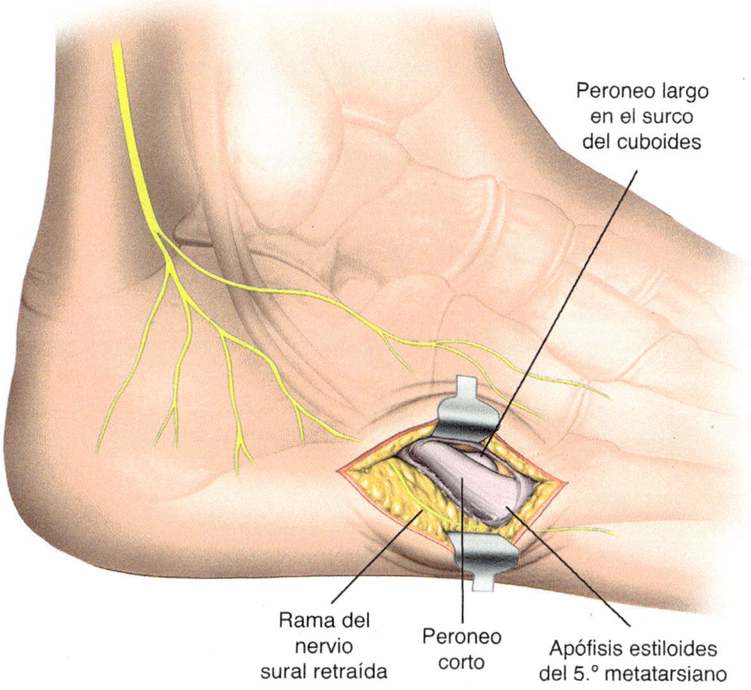

Figura 21-2. Haga una corte en el tejido subcutáneo en la línea de la incisión cutánea; cuide no elevar ningún colgajo. De forma distal, diseccione en línea recta hasta la proyección lateral del quinto metatarsiano.

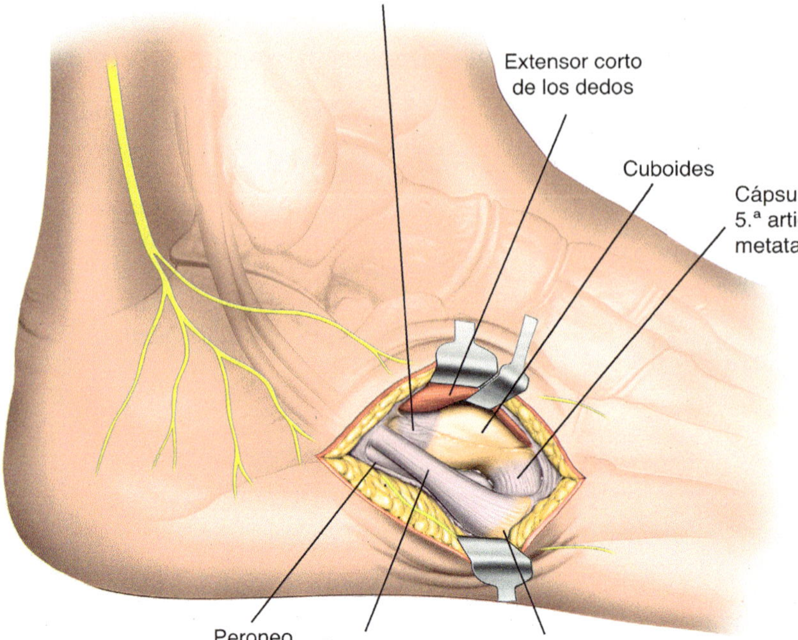

Figura 21-3. Identifique la inserción del peroneo corto en la apófisis estiloides del quinto metatarsiano. Para abordar el cuboides, movilice el borde lateral del músculo extensor corto de los dedos y retráigalo medialmente.

Peligros

Nervios

El nervio sural es vulnerable durante la disección quirúrgica superficial. Tenga cuidado de identificarlo y preservarlo. Los tejidos blandos también son vulnerables durante este abordaje, ya que el riesgo de necrosis cutánea está siempre presente. Este peligro puede minimizarse si se incide en el tejido subcutáneo sin crear colgajos cutáneos y no se socavan los tejidos blandos.

REFERENCIA

1. Le Minor JM. Comparative anatomy and significance of the sesamoid bone of the peroneus longus muscle (os peroneum). *J Anat.* 1987;151: 85–99.

22

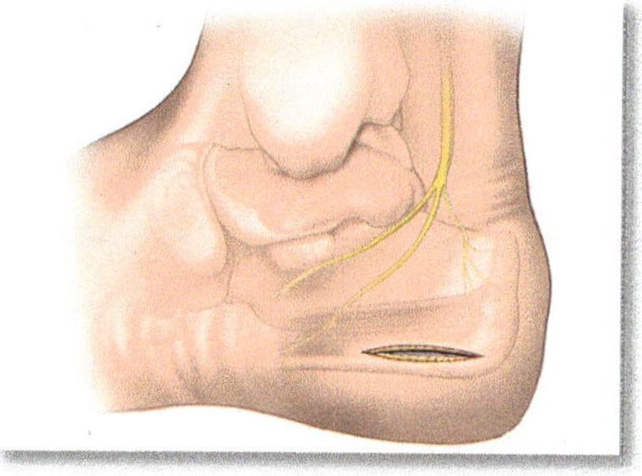

Abordaje medial de la fascia plantar

Introducción

Este abordaje se utiliza para liberar la banda medial de la fascia plantar; puede poner en peligro el principal haz neurovascular del pie, por lo que debe realizarse con mucho cuidado.

Posición del paciente

Coloque al paciente en decúbito supino en la mesa de operaciones con un saco de arena bajo el glúteo del miembro opuesto (véase fig. 3-1). El saco de arena rota la extremidad a la que se hará cirugía externamente, haciendo que el lado medial del pie mire hacia el techo. Se realiza vaciamiento sanguíneo del miembro y se aplica un torniquete a la mitad del muslo.

Puntos de referencia e incisión

Palpe la superficie subcutánea de la *cara medial del calcáneo* inferiormente y el *maléolo medial* de forma superior. El haz neurovascular desciende por detrás del maléolo medial.

Haga una incisión longitudinal de 2 cm en línea con el eje longitudinal del pie directamente sobre la superficie medial subcutánea del calcáneo. Comience aproximadamente 4 cm por debajo y 2 cm por detrás de la punta del maléolo medial. La incisión se realiza sobre el tubérculo medial del calcáneo, donde se encuentra el origen de la fascia plantar (fig. 22-1). El tubérculo medial del calcáneo se encuentra en el borde inferior del extremo proximal del calcáneo y no puede palparse como un bulto discreto. La incisión debe ser pequeña y los colgajos de tejido deben ser de espesor total y no estar socavados.

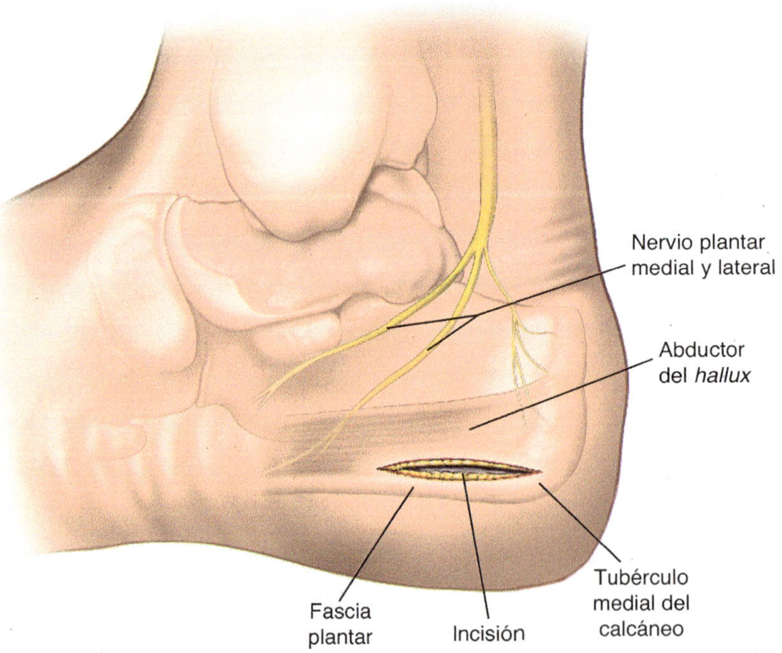

Figura 22-1. Haga una incisión longitudinal de 2 cm en línea con el eje longitudinal del pie directamente sobre el tubérculo medial del calcáneo, donde se encuentra el origen de la fascia plantar.

Plano internervioso

No existe un verdadero plano internervioso porque la disección se realiza hasta un hueso subcutáneo.

Disección quirúrgica superficial

Identifique y conserve cualquier rama del nervio calcáneo medial expuesta por la incisión cutánea. Eleve los colgajos de espesor total para exponer el periostio de la cara medial del calcáneo (fig. 22-2). Asegure la hemostasia para permitir una buena visualización. Identifique la tuberosidad medial del calcáneo mediante palpación. El tubérculo se encuentra en el extremo posterior de la cara medial del hueso.

Disección quirúrgica profunda

Varias estructuras nacen del tubérculo medial del calcáneo. El abductor del *hallux*, el flexor corto de los dedos y parte del abductor del quinto dedo nacen del tubérculo. De forma superficial a estos músculos, la aponeurosis plantar se une al hueso. El abductor del dedo gordo está cubierto por una capa de fascia. Incida la fascia y retraiga el músculo abductor del *hallux* en dirección cefálica (fig. 22-3). Permanezca en la superficie del calcáneo y extienda la disección medialmente hasta la cara inferior del calcáneo. Manténgase estrictamente sobre el hueso, ya que el haz neurovascular se encuentra justo distal al campo de disección y puede estar en peligro si la disección se desvía del plano epiperióstico.

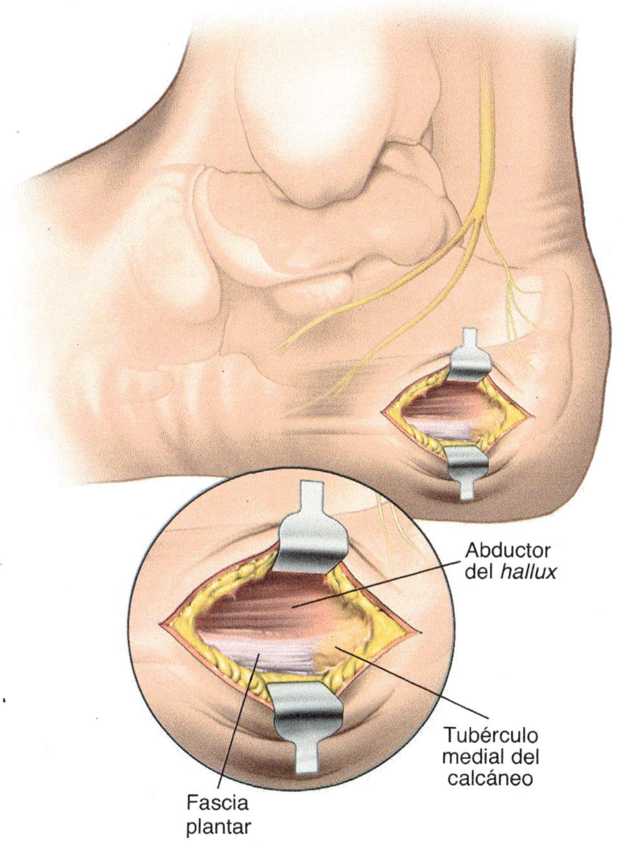

Figura 22-2. Eleve los colgajos de espesor total para exponer el periostio de la cara medial del calcáneo.

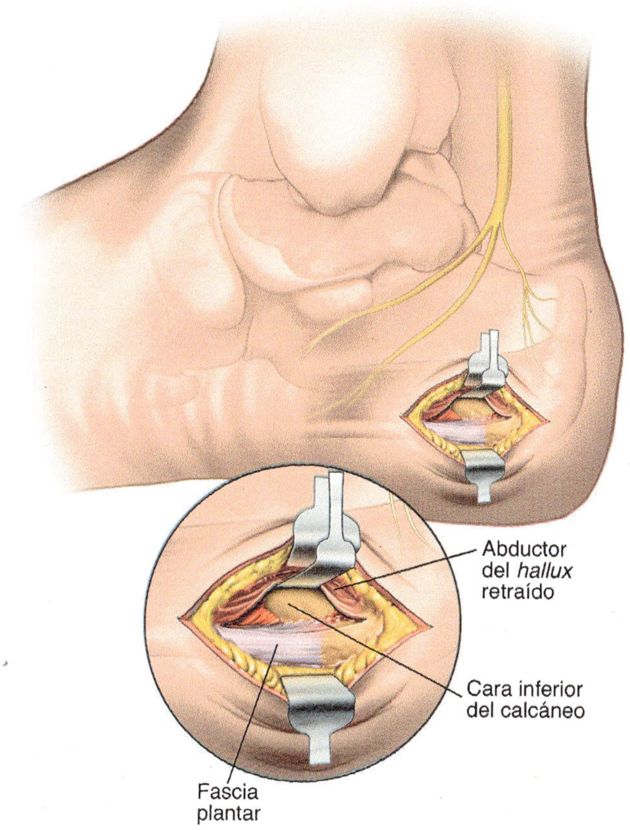

Figura 22-3. Incida la fascia y retraiga el músculo abductor del *hallux* en dirección cefálica.

Peligros

Nervios

El haz neurovascular es vulnerable si la incisión cutánea es demasiado anterior o proximal. Al permanecer inmediatamente sobre la tuberosidad medial del calcáneo, el haz neurovascular queda protegido por el retináculo flexor y el flexor largo del *hallux*. Superficialmente, deben identificarse y preservarse los pequeños nervios calcáneos mediales.

Vasos sanguíneos

En ocasiones, las ramas terminales de la arteria tibial posterior o de la arteria plantar lateral están muy cerca del calcáneo y pueden dividirse inadvertidamente. Es mejor desinflar el torniquete antes del cierre para asegurar la hemostasia.

Cómo ampliar el abordaje

Medidas de ampliación

Ampliación proximal

La incisión puede extenderse proximalmente hacia el borde posterior del calcáneo, teniendo en cuenta que la piel de esta zona siempre es vulnerable a la necrosis.

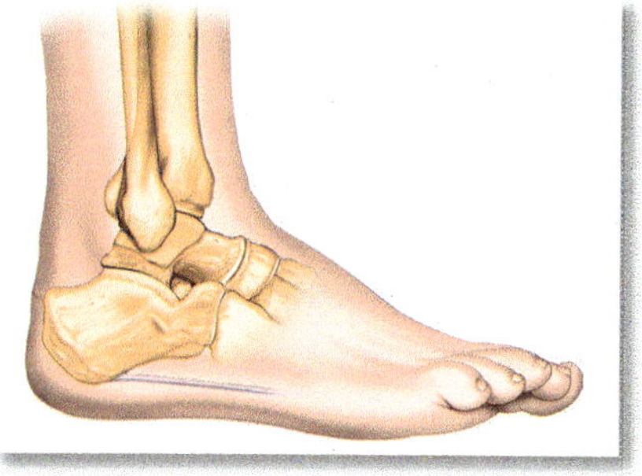

23

Enclavamiento del retropié para la fusión de la articulación subastragalina y del tobillo (abordaje plantar)

Introducción

Este abordaje se utiliza para las fusiones del retropié que se van a tratar con clavos. Esta técnica suele utilizarse para salvar articulaciones del retropié muy enfermas o fracturadas con el fin de restablecer la alineación anatómica.[1] El procedimiento suele ir acompañado de una osteotomía del peroneo y la extracción de las superficies articulares del tobillo o la articulación subastragalina.

La piel de la planta del pie es muy especializada, dura y resistente. Responde a las tensiones anormales hipertrofiando la capa queratinizada. La piel del talón es especialmente gruesa. El abordaje para el enclavamiento del retropié implica pequeñas incisiones en la cara plantar del pie, cuidadosamente planificadas y por lo general realizadas en pacientes con enfermedades terminales del retropié y el tobillo. En este caso, la piel puede estar atrófica, en especial en pacientes con condiciones isquémicas o neuropáticas.

Posición del paciente

Coloque al paciente en decúbito supino en la mesa de operaciones (véase fig. 1-1). Realice vaciamiento sanguíneo parcial del pie, ya sea elevándolo durante unos minutos o aplicando una venda de goma suave sin apretar el pie y atándola con firmeza a la pantorrilla. A continuación, infle el torniquete en el muslo.

Puntos de referencia e incisión

Este abordaje es mínimamente invasivo, y la pequeña incisión cutánea debe colocarse con mucha precisión. La palpación de los puntos de referencia óseos es insuficiente y suele utilizarse la intensificación de imágenes para ayudar a identificar la arquitectura ósea interna. Para obtener una radiografía lateral real del pie, gire la extremidad externamente. Para obtener una radiografía anteroposterior real del tobillo, asegúrese de que el pie esté en posición de dorsiflexión completa (véase fig. 1-1).

La cirugía mínimamente invasiva exige una planificación preoperatoria cuidadosa, la colocación del paciente e incisiones cutáneas muy precisas. Determine la posición de la incisión utilizando una imagen fluoroscópica lateral, una vista axial del talón y una imagen anteroposterior. El punto de partida de la incisión se determina mediante la intersección de dos líneas en la planta del pie. La primera línea se traza longitudinalmente a través del tobillo y el retropié en la imagen lateral. Esta línea pasa por el centro del canal medular tibial a lo largo de su eje. La línea cruza el astrágalo y el calcáneo para salir por la planta del pie (fig. 23-1A). La segunda línea discurre sobre la columna lateral del calcáneo y se determina en la vista plantar longitudinal (fig. 23-1B).

Con frecuencia es más fácil marcar una línea longitudinal en la planta del pie utilizando la vista plantar longitudinal, seguida de una segunda línea usando la imagen lateral. La sección transversal de estas dos líneas en la planta del pie será el punto de entrada (véase fig. 23-1B). Haga una incisión longitudinal de 2 a 3 cm en la planta del pie centrada en este punto de entrada (fig. 23-1C).

La posición exacta de la incisión cutánea está determinada por el diseño del clavo que se utilizará para el procedimiento de fusión. Los diferentes clavos tienen distintos desplazamientos. Se aconseja un estudio cuidadoso de la guía técnica para el implante seleccionado.

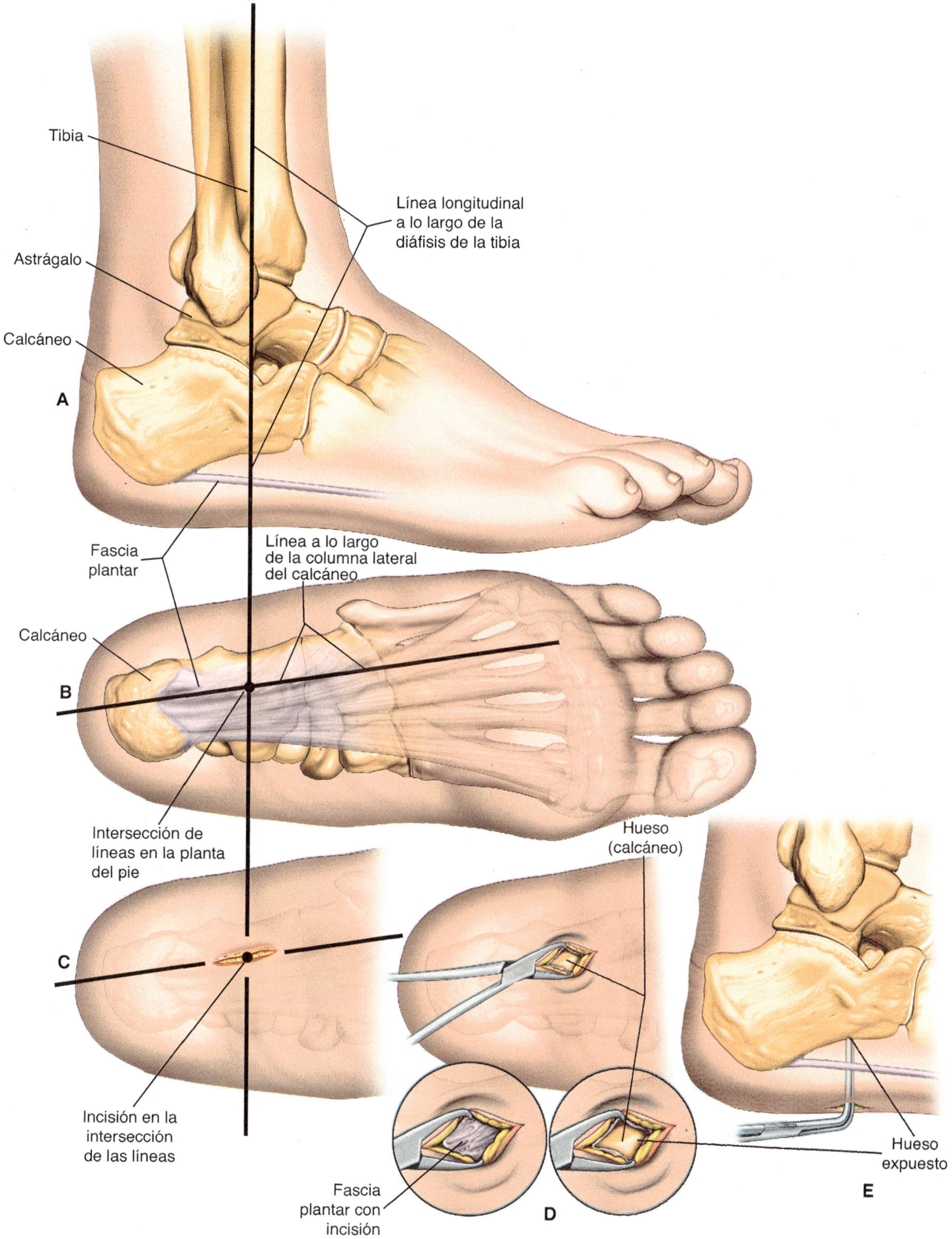

Figura 23-1. **A.** El punto de partida de la incisión se determina mediante la intersección de dos líneas en la planta del pie. La primera línea se traza longitudinalmente a través del tobillo y el retropié en la imagen lateral. Esta línea pasa por el centro del canal medular tibial a lo largo de su eje. La línea cruza el astrágalo y el calcáneo para salir por la planta del pie. **B.** La segunda línea pasa por encima de la columna lateral del calcáneo y se determina en la vista plantar longitudinal. **C-E.** Haga una incisión longitudinal de 2 a 3 cm en la planta del pie centrada en este punto de entrada.

Plano internervioso

No se puede utilizar ningún plano internervioso. El abordaje consiste en una aproximación directa a través de los tejidos subcutáneos a la superficie plantar del calcáneo, y no interviene ningún músculo.

Disección quirúrgica superficial

Haga una incisión en la fascia profunda de la planta del pie en línea con el corte cutáneo (fig. 23-1D). La fascia profunda es similar a la fascia palmar profunda de la mano. La fascia es mucho más gruesa en sus partes centrales y más fina donde cubre los músculos intrínsecos de los dedos. Su parte central, la aponeurosis plantar, se origina en el tubérculo medial del calcáneo y se dirige hacia delante para unirse a las falanges proximales de cada dedo.

La unión de la aponeurosis plantar al tubérculo medial del calcáneo puede palparse con frecuencia a través de la piel.

Al tratarse de un procedimiento percutáneo se usan manguitos para los alambres guía, brocas y escariadores para garantizar la protección de las estructuras anatómicas importantes.

Disección quirúrgica profunda

Inserte una aguja de Kirschner con control fluoroscópico para penetrar en la superficie plantar del calcáneo en el punto de entrada predeterminado.

Los tabiques fibrosos medial y lateral se originan en los bordes mediales de la fascia plantar para unirse al primer y quinto huesos metatarsianos. La fascia plantar y los compartimentos profundos del pie serán atravesados por las agujas de Kirschner utilizadas para el posicionamiento y los escariadores usados para la fusión (fig. 23-2). Unas imágenes cuidadosas fluoroscópicas continuas ayudarán a garantizar un posicionamiento preciso tanto en las vistas laterales como axiales.

Es esencial conocer la anatomía de la planta del pie.

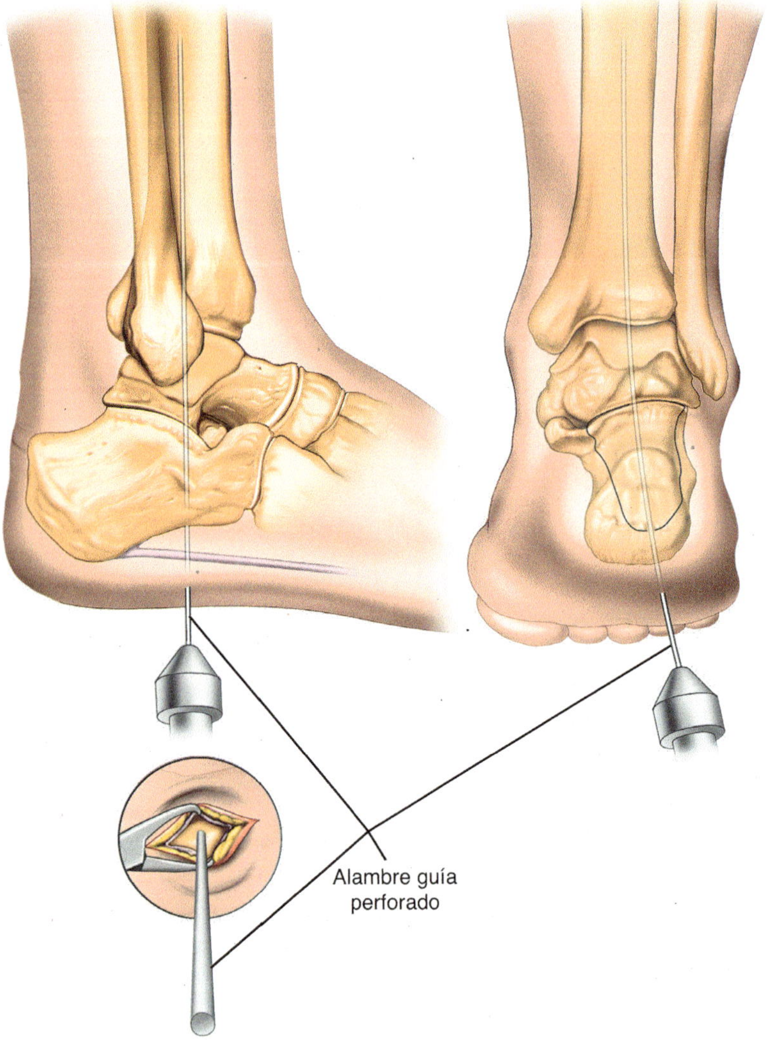

Figura 23-2. Los tabiques fibrosos medial y lateral se originan en los bordes mediales de la fascia plantar para unirse al primer y quinto huesos metatarsianos. Esta capa fibrosa será penetrada y los compartimentos profundos del pie serán atravesados por las agujas de Kirschner utilizadas para el posicionamiento y los escariadores usados para la fusión.

Primera capa muscular

La capa muscular superficial de la planta del pie está formada por tres músculos: el flexor corto de los dedos, el abductor del *hallux* y el abductor del quinto dedo. El flexor corto de los dedos nace principalmente de la aponeurosis plantar y en parte del tubérculo medial del calcáneo. Se divide en cuatro tendones que se insertan en la falange media de los cuatro dedos laterales y flexiona los dedos independientemente de la posición del tobillo. La disección quirúrgica profunda penetra en este músculo y en la fascia que lo rodea. El abductor del *hallux* se origina en el tubérculo medial del calcáneo, se inserta en la cara medial de la falange proximal del *hallux* y lo abduce.

Segunda capa muscular

La segunda capa muscular está formada por los tendones flexores largos: el flexor largo del *hallux*, el flexor largo de los dedos y el flexor accesorio. Mantienen el arco longitudinal del pie. Este abordaje evita estos músculos y los de la tercera y cuarta capas, que se encuentran más distales al abordaje.

Peligros

Nervios y vasos sanguíneos

La arteria y el nervio plantares mediales discurren medial y plantarmente por la planta del pie, y deben evitarse. Por lo general están bastante alejados del campo quirúrgico, pero hay que tener en cuenta que una deformidad grave de la arquitectura ósea afectará a la posición del haz. El nervio plantar lateral y la arteria cruzan la planta del pie de forma medial a lateral, entre la primera y la segunda capas musculares. Esto ocurre lejos del abordaje, por lo que estas estructuras no deben correr peligro.

Piel

La incisión debe ser pequeña para minimizar el daño causado a la piel sensible de la planta del pie; suele centrarse en la parte blanda y carnosa, evitando la piel dura y callosa del talón.

Cómo ampliar el abordaje

Este abordaje no puede ampliarse y no debe realizarse ni distal ni proximalmente. Está pensado únicamente para la inserción de un clavo de fusión y no para ningún otro procedimiento.

REFERENCIA

1. Tarkin IS, Fourman MS. Retrograde hindfoot nailing for acute trauma. *Curr Rev Musculoskelet Med.* 2018;11:439–444.

24

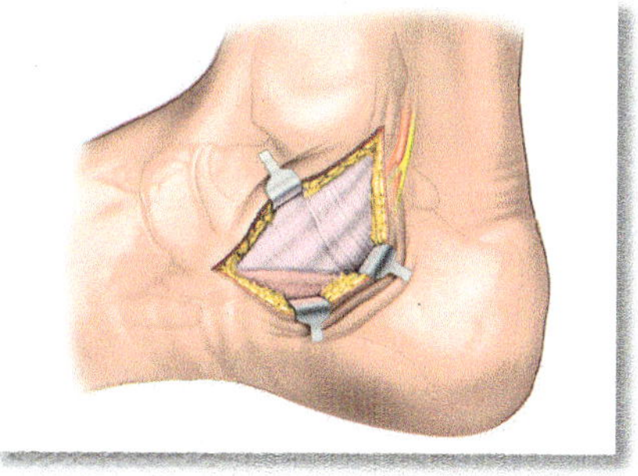

Abordaje medial del sustentáculo del astrágalo

Introducción

Este abordaje del retropié permite la exposición del sustentáculo del astrágalo, así como de los tendones flexores de la cara medial del pie. Las indicaciones para su uso incluyen las fracturas del sustentáculo,[1] que representan aproximadamente 10% de las fracturas del calcáneo, y la liberación de los tendones flexores. El abordaje también es útil para el desbridamiento de fracturas abiertas del calcáneo, ya que prácticamente todas las heridas se producen en la cara medial del calcáneo, donde el fragmento sustentacular perfora la piel medial.

Posición del paciente

Coloque al paciente en decúbito supino en la mesa de operaciones con un saco de arena debajo de la cadera del lado opuesto. De este modo, el pie rodará en dirección externa (véase fig. 1-1). Después del vaciamiento sanguíneo, aplique un torniquete en la parte media del muslo.

Puntos de referencia e incisión

El *maléolo medial* es el extremo distal bulboso y subcutáneo de la superficie medial de la tibia. Palpe el pulso de la *arteria tibial posterior* inmediatamente posterior y distal al maléolo medial antes de inflar el torniquete. Marque su posición en la piel con un rotulador indeleble. A continuación, palpe la tuberosidad ósea del navicular en el lado medial del pie, justo distal y plantar desde la punta del maléolo medial. Por último, palpe el sustentáculo del astrágalo. Se percibe como una resistencia ósea profunda al tibial posterior y al flexor largo de los dedos, inmediatamente distal a la punta del maléolo medial.

Haga una incisión curva de 8 cm en la cara medial del retropié. Comience la incisión en la tuberosidad del navicular (fig. 24-1). La incisión debe ser de 2 cm distal al maléolo medial y sobrepasar la prominencia ósea del sustentáculo del astrágalo. Tenga mucho cuidado de cortar solo la piel, ya que el haz neurovascular se encuentra directamente debajo de la incisión cutánea y es muy superficial en este punto.

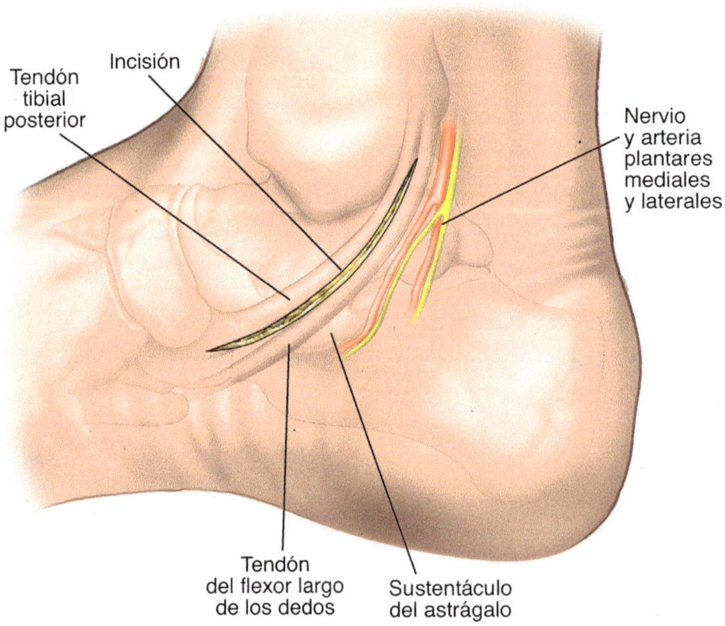

Figura 24-1. Haga una incisión curva de 8 cm en la cara medial del retropié. Comience la incisión en la punta ósea del navicular.

Plano internervioso

Este abordaje no utiliza un plano internervioso. Todos los músculos observados reciben su aporte nervioso muy proximalmente al abordaje y, por lo tanto, no están denervados por él.

Disección quirúrgica superficial

Haga una incisión de la fascia profunda en línea con la incisión cutánea. Identifique e incida el retináculo flexor y distinga el haz neurovascular y los tendones del tibial posterior y del flexor largo del *hallux*. Localice el plano entre los tendones del tibial posterior y el flexor largo de los dedos (fig. 24-2). El uso de este plano quirúrgico garantiza que no se ponga en peligro el haz neurovascular que yace posterior al tendón del flexor largo de los dedos, pero hay que tener cuidado al retraer este tendón, ya que una tracción excesiva puede causar una lesión por tracción del nervio.

Disección quirúrgica profunda

Desarrolle el plano entre los tendones del tibial posterior y del flexor largo de los dedos. Divida el retináculo en el lado lateral de estos tendones para exponer el sustentáculo del astrágalo. Confirme la posición de esta estructura mediante palpación y, a continuación, incida los tejidos blandos que cubren el hueso (fig. 24-3). El tendón del flexor largo del *hallux* se encuentra en la parte posterior del sustentáculo y surca profundamente su superficie inferior. Para acceder a la cara medial del calcáneo por debajo del sustentáculo, retraiga el tendón del flexor largo del *hallux* para exponer el hueso.

El conocimiento de la anatomía de las estructuras neurovasculares es importante para evitar dañarlas. La arteria tibial posterior pasa por detrás del flexor largo de los dedos antes de entrar en la planta del pie, donde se divide en las arterias plantares medial y lateral. El nervio tibial pasa por detrás del maléolo medial con la arteria tibial posterior. Emite una rama calcánea hacia la piel del talón. Después de entrar en la planta del pie, se divide en los nervios plantares medial y lateral (véase fig. 10-2).

La incisión puede extenderse tanto proximal como distalmente utilizando este plano con cuidado. Al utilizar toda la longitud de la incisión se puede ver, palpar y tratar cualquier patología de la cara medial del calcáneo. Si el abordaje se utiliza en cirugía de fracturas, hay que tener mucho cuidado de preservar la mayor cantidad posible de tejidos blandos adheridos al hueso. Una planificación preoperatoria minuciosa permitirá realizar incisiones más pequeñas y precisas, con la consiguiente reducción de daños en las partes blandas.

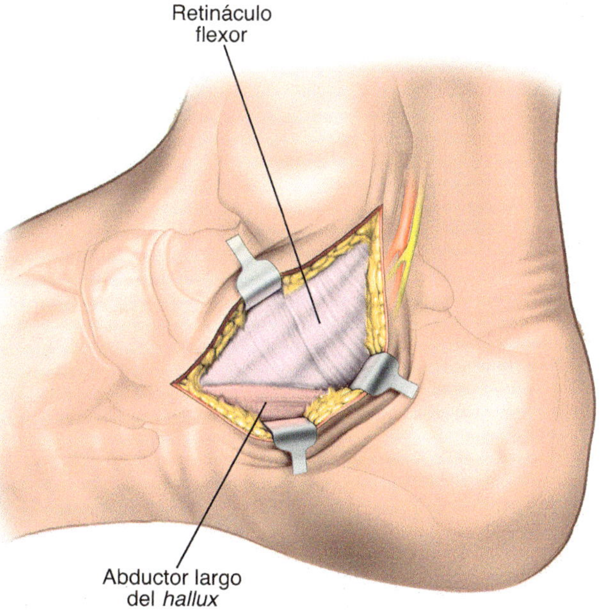

Figura 24-2. Haga una incisión en la fascia profunda en línea con el corte cutáneo. Identifique e incida el retináculo flexor. Localice el plano entre los tendones del tibial posterior y el flexor largo de los dedos.

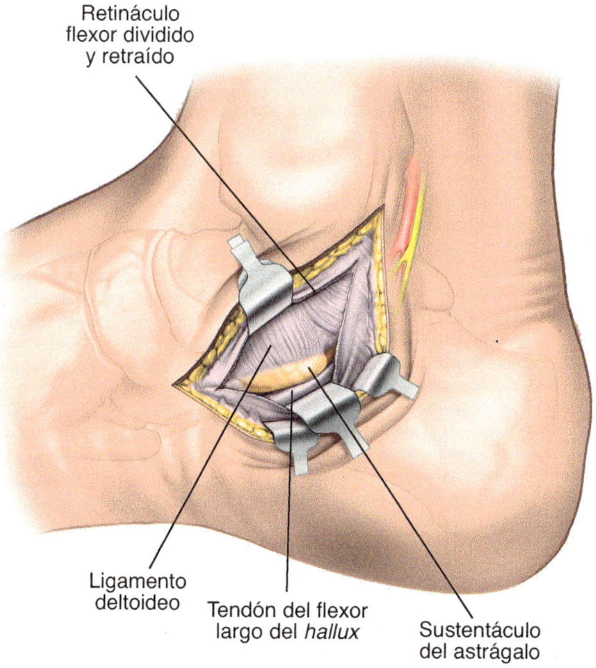

Figura 24-3. Desarrolle el plano entre los tendones del tibial posterior y del flexor largo de los dedos. Divida el retináculo en el lado lateral de estos tendones para exponer el sustentáculo del astrágalo. Confirme la posición de esta estructura mediante palpación y, a continuación, incida los tejidos blandos que cubren el hueso.

Peligros

Nervio

El nervio tibial se encuentra muy cerca del plano quirúrgico, pero está protegido por el tendón del flexor largo de los dedos durante este abordaje. Se divide en el nervio plantar lateral y medial de forma inmediata posterior al campo quirúrgico. El conocimiento de la posición del nervio es fundamental para garantizar la colocación segura de los retractores. No retraiga enérgicamente el tendón del flexor largo de los dedos, ya que podría provocar una lesión por tracción del nervio.

Arterias

La arteria tibial posterior discurre inmediatamente por detrás del flexor largo de los dedos. Al dejar el retináculo intacto detrás del flexor largo de los dedos, la arteria tibial posterior no suele verse, sino que solo se palpa durante este abordaje. Siendo diligente con los retractores y la disección, la arteria puede protegerse durante todo el procedimiento. En algunos casos, debe liberarse el torniquete antes de cerrar la herida para comprobar la integridad de la arteria. El torniquete puede volver a inflarse si es necesario.

Cómo ampliar el abordaje

Medidas de ampliación

Aunque este abordaje no utiliza un plano internervioso, en ocasiones puede extenderse proximalmente para exponer el haz neurovascular y tendinoso. Distalmente, se puede exponer el navicular u otras estructuras de la cara medial del retropié y el mediopié.

Para una exposición proximal, procure utilizar el intervalo entre los tendones del tibial posterior y el flexor largo de los dedos, ya que esto protege medialmente el nervio y el vaso del haz neurovascular por detrás del tobillo. De forma distal, la incisión puede extenderse sin dificultad, ya que los nervios y las arterias han penetrado en la planta del pie y están alejados del campo quirúrgico (véase fig. 10-2).

REFERENCIA

1. Della Rocca GJ, Nork SE, Barei DP, et al. Fractures of the sustentaculum tali: injury characteristics and surgical technique for reduction. *Foot Ankle Int.* 2009;30(11):1037–1041.

25

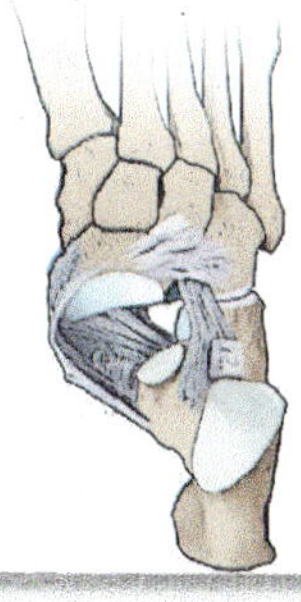

Anatomía quirúrgica aplicada de los abordajes de la parte posterior del pie

La parte posterior del pie está formada por el astrágalo, el calcáneo y el tejido blando que los recubre. Proximalmente, el astrágalo se articula con los extremos distales de la tibia y el peroneo en la articulación del tobillo. Posteriormente, el astrágalo se articula con el calcáneo en la parte posterior de la articulación subastragalina; de forma anterior, se articula con el calcáneo y el navicular en la articulación astragalonavicular. Estas dos articulaciones forman la articulación subastragalina. El calcáneo se articula distalmente con el cuboides en la articulación calcaneocuboidea. Estas dos articulaciones forman la articulación mediotarsiana.

La cirugía realizada en la parte posterior del pie se limita casi exclusivamente a tres articulaciones: la parte posterior de la articulación subastragalina, la articulación astragalonavicular y la articulación calcaneocuboidea. La anatomía de los abordajes es la anatomía de las propias articulaciones, ya que todas ellas son estructuras superficiales (figs. 25-1 a 25-3; véase fig. 10-10).

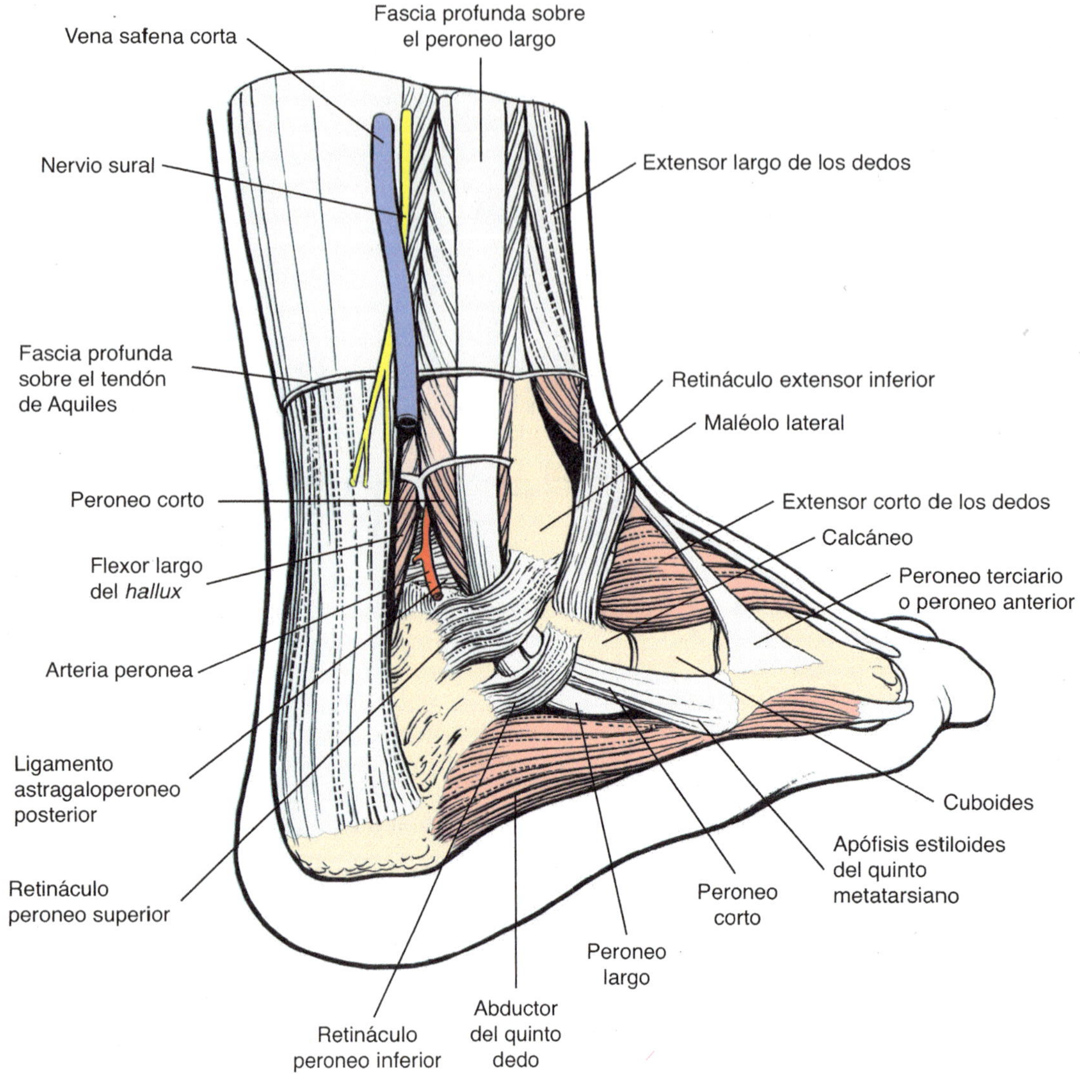

Figura 25-1. Anatomía superficial de la cara posterolateral del pie y el tobillo. Obsérvese que las fibras musculares del peroneo corto llegan hasta la articulación talocrural y se sitúan inmediatamente después del maléolo lateral.

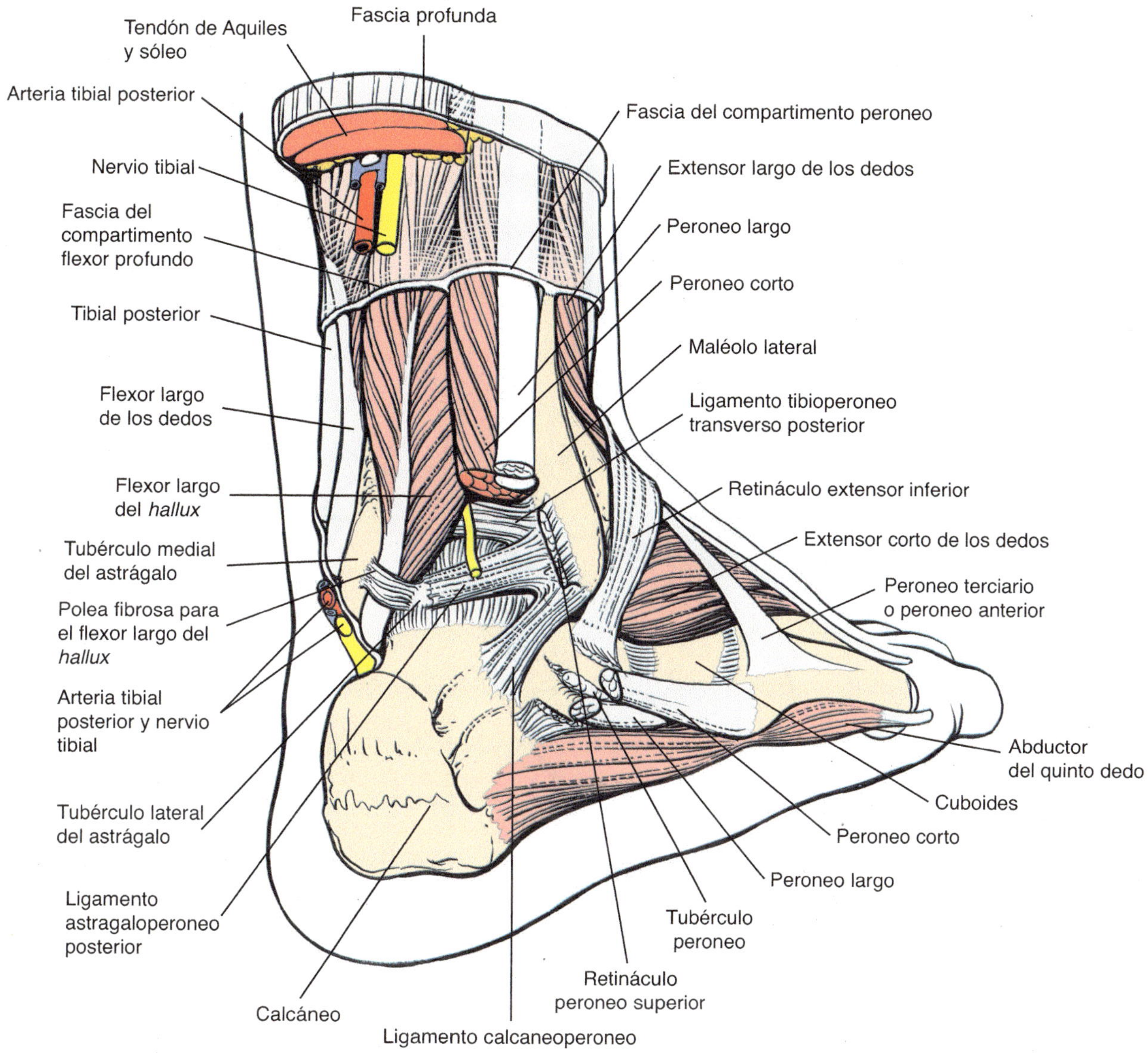

Figura 25-2. El tendón de Aquiles y los músculos peroneos han sido resecados para mostrar la cara posterolateral de la articulación del tobillo y los tendones flexores profundos del pie. El flexor largo del *hallux* se encuentra inmediatamente medial al peroneo corto. La fascia que recubre estos músculos es profunda a la fascia; los separa en compartimentos peroneo y flexor profundo. El flexor largo del *hallux* permanece musculoso hasta la articulación del tobillo.

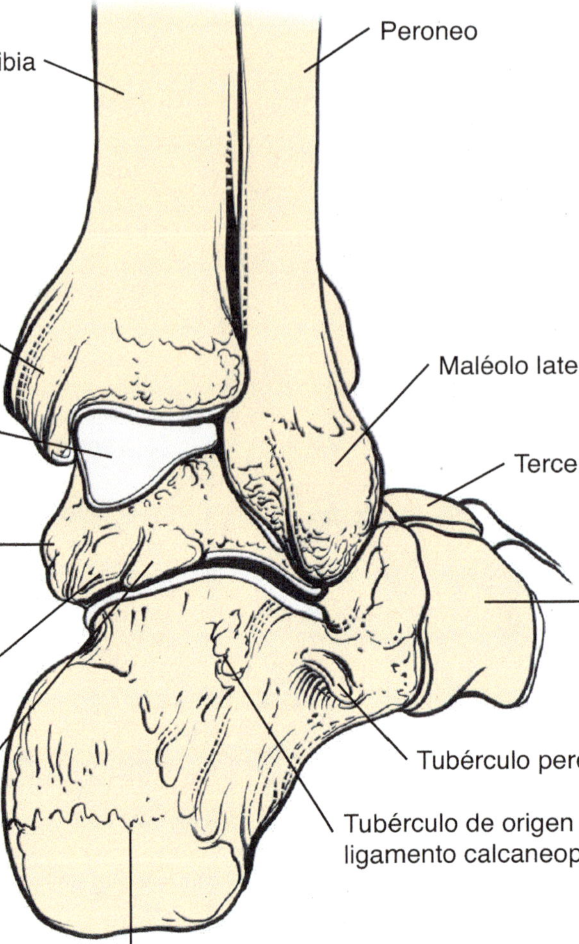

Figura 25-3. Osteología de la cara posterolateral del pie y del tobillo.

Tendones

Tres grupos de tendones cruzan la parte posterior del pie.

Lateralmente, los tendones del peroneo largo y del peroneo corto se extienden desde la cara posterior del maléolo lateral hasta la base del quinto metatarsiano. Ambos músculos están inervados por el nervio peroneo superficial y son responsables de la eversión del pie. Los tendones están unidos al tejido subyacente por los retináculos peroneos superior e inferior. El retináculo peroneo superior va desde la punta del maléolo lateral hasta el calcáneo. El retináculo inferior va desde la tróclea peronea hasta el calcáneo, por encima y por debajo de los tendones. Puede ser necesario dividir el retináculo y retraer los tendones peroneos para acceder al "seno del tarso".

Por delante, los tendones de los músculos extensores (extensor largo de los dedos, extensor largo del *hallux*, tibial anterior y peroneo terciario o peroneo anterior) cruzan la parte posterior del pie. Estos músculos están inervados por el nervio peroneo profundo, localizado en la parte superior de la pantorrilla, y son responsables de la extensión del pie y los dedos. Los tendones están unidos por los retináculos extensores. El retináculo extensor superior se encuentra por encima del tobillo. El retináculo extensor inferior nace de un tallo en la parte anterior de la superficie superior del calcáneo, en el borde lateral del dorso del pie. Del tallo nacen dos extremidades. La extremidad superior está unida al maléolo medial. La extremidad inferior se arquea a través de los tendones para unirse con la aponeurosis plantar. Puede ser necesario dividir el retináculo extensor inferior para permitir la retracción medial de los tendones extensores. El músculo extensor corto de los dedos nace de la superficie superior del calcáneo. Puede ser necesario separarlo parcialmente de su origen para permitir el acceso a la cara anterior de las articulaciones astragalonavicular y calcaneocuboidea.

Posteriormente, los tendones flexores (tibial posterior, flexor largo de los dedos y flexor largo del *hallux*) se extienden desde detrás del maléolo medial hasta la planta del pie. Estos músculos están inervados por el nervio tibial y son responsables de la flexión del pie y los dedos. Los tendones están unidos a la parte posterior del maléolo medial por el retináculo flexor, que va desde el maléolo medial hasta la parte posterior del calcáneo. El retináculo debe dividirse para permitir el acceso al sustentáculo del astrágalo. El tendón de Aquiles es el tendón más grande del retropié y es la fuerza deformante más fuerte en esta zona anatómica.

Haces neurovasculares

Dos haces neurovasculares atraviesan la parte posterior del pie. Anteriormente, la arteria tibial anterior y el nervio peroneo superficial cruzan el tobillo poco más o menos a medio camino entre los maléolos medial y lateral. El nervio peroneo profundo discurre por la superficie extensora del pie, por debajo de los tendones extensores, para irrigar la piel del primer interespacio dorsal. También proporciona una rama muscular al extensor corto de los dedos. La arteria tibial anterior discurre con el nervio por el dorso del pie. En la base del primer espacio intermetatarsiano, desciende hasta la planta del pie para anastomosarse con la arteria plantar lateral. Esta anastomosis puede dañarse en lesiones de la articulación de Lisfranc.

Posteriormente, el haz neurovascular está formado por la arteria tibial posterior y el nervio tibial. El nervio se divide bajo la cubierta del retináculo flexor en nervios plantares medial y lateral, que irrigan la piel de la planta del pie. La arteria se divide a un nivel ligeramente superior en arterias plantares medial y lateral.

Canal tarsiano

La clave de la anatomía es el canal tarsiano, que atraviesa el pie oblicuamente, entre el astrágalo y el calcáneo. El canal está formado por dos surcos, uno en la superficie inferior del astrágalo y el otro en la superficie superior del calcáneo. El canal separa la articulación astragalonavicular de la articulación astragalocalcánea y sirve como punto de referencia para el acceso quirúrgico a ambas articulaciones. En su extremo lateral, el canal se ensancha considerablemente hacia el seno del tarso.

El seno del tarso contiene un ligamento duro, el ligamento cervical del astrágalo, y una gran almohadilla de grasa; hay que dividir el ligamento y movilizar la almohadilla de grasa para acceder al seno y a las articulaciones. El músculo extensor corto de los dedos se origina en la parte superior de la pared anterior del seno. Debe separarse para acceder a la articulación calcaneocuboidea.

Detrás del canal tarsiano se encuentra la parte posterior de la articulación subastragalina, que consiste en una faceta superior convexa del calcáneo y una faceta cóncava del astrágalo. La línea articular es oblicua cuando se observa desde el lado lateral (quirúrgico). Para verla mejor, los tendones peroneos que la recubren parcialmente deben movilizarse y retraerse de forma anterior.

Distal al canal tarsiano se encuentra la parte anterior de la articulación subastragalina y la articulación astragalonavicular. Esta compleja articulación consta de una bola (la cabeza del astrágalo) que se articula con una cavidad (la cara posterior cóncava del navicular, el extremo anterior cóncavo de la superficie superior del calcáneo y el ligamento calcaneonavicular plantar [resorte] corto que conecta los dos elementos óseos de la cavidad). El ligamento calcaneonavicular plantar actúa como cabestrillo para sostener el astrágalo y evitar el colapso medial del pie (fig. 25-4). Desde el lado lateral, la parte astragalonavicular de la articulación parece casi vertical. Desde un punto de vista dorsal, la articulación atraviesa transversalmente el pie, en línea con la articulación calcaneocuboidea.

Distal al seno del tarso se encuentra la articulación calcaneocuboidea, formada por el extremo anterior del calcáneo y la cara posterior del cuboides. Desde el lado lateral, la articulación parece vertical. Una vista más dorsal muestra que cruza transversalmente el pie en línea con la articulación astragalonavicular. Una vez definido el seno del tarso, todas estas articulaciones resultan accesibles si la cirugía se mantiene sobre el hueso y el cirujano es consciente de los diferentes planos de las articulaciones.

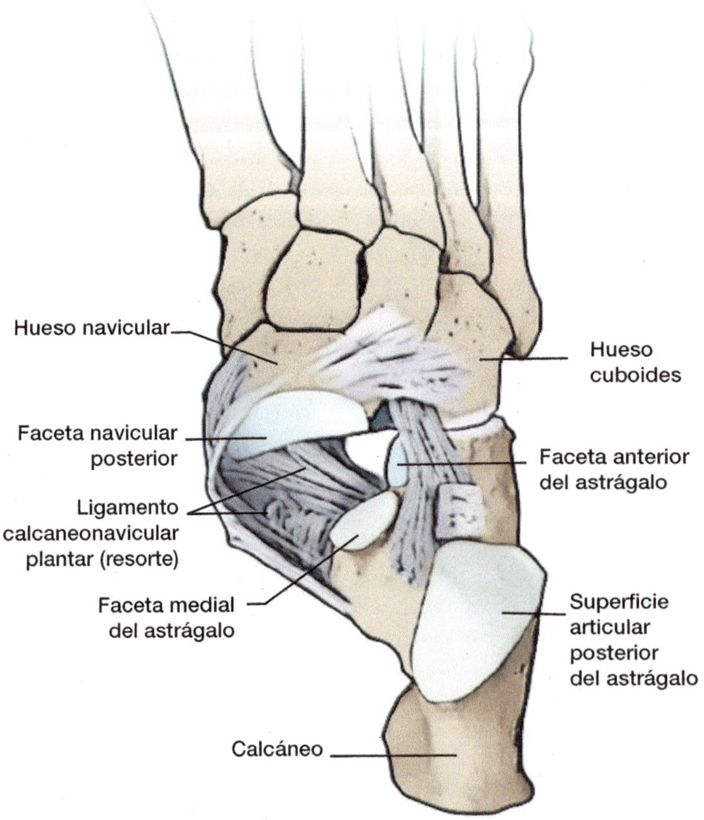

Figura 25-4. Vista dorsal del retropié con el astrágalo retirado que muestra las facetas del calcáneo, la articulación astragalonavicular y el ligamento calcaneonavicular plantar (resorte).

Irrigación sanguínea del astrágalo

Dos tercios de la superficie del astrágalo están cubiertos de cartílago articular. La irrigación sanguínea del astrágalo es compleja y puede verse alterada por un traumatismo o una intervención quirúrgica. La mayor parte de la irrigación sanguínea del cuerpo del astrágalo procede de ramas de la arteria tibial posterior (ramas deltoideas) que penetran en el hueso por su cara medial. Por lo tanto, el acceso seguro al cuerpo del astrágalo implica una osteotomía maleolar medial en lugar de un abordaje directo a través del ligamento deltoideo. Al abisagrar el maléolo medial osteotomizado hacia abajo, preservando el ligamento deltoideo, se preserva la irrigación sanguínea. Las ramas deltoideas irrigan el cuello y el cuerpo del astrágalo medial.

La arteria del canal tarsiano está formada por una anastomosis de ramas de la arteria tibial posterior procedentes de la cara medial y ramas de la arteria peronea que emanan de la cara lateral (fig. 25-5). Ramas de la arteria dorsal del pie y de la arteria peronea irrigan el cuello y la cara lateral del cuerpo.[1]

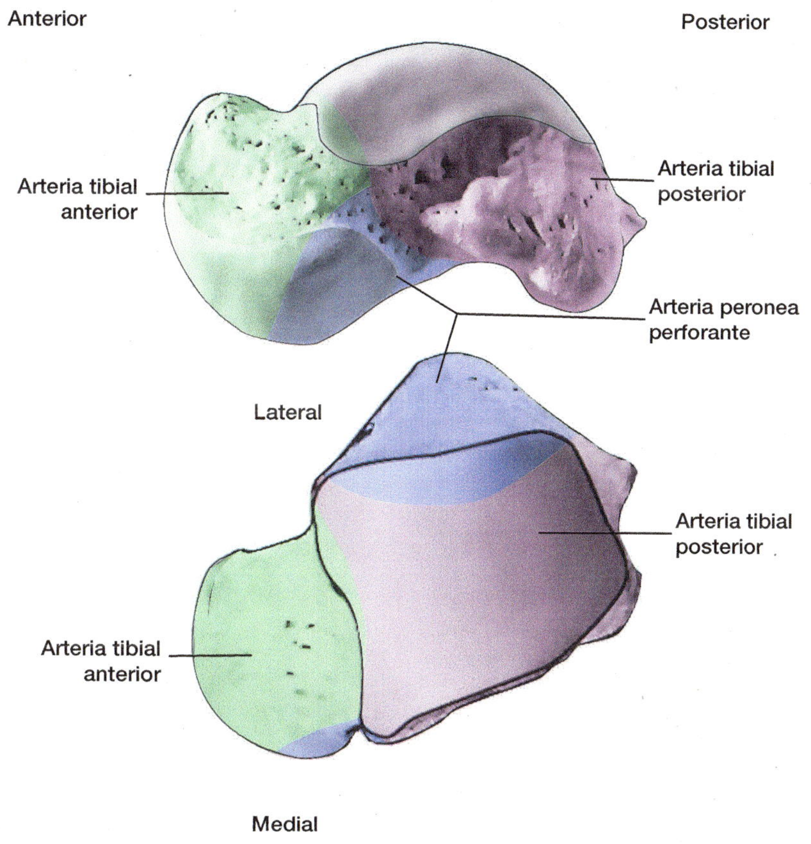

Figura 25-5. Irrigación vascular del astrágalo.

REFERENCIA

1. Fernández Á, Poggio D, Llusá M, et al. Graphic representation of intraosseous and extraosseous talus blood supply. Illustrated anatomy. *Rev Esp Cir Ortop Traumatol (Engl Ed)*. 2021;S1888-4415(21)00074-6.

26

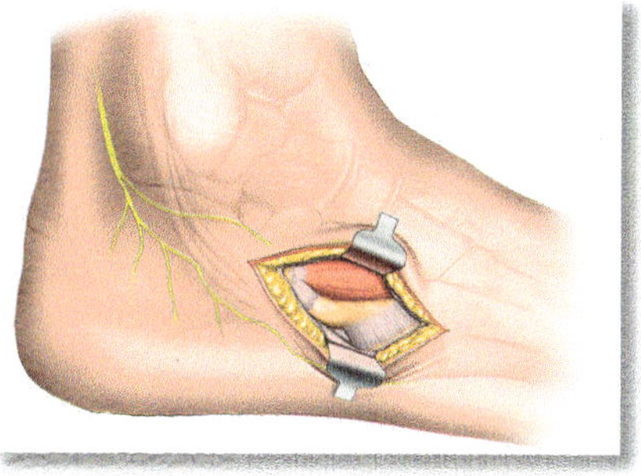

Mediopié: abordaje del cuboides

Introducción

El mediopié está formado por los huesos navicular, cuboides y cuneiforme, sus articulaciones y los cuatro potentes músculos que se insertan en el mediopié y que se encargan de controlar la inversión y eversión del pie. Los músculos son el tibial anterior, que se inserta en las superficies medial e inferior del hueso cuneiforme medial y en la parte contigua de la base del primer hueso metatarsiano; el peroneo largo, que se inserta en la cara lateral del hueso cuneiforme medial; el peroneo corto, que se inserta en la base de la cara lateral del quinto metatarsiano, y el tibial posterior, que se inserta en la tuberosidad del hueso navicular, la superficie inferior del cuneiforme medial, el cuneiforme intermedio y las bases del segundo, tercer y cuarto metatarsianos.

De forma proximal, el mediopié comienza en la articulación cuboidea del calcáneo de forma lateral y la articulación astragalonavicular medialmente. De forma distal, termina en la articulación entre el cuboides y los metatarsianos laterales, lateralmente, y la articulación entre los cuneiformes y los metatarsianos mediales, medialmente.

La parte lateral del mediopié es flexible y móvil. La parte medial es más rígida y es vital para la estabilidad del pie.

Todos los huesos del mediopié son superficiales y pueden abordarse directamente por vía dorsal, medial y lateral. La parte media del pie es objeto de diversos procedimientos especializados para el tratamiento del desequilibrio muscular, el pie plano móvil, el hueso navicular accesorio, así como la atención de fracturas.

Este abordaje se utiliza principalmente para el tratamiento de las fracturas cuboideas.[1] Estas lesiones se relacionan con frecuencia con otras fracturas del mediopié y el retropié; por lo tanto, este abordaje se combina a menudo con otros abordajes quirúrgicos. La evaluación cuidadosa de la piel y de las lesiones del tejido blando asociadas es esencial antes de considerar la cirugía. Es posible que haya que retrasar los procedimientos para permitir que disminuya la inflamación y se curen las lesiones del tejido blando.

Posición del paciente

Coloque al paciente en la mesa de operaciones en posición lateral (véase fig. 12-1). Asegúrese de que todas las prominencias óseas estén bien acolchadas y de que el paciente esté estabilizado, utilizando un saco de arena o un reposarriñones. Es mejor tener la pierna de abajo flexionada en la rodilla con la pierna de arriba más extendida si se necesita fluoroscopia. Después del vaciamiento sanguíneo, aplique un torniquete a la mitad del muslo.

Puntos de referencia e incisión

Para palpar el *cuboides*, primero hay que palpar la *apófisis estiloides del quinto metatarsiano*, que puede ubicarse lateralmente en el mediopié. El cuboides se encuentra inmediatamente proximal y dorsal a la apófisis estiloides y anterior a los tendones peroneos. Se encuentra en una pequeña hendidura situada entre el calcáneo y la apófisis estiloides del quinto metatarsiano.

Haga una incisión longitudinal de 3 a 4 cm sobre la cara dorsolateral del cuboides (fig. 26-1). Esta incisión dorsolateral dejará al descubierto las articulaciones metatarsianas calcaneocuboidea y cuboidea, así como la base del quinto metatarsiano.

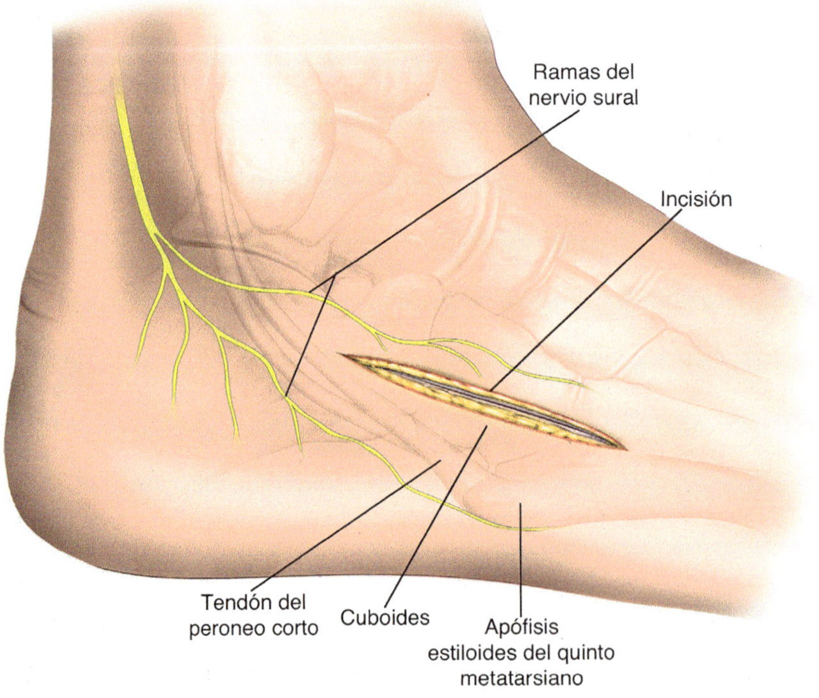

Figura 26-1. Haga una incisión longitudinal de 3 a 4 cm sobre la cara dorsolateral del cuboides.

Plano internervioso

No existen planos internerviosos en este abordaje. El músculo peroneo corto recibe su aporte nervioso de forma bastante proximal al abordaje y no será denervado por él.

Disección quirúrgica superficial

Profundice la incisión cutánea a través del tejido subcutáneo, teniendo cuidado de identificar y preservar cualquier nervio cutáneo que sea rama terminal del nervio sural. Asegúrese de que los colgajos cutáneos sean de espesor total y que no estén socavados. Identifique el tendón del peroneo corto a medida que atraviesa el campo quirúrgico para insertarse en la base del quinto hueso metatarsiano (fig. 26-2).

Disección quirúrgica profunda

Palpe la articulación calcaneocuboidea inmediatamente dorsal al tendón del peroneo corto. Si es necesario acceder a la articulación, haga una incisión a través de la cápsula articular para abrirla. Para exponer el cuerpo del cuboides, identifique el borde lateral del músculo extensor corto de los dedos y elévelo de la superficie dorsal del hueso. Continúe la disección epiperióstica distalmente, manteniéndose en la superficie anterior del hueso para alcanzar las articulaciones entre el extremo distal del cuboides y las bases del cuarto y quinto metatarsianos. Para exponer las articulaciones metatarsianas del cuboides, incida la cápsula articular y las estructuras ligamentosas de soporte en línea con sus fibras (fig. 26-3).

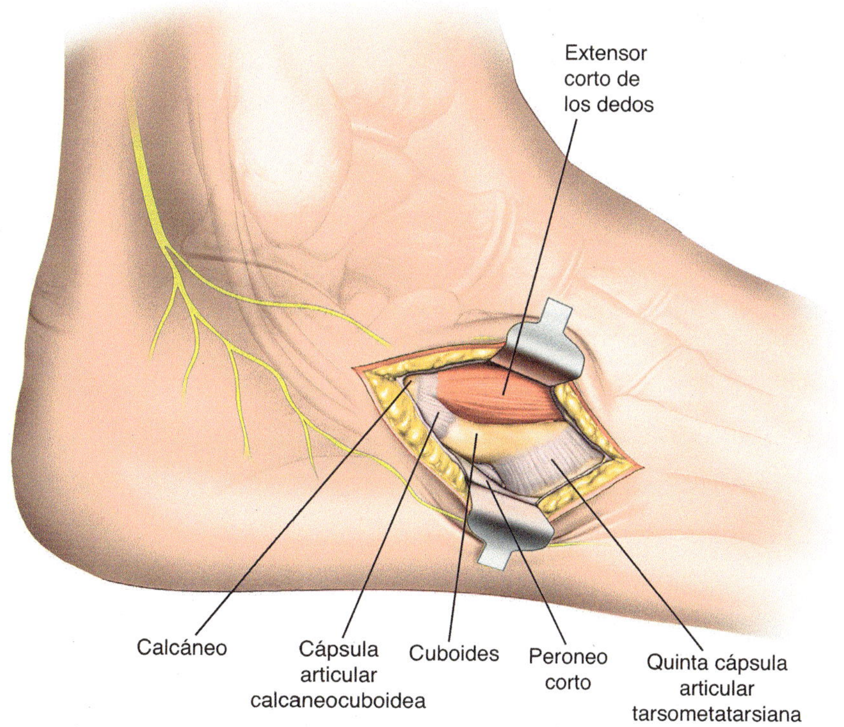

Figura 26-2. Profundice la incisión cutánea a través del tejido subcutáneo, teniendo cuidado de identificar y preservar cualquier nervio cutáneo que sea rama terminal del nervio sural. Asegúrese de que los colgajos cutáneos sean de espesor total y que no estén socavados. Identifique el tendón del peroneo corto a medida que atraviesa el campo quirúrgico para insertarse en la base del quinto hueso metatarsiano.

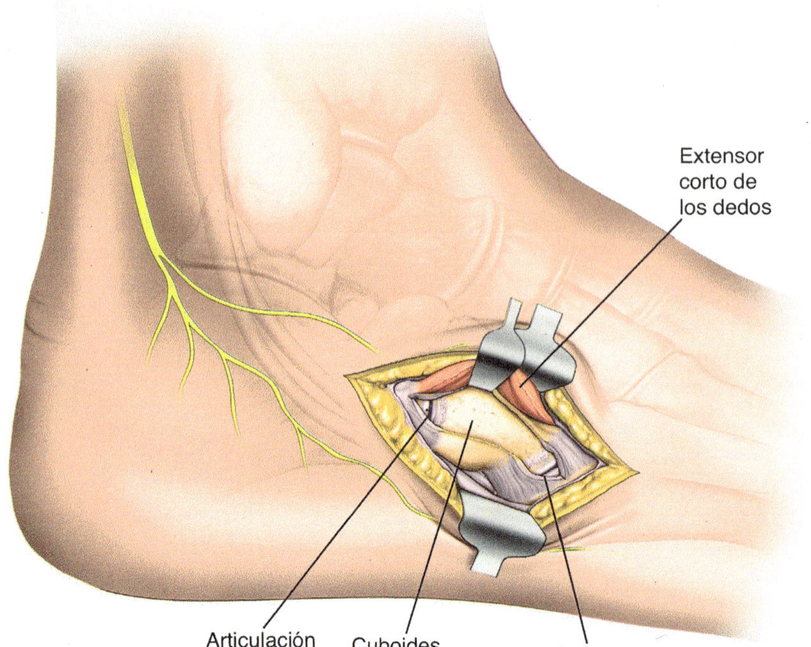

Figura 26-3. Identifique por palpación la articulación calcaneocuboidea inmediatamente dorsal al tendón del peroneo corto. Si es necesario, haga una incisión a través de la cápsula de la articulación para abrirla. Para exponer el cuerpo del cuboides, identifique el borde lateral del músculo extensor corto de los dedos y elévelo de la superficie dorsal del hueso. Continúe la disección epiperióstica distalmente para alcanzar las articulaciones entre el extremo distal del cuboides y las bases del cuarto y quinto metatarsianos. Para exponer las articulaciones metatarsianas del cuboides, incida la cápsula articular y las estructuras ligamentosas de soporte en línea con sus fibras.

Cómo ampliar el abordaje

Este abordaje puede ampliarse proximalmente siguiendo la cara dorsal de los tendones peroneos hacia los lados distal y lateral de la articulación del tobillo. Esta extensión permite la exposición de la articulación subastragalina y la apófisis lateral del astrágalo.

REFERENCIA

1. van Raaij TM, Duffy PJ, Buckley RE. Displaced isolated cuboid fractures: results in four cases with operative treatment. *Foot Ankle Int.* 2010;31:242–246.

27

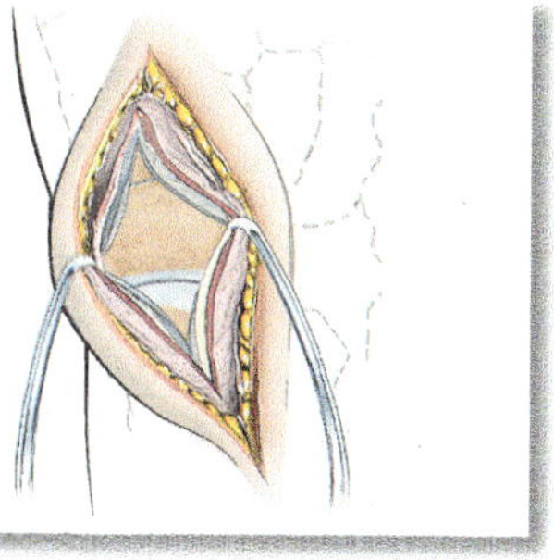

Abordaje del navicular

Introducción

Este abordaje se utiliza para la extirpación de un hueso navicular accesorio y para el tratamiento de fracturas del navicular. Se describen dos incisiones cutáneas. El abordaje medial se utiliza para la extirpación de un navicular accesorio, el dorsomedial para la cirugía de la fractura del navicular.[1] Los principales peligros de estos abordajes son daño al tendón del tibial posterior, que se inserta en el navicular, con el abordaje medial, y daño al haz neurovascular dorsal con el abordaje dorsomedial.

Posición del paciente

Coloque al paciente en decúbito supino en la mesa de operaciones (véase fig. 1-1). Tanto el abordaje dorsomedial como el abordaje medial se realizan con la pierna en su posición natural de ligera rotación externa. Realice vaciamiento sanguíneo de la pierna y luego aplique un torniquete en la mitad del muslo.

Puntos de referencia e incisión

Palpe la *articulación cuneiforme del primer metatarsiano* tocando a lo largo del borde medial del pie de forma distal a proximal. El primer metatarsiano se ensancha ligeramente en su base para encontrarse con el primer cuneiforme. Continúe en dirección proximal a lo largo del borde medial hasta alcanzar el *tubérculo del navicular*. La cara medial de la cabeza del astrágalo se encuentra inmediatamente cercana al navicular. Puede localizarse invirtiendo y evertiendo el antepié. El movimiento que se produce entre el astrágalo y el navicular es palpable.

Abordaje medial

Haga una incisión longitudinal de 5 a 6 cm directamente sobre la zona a exponer. Comience 1 cm por debajo y 2 cm de forma distal al maléolo medial y dirija la incisión hacia el lado medial de la articulación metatarsofalángica del *hallux*. Esta incisión forma parte del corte medial utilitario del pie, que permite acceder a la articulación astragalonavicular, o distalmente para acceder a los cuneiformes, la base del primer metatarsiano y las articulaciones naviculocuneiforme e intertarsiana (fig. 27-1).

Abordaje dorsomedial

Practique una incisión longitudinal de 3 a 4 cm directamente sobre la superficie dorsal del navicular, entre los tendones del extensor largo del *hallux* y el tibial anterior (fig. 27-2).

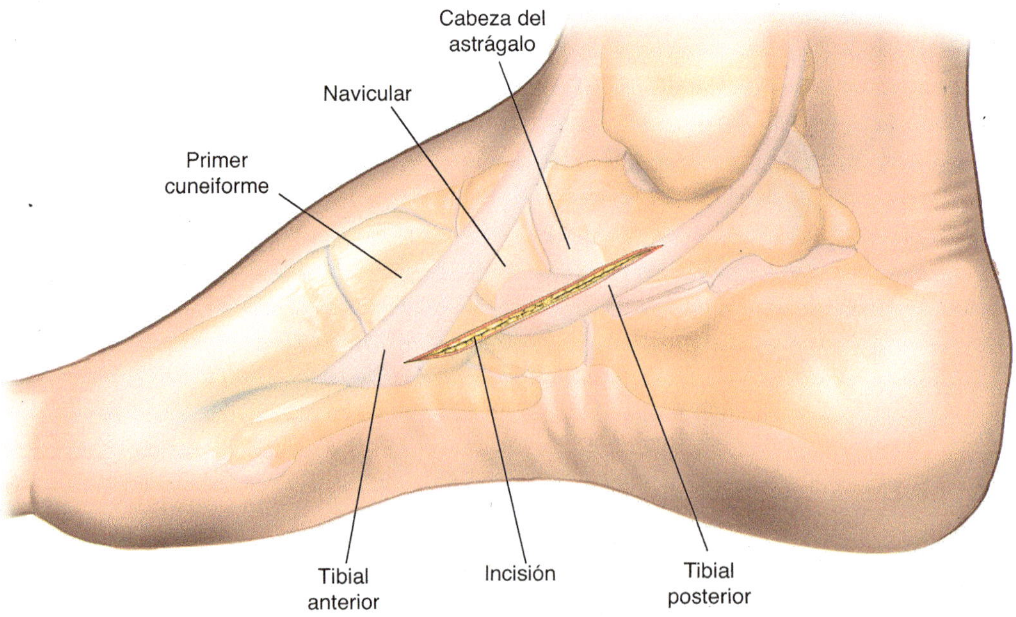

Figura 27-1. Haga una incisión longitudinal de 5 a 6 cm directamente sobre la zona a exponer.

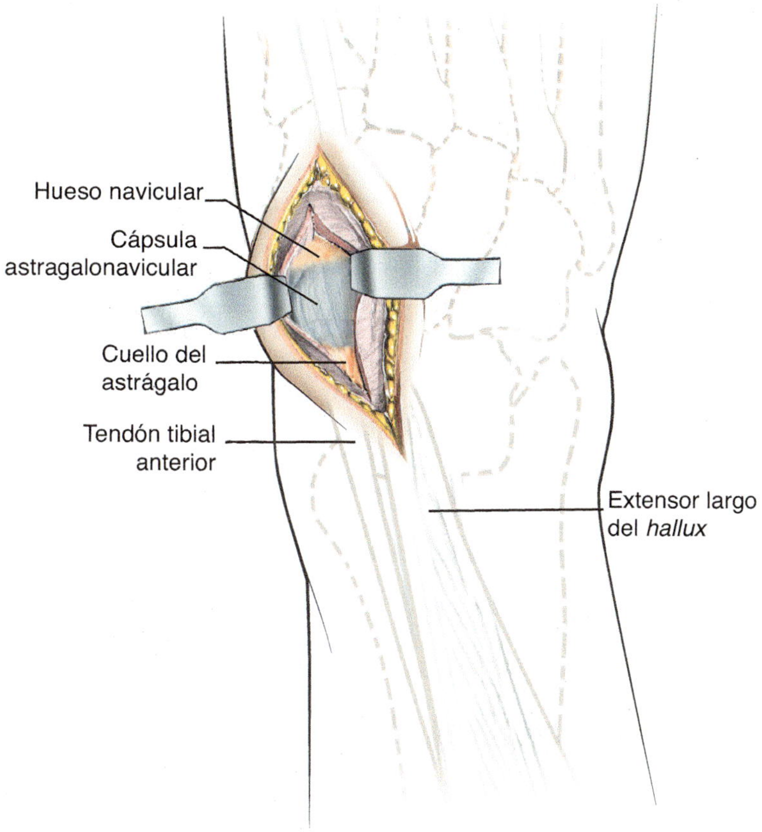

Figura 27-2. Practique una incisión de 3 a 4 cm sobre la superficie dorsal del navicular.

Plano internervioso

El abordaje medial utiliza el plano internervioso entre el tibial anterior, inervado por el nervio peroneo profundo, y el tibial posterior, inervado por el nervio tibial. El abordaje dorsomedial no utiliza un plano internervioso, pero el músculo extensor del *hallux* y el tibial anterior reciben su aporte nervioso de forma muy proximal a este abordaje, lo que hace que el plano sea seguro.

Disección quirúrgica superficial

Para ambos abordajes, profundice la incisión a través del tejido subcutáneo en la línea de la incisión cutánea. Identifique y preserve los nervios cutáneos que puedan distinguirse. Asegúrese de que los colgajos cutáneos sean de espesor total y evite socavarlos para prevenir la necrosis del colgajo.

Disección quirúrgica profunda

Abordaje medial

Identifique por palpación los tendones del tibial posterior en dirección plantar y el tendón del tibial anterior en dirección anterior. Haga una incisión en el resto de los tejidos blandos que cubren el hueso, manteniéndose entre los tendones del tibial anterior y del tibial posterior. Practique una incisión en las cápsulas de la articulación astragalonavicular y el navicular y de la primera articulación cuneiforme para exponer las articulaciones si es necesario (fig. 27-3). El navicular accesorio se encontrará en la extensión distal del tendón tibial posterior. La escisión del navicular accesorio se realiza en un plano subperióstico, pelando el hueso de sus cubiertas tendinosas (fig. 27-4).

Abordaje dorsomedial

Identifique los tendones del tibial anterior y del extensor largo del *hallux* y desarrolle un plano entre ellos retrayendo el tendón tibial anterior de forma medial y el tendón del extensor largo del *hallux* de forma lateral. Identifique la cápsula dorsal de la articulación astragalonavicular y el periostio que cubre la cara dorsal del navicular. Divida estas estructuras longitudinalmente y retraiga los bordes medial y lateralmente para permitir una amplia exposición de la mayor parte del cuerpo del navicular para la fijación de la fractura (fig. 27-5).

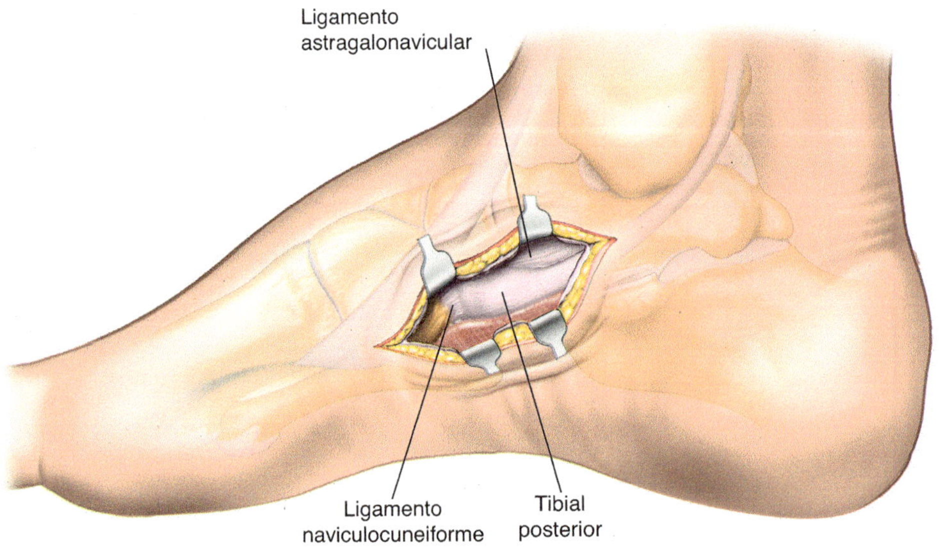

Figura 27-3. Identifique por palpación los tendones del tibial posterior en dirección plantar y el tendón del tibial anterior en dirección anterior. Haga una incisión en el resto de los tejidos blandos que cubren el hueso, manteniéndose entre los tendones del tibial anterior y del tibial posterior. Practique una incisión en las cápsulas de la articulación astragalonavicular y el navicular y de la primera articulación cuneiforme para exponer las articulaciones si es necesario.

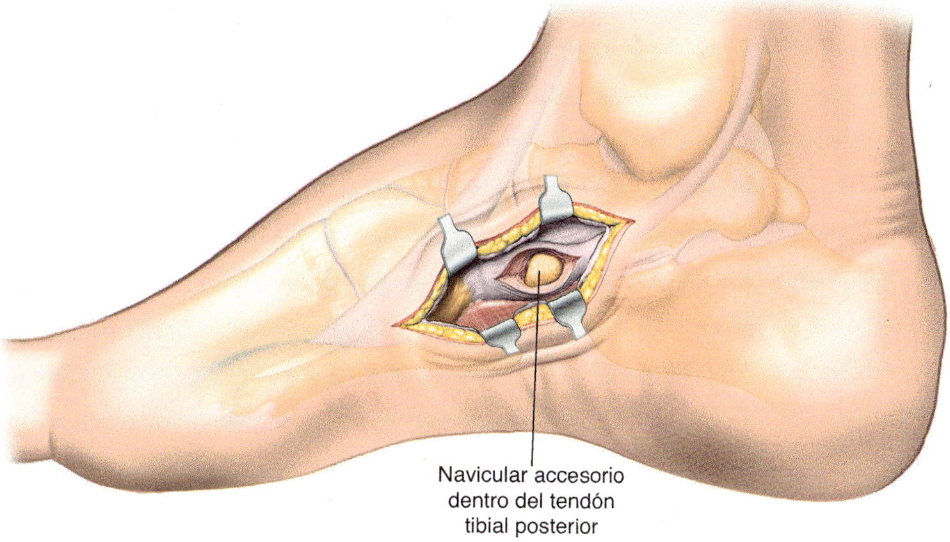

Figura 27-4. El navicular accesorio se encontrará en la extensión distal del tendón tibial posterior. La escisión del navicular accesorio se realiza en un plano subperióstico, pelando el hueso de sus cubiertas tendinosas.

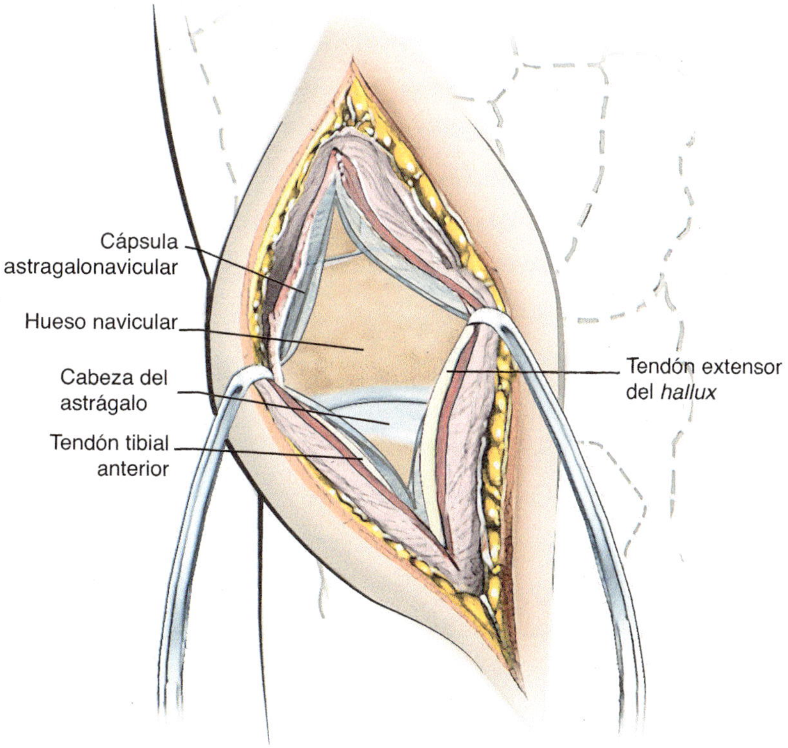

Figura 27-5. Desarrolle un plano entre el tendón tibial anterior en el lado medial del abordaje y el tendón extensor del *hallux* lateralmente. Divida la cápsula dorsal de la articulación astragalonavicular y el periostio en la cara dorsal del navicular.

Cómo ampliar el abordaje

Abordaje medial

El abordaje medial puede ampliarse proximalmente para exponer el maléolo medial y la cara medial del cuello del astrágalo. Para ello, extienda la incisión cutánea proximalmente y cúrvela para que termine justo por encima del maléolo medial. Manténgase anterior al tendón del tibial posterior. La extensión proximal de la incisión también puede exponer las estructuras que pasan por detrás del maléolo medial. Distalmente, la incisión puede extenderse hasta la articulación cuneiforme del primer metatarsiano y más allá hasta el primer metatarsiano. Dicha extensión puede ser necesaria para tratar fracturas complejas del mediopié y el antepié, que afectan a varios huesos del primer radio.

REFERENCIA

1. Rosenbaum AJ, DiPreta JA, Tartaglione J, et al. Acute fractures of the tarsal navicular: a critical analysis review. *JBJS Rev*. 2015;3(3):e5.

28

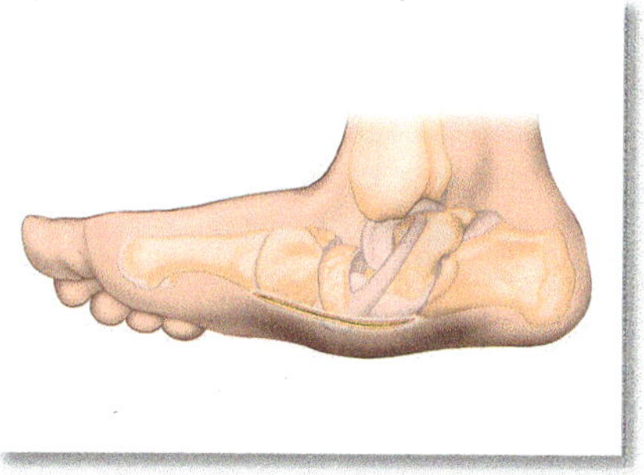

Abordaje medial directo del colapso del mediopié para el cepillado óseo y el tratamiento de úlceras cutáneas

Introducción

Este abordaje se utiliza para tratar a pacientes con deformidad grave del pie asociada con diabetes o en pacientes con colapso del mediopié debido a una neuropatía de tipo Charcot. Una prominencia ósea a través de la superficie plantar en pacientes con déficits neurológicos sensoriales suele provocar graves ulceraciones cutáneas sobre la superficie plantar. Si no se elimina la prominencia, la ulceración de la piel continuará.

El abordaje también se utiliza con frecuencia como parte de un procedimiento especializado para el tratamiento del desequilibrio muscular; un pie plano móvil, patológico o el colapso del mediopié. El momento de la cirugía es crucial, ya que estos pacientes suelen tener diabetes o deficiencias neurológicas que generan pérdida sensorial. Puede ser necesario tratar la ulceración local con técnicas no quirúrgicas antes de la cirugía para optimizar las condiciones de los tejidos blandos locales. Es obligatorio realizar un examen neurológico y vascular detallado. En casos específicos también pueden estar indicadas investigaciones especializadas como la angiografía.

Posición del paciente

Coloque al paciente en decúbito supino en la mesa de operaciones (véase fig. 3-1). Los abordajes dorsomedial y medial completo más largo se realizan con la pierna en su posición natural de ligera rotación externa. Si es necesario, puede colocarse un saco de arena debajo del glúteo opuesto para crear una rotación externa aún mayor de la extremidad afectada, facilitando el acceso a la cara medial del antepié. Después del vaciamiento sanguíneo, aplique un torniquete en la parte media del muslo. No utilice un torniquete aplicado justo por encima del tobillo, ya que puede crear problemas vasculares posoperatorios en pacientes con diabetes.

Puntos de referencia e incisión

Debido a que esta incisión se utiliza para tratar el colapso del mediopié y la deformidad del pie, los puntos de referencia óseos normales estarán distorsionados. Palpe el *maléolo medial* como el extremo bulboso de la tibia distal. Casi siempre puede encontrarse proximalmente y es un punto de referencia óseo fiable. De forma distal, palpe el *primer metatarsiano*, que se toca fácilmente en la cara dorsal del mediopié. Por último, palpe la prominencia ósea del hundimiento del mediopié que recubre la úlcera.

Haga una incisión longitudinal de 4 a 6 cm directamente sobre la zona a exponer. La incisión plantar medial se localiza directamente sobre la prominencia ósea que se va a extirpar. El abordaje suele ir desde la base del primer metatarsiano proximalmente sobre el navicular (fig. 28-1).

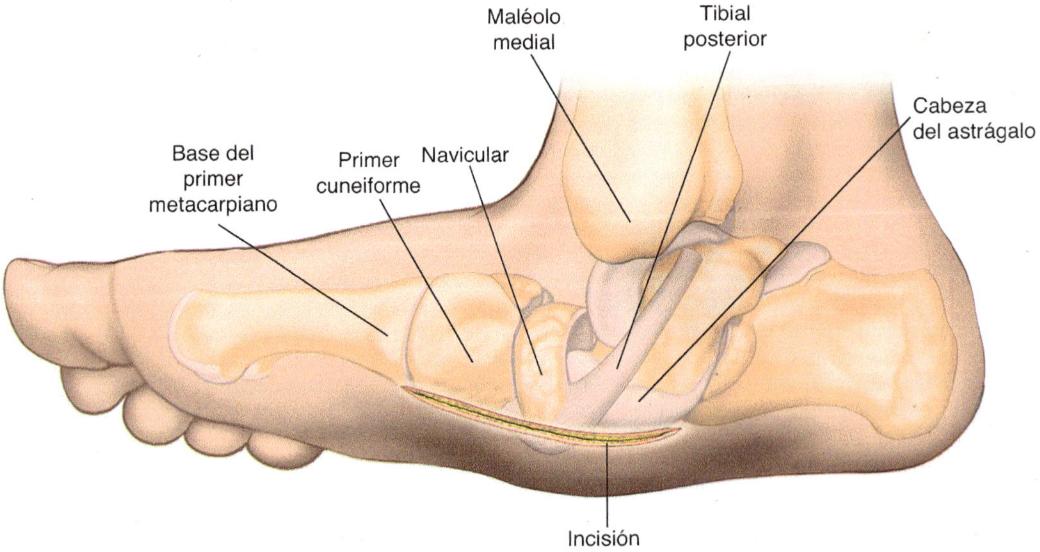

Figura 28-1. Haga una incisión longitudinal de 4 a 6 cm directamente sobre la zona a exponer. La incisión plantar medial se localiza directamente sobre la prominencia ósea que se va a extirpar. El abordaje suele ir desde la base del primer metatarsiano sobre el navicular.

Plano internervioso

No se dispone de un plano internervioso para este abordaje. Los músculos cuyos tendones están expuestos reciben su aporte nervioso de forma muy proximal al abordaje y, por lo tanto, no quedan denervados por este.

Disección quirúrgica superficial y profunda

Corte directamente sobre la prominencia ósea que se va a cepillar (fig. 28-2). Preserve los nervios cutáneos que puedan identificarse. Asegúrese de que los colgajos cutáneos sean de espesor total para minimizar el riesgo de necrosis cutánea. Las estructuras sobre la superficie plantar medial del pie son prominentes si los cambios cutáneos están en la superficie plantar. Se visualizará la extensa inserción del tibial posterior en la tuberosidad del navicular, la superficie inferior del cuneiforme medial y las bases del segundo, tercer y cuarto metatarsianos. Hay que tener mucho cuidado para preservar estas estructuras.

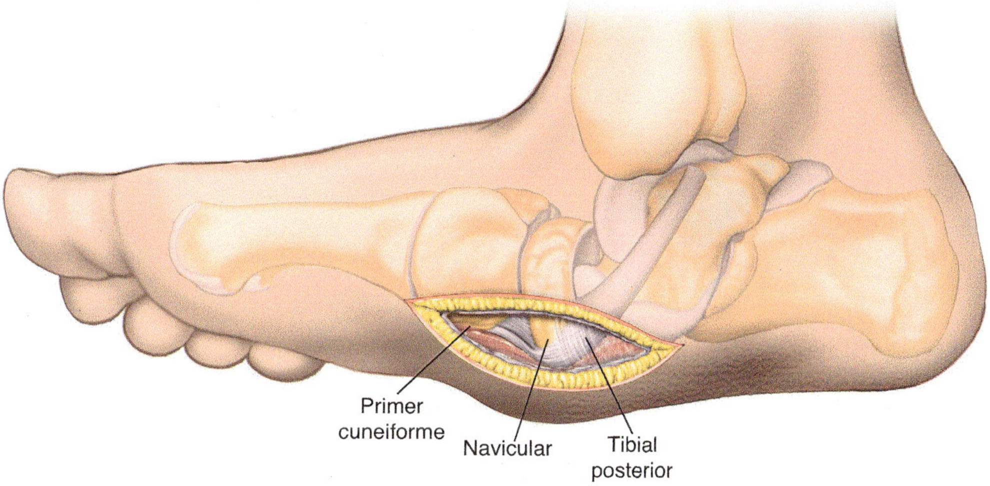

Figura 28-2. Corte directamente sobre la prominencia ósea que se va a cepillar. Preserve los nervios cutáneos que puedan identificarse.

Cómo ampliar el abordaje

Este abordaje puede ampliarse tanto proximal como distalmente. Dichas extensiones están indicadas si la escisión ósea local se va a combinar con otros procedimientos quirúrgicos como el alargamiento, acortamiento o transferencia de tendones. Proximalmente, extienda la incisión hasta la parte posterior del maléolo medial, curvándola hasta un punto intermedio entre el maléolo medial y el tendón de Aquiles. La incisión también puede extenderse distalmente en línea con el primer metatarsiano. Tenga en cuenta la necesidad de identificar y preservar los nervios cutáneos para evitar la anestesia local permanente del pie.

29

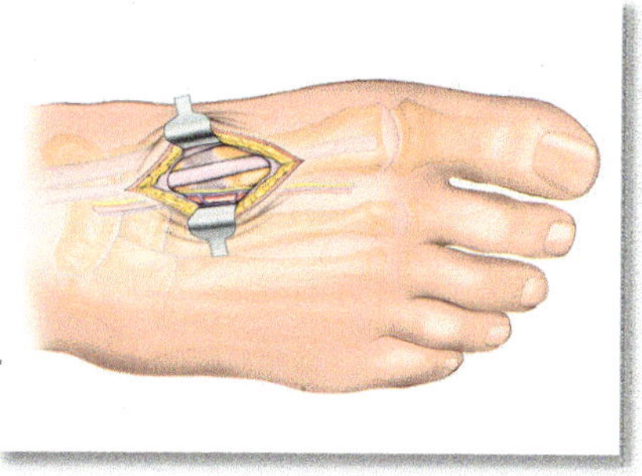

Abordaje dorsomedial de la articulación de Lisfranc

Introducción

Este abordaje se utiliza para el tratamiento de patologías de la articulación tarsometatarsiana (de Lisfranc). Por lo general, se realizan dos incisiones para lesiones graves del mediopié.[1] Puede utilizarse una única incisión para tratar luxaciones aisladas del primer rayo en la articulación de Lisfranc u otras afecciones como artritis o fracturas de la base del primer metatarsiano o del cuneiforme medial.

El mediopié contiene un complejo conjunto de estructuras óseas que garantizan la estabilidad del lado medial del mediopié y la flexibilidad del lado lateral del mismo. Por este motivo, los implantes utilizados para tratar fracturas en esta zona son más rígidos en el lado medial que en el lateral. A su vez, esto significa que los abordajes quirúrgicos suelen ser más extensos en el lado medial que en el lateral.

Posición del paciente

Coloque al paciente en decúbito supino sobre la mesa de operaciones (véase fig. 7-1). Ponga un saco de arena debajo del glúteo del lado afectado para contrarrestar la rotación externa natural de la pierna y coloque el pie en posición neutral. Después del vaciamiento sanguíneo, aplique un torniquete en la mitad del muslo.

Puntos de referencia e incisiones

Es muy difícil palpar la parte medial de la articulación de Lisfranc, por lo que debe utilizarse otra anatomía ósea para localizarla. La palpación de la *base* prominente del *primer metatarsiano* suele ser posible, pero con frecuencia es necesario intensificar la imagen para identificar las estructuras óseas subyacentes.

Haga un corte longitudinal de 4 cm en el eje largo del pie (fig. 29-1). La incisión debe estar centrada sobre la articulación entre el primer metatarsiano y el cuneiforme medial. Si es necesario, practique una segunda incisión de 4 cm paralela a la primera sobre la base del cuarto metatarsiano.

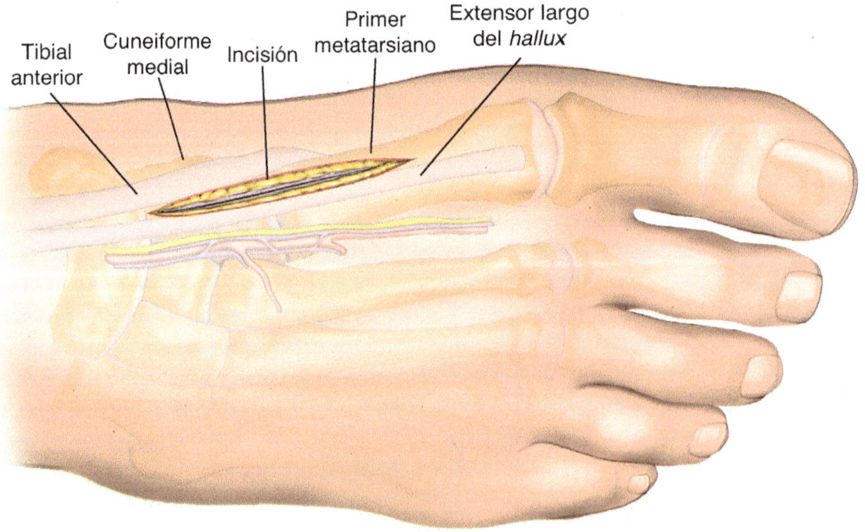

Figura 29-1. Haga una incisión longitudinal de 4 cm directamente sobre la zona a exponer. La incisión debe centrarse sobre la articulación entre el primer metatarsiano y el cuneiforme medial.

Plano internervioso

En este abordaje no se dispone de ningún plano internervioso. La disección es esencialmente directa hasta los huesos subcutáneos y no se puede denervar ningún músculo.

Disección quirúrgica superficial y profunda

Corte directamente hasta las estructuras que se van a exponer, procurando evitar cualquier nervio cutáneo que pueda identificarse (fig. 29-2). No socave los colgajos cutáneos para preservar la irrigación sanguínea al puente cutáneo entre las dos incisiones.

Retraiga de forma medial los tendones del extensor largo del *hallux* y del tibial anterior (fig. 29-3). El haz neurovascular se encuentra lateral. Profundice el abordaje en la línea de la incisión cutánea para exponer la articulación entre el primer metatarsiano y el cuneiforme medial (fig. 29-4). Para exponer la articulación entre la base del segundo metatarsiano y el cuneiforme intermedio, continúe la disección

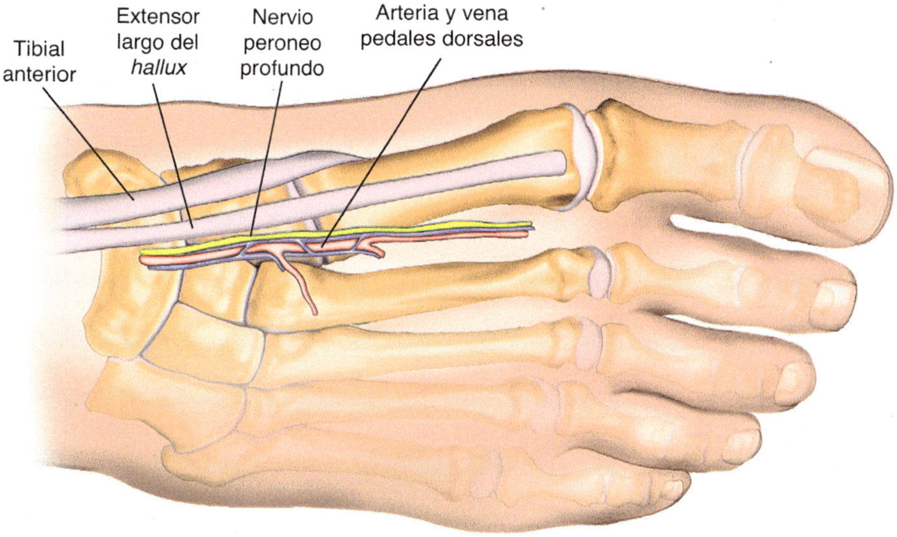

Figura 29-2. Corte directamente hasta las estructuras a exponer, procurando evitar cualquier rama cutánea del nervio peroneo profundo que pueda identificarse.

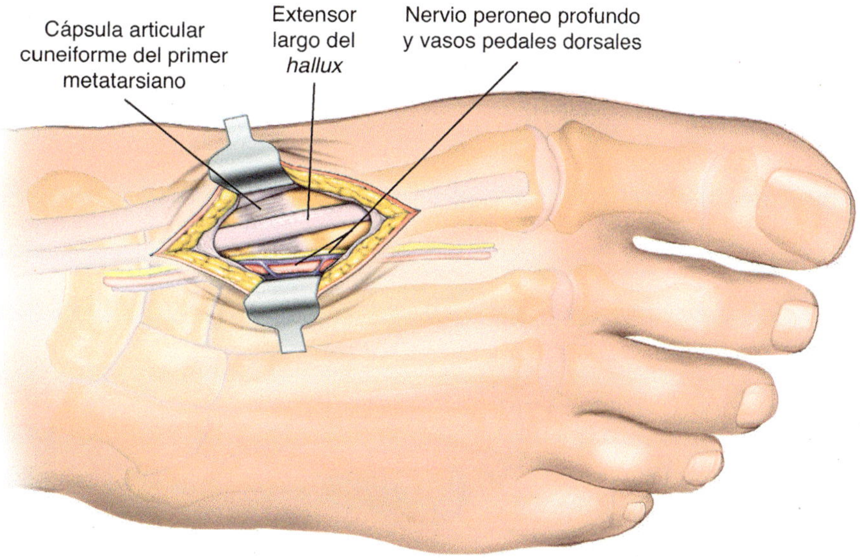

Figura 29-3. Retraiga de forma medial los tendones del extensor largo del *hallux* y del tibial anterior.

lateralmente, manteniéndose cerca del hueso. Con frecuencia hay una fractura asociada de la base del segundo metatarsiano en una luxación de Lisfranc. Para exponer la articulación entre el cuneiforme medial y el navicular, continúe la disección proximalmente, manteniéndose de nuevo cerca del hueso. A menudo, en el caso de las fracturas, es difícil identificar las estructuras mediante la palpación, por lo que debe utilizarse la fluoroscopia para que el cirujano pueda determinar con mayor cuidado y precisión el abordaje exacto necesario.

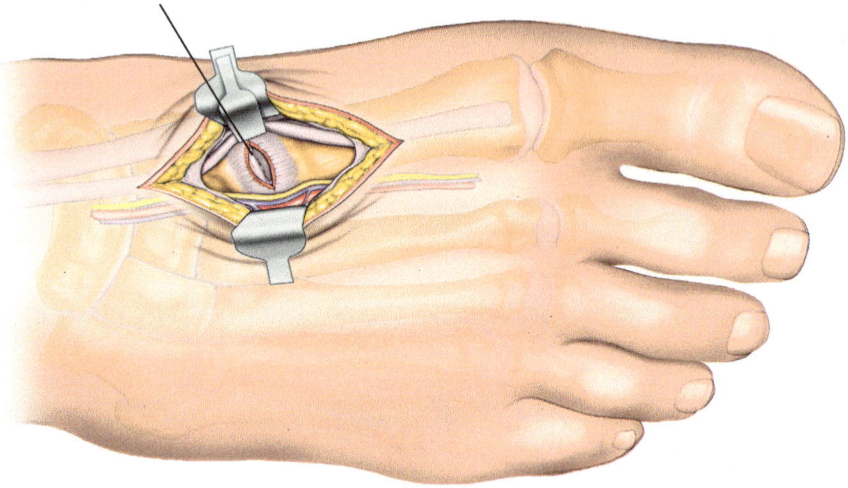

Figura 29-4. Profundice el abordaje para exponer la articulación entre el primer metatarsiano y el cuneiforme medial.

Cómo ampliar el abordaje

Este abordaje puede ampliarse proximalmente continuando la disección entre el extensor largo del *hallux* y el haz neurovascular. Al liberar el retináculo extensor inferior, se palpa la articulación del tobillo. La incisión también puede realizarse de forma más distal, continuando la disección entre el extensor largo del *hallux* y el haz neurovascular. Esto permite exponer toda la longitud de los cuneiformes medial y medio hasta la base del primer metatarsiano.

REFERENCIA

1. Buckley R, Moran C, Apivatthakakul T. Midfoot and forefoot. En: *AO Principles of Fracture Management*. 3rd ed. Vol 1. Thieme; 2017: 990–994.

30

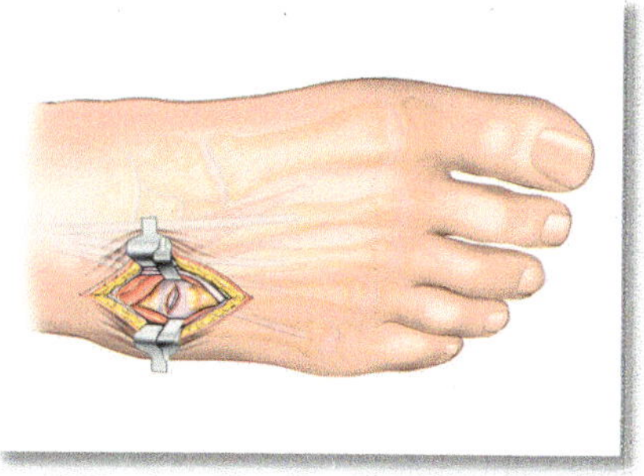

Abordaje dorsolateral de la articulación de Lisfranc

Introducción

El abordaje dorsolateral de la parte lateral de la articulación de Lisfranc suele utilizarse junto con el abordaje medial.[1] En esta zona deben realizarse colgajos cutáneos de espesor total sin socavar ningún tejido blando. Esto es más importante si se utilizan dos incisiones (dorsomedial y dorsolateral). La parte lateral del mediopié es móvil y, en caso de fractura, se suele estabilizar temporalmente, por lo general con grandes agujas de Kirschner. La parte medial del mediopié proporciona estabilidad. El tratamiento de la parte medial de esta articulación, en caso de fractura, suele consistir en una fusión primaria.

Posición del paciente

Coloque al paciente en decúbito supino sobre la mesa de operaciones (véase fig. 7-1). Ponga un saco de arena debajo del glúteo del lado afectado para corregir la rotación externa natural de la pierna. Esta maniobra posicionará el pie tanto para procedimientos abiertos como cerrados, cuando se utilice fluoroscopia. Realice vaciamiento sanguíneo de la pierna y, a continuación, aplique un torniquete en la parte media del muslo.

Puntos de referencia e incisión

Aunque puede palpar la apófisis estiloides del quinto metatarsiano lateralmente y la superficie dorsal del cuarto metatarsiano, es necesaria la fluoroscopia para una localización anatómica precisa de los huesos pequeños del mediopié.

Haga una incisión longitudinal de 4 cm directamente sobre la cara dorsal del cuarto metatarsiano (fig. 30-1). La incisión puede tener que situarse más medial o más lateralmente en función de la patología que se vaya a tratar y de la técnica a utilizar. Una incisión sobre el cuarto metatarsiano permitirá acceder fácilmente a las articulaciones entre las bases del cuarto y quinto metatarsianos y el cuboides, así como a la articulación entre la base del tercer metatarsiano y el cuneiforme lateral.

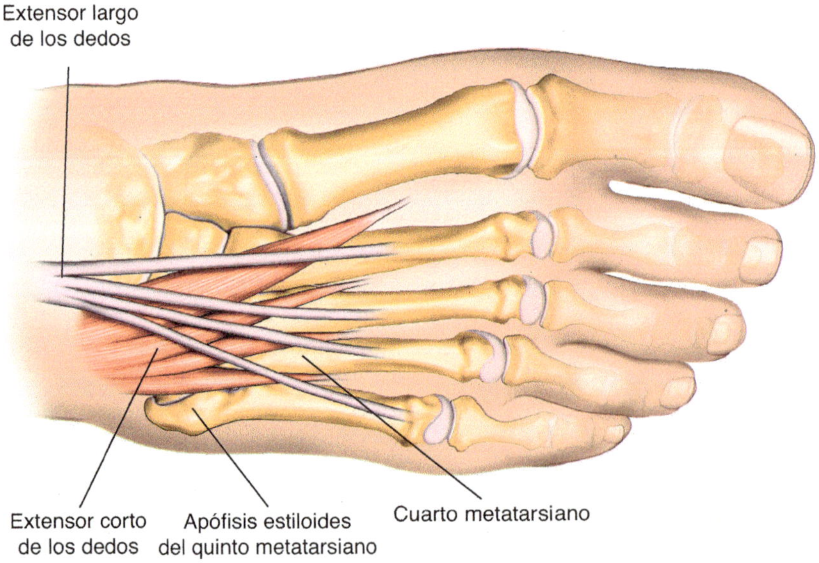

Figura 30-1. Haga una incisión longitudinal de 4 cm directamente sobre la cara dorsal del cuarto metatarsiano.

Plano internervioso

No hay plano internervioso en este abordaje. El único músculo afectado, el extensor corto de los dedos, recibe su aporte nervioso proximalmente al abordaje y no puede ser denervado por este.

Disección quirúrgica superficial

Haga una incisión en el tejido subcutáneo en la línea de la incisión cutánea; cuide identificar y preservar los nervios cutáneos. Dos estructuras cubren la cara dorsal de la parte lateral de la articulación de Lisfranc: los tendones del extensor largo de los dedos y el vientre muscular del extensor corto de los dedos (fig. 30-2). Identifique los tendones del extensor largo de los dedos (fig. 30-3). Movilice el tendón correspondiente y retírelo medial o lateralmente en función de las estructuras profundas que se vayan a abordar. Los tendones y el vientre del extensor corto de los dedos están ahora expuestos.

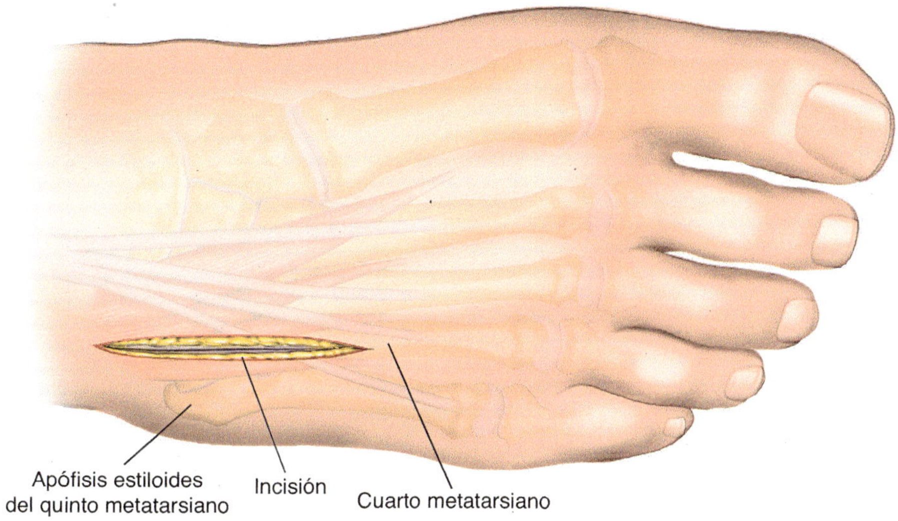

Figura 30-2. Dos estructuras principales cubren la cara dorsal de la parte lateral de la articulación de Lisfranc: los tendones del extensor largo de los dedos y el vientre muscular del extensor corto de los dedos.

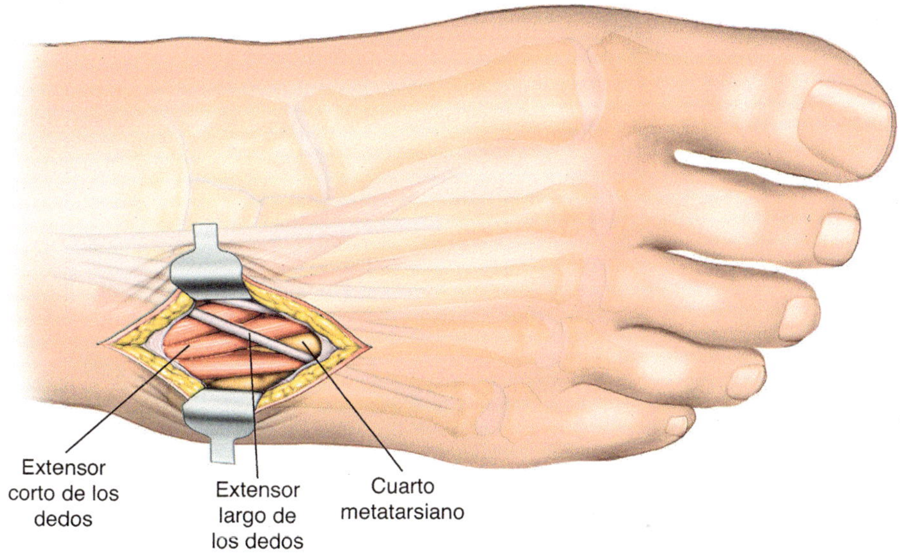

Figura 30-3. Identifique los tendones del extensor largo de los dedos.

Disección quirúrgica profunda

Identifique el vientre muscular del extensor corto de los dedos. Haga un corte en el vientre del músculo en la línea de la incisión cutánea para exponer la articulación correspondiente (fig. 30-4). El extensor corto de los dedos es un músculo grande que debe incidirse por completo. Sus fibras discurren longitudinalmente y se dividen con facilidad.

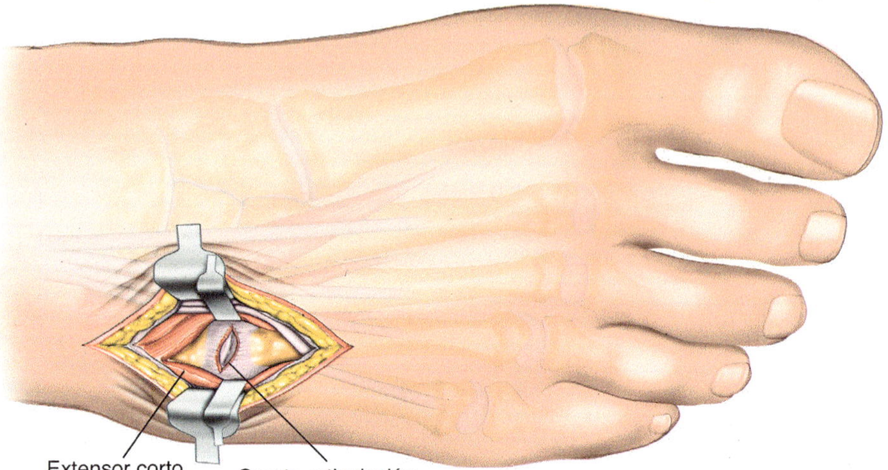

Figura 30-4. Haga una incisión en el vientre del músculo extensor corto de los dedos en la línea de corte cutánea para exponer la articulación correspondiente.

Cómo ampliar el abordaje

El abordaje puede ampliarse en el sitio para mejorar la visualización de las estructuras locales extendiendo la incisión cutánea tanto distal como proximalmente. Esto le permitirá retraer con seguridad los colgajos cutáneos y exponer las articulaciones del cuboides y los metatarsianos cuarto y quinto, así como la esquina del mediopié lateral entre el cuboides y el cuneiforme lateral, y el cuboides y el tercer metatarsiano.

Este abordaje puede ampliarse proximal y distalmente. De forma proximal, la incisión puede ampliarse hasta el nivel de la articulación del tobillo extendiendo el corte cutáneo proximalmente a lo largo de la cara dorsolateral del pie y el maléolo lateral y dividiendo el retináculo extensor. Deben evitarse las ramas del nervio peroneo superficial.

Para ampliar la incisión de forma distal, continúe la incisión longitudinal distalmente en la línea del cuarto metatarsiano. Continúe el corte del vientre del extensor corto de los dedos para descubrir el cuarto metatarsiano subyacente.

REFERENCIA

1. Grewal US, Onubodu K, Southgate C, et al. Lisfranc injury: a review and simplified treatment algorithm. *Foot (Edinb)*. 2020;45:101719.

31

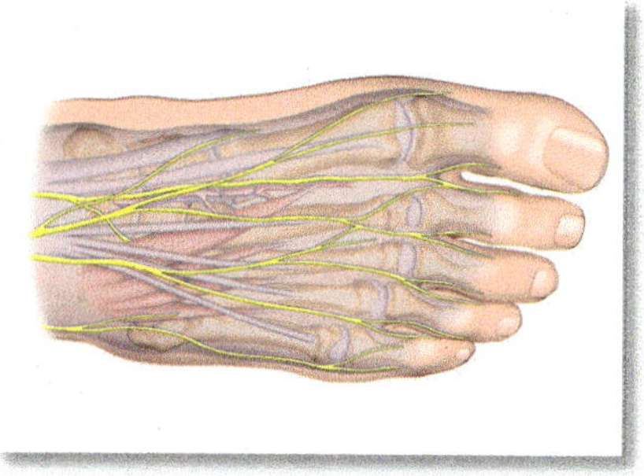

Abordajes dorsales para articulaciones aisladas del mediopié

Introducción

La razón más común para utilizar este abordaje es la artrosis de una o más articulaciones del mediopié.[1] La extirpación de osteofitos o fusiones es el procedimiento más frecuente realizado a través de estos abordajes. Las fusiones aisladas del mediopié requieren abordajes pequeños y precisos. Los abordajes son muy específicos para los requisitos de los tratamientos, y las incisiones deben planificarse cuidadosamente. La fluoroscopia suele ser útil para garantizar una localización precisa de la incisión cutánea.

Posición del paciente

Son posibles muchos abordajes en el dorso de la parte media del pie. Si desea acceder a estructuras laterales, coloque un saco de arena bajo el glúteo del lado afectado para rotar internamente la extremidad (véase fig. 7-1). Después del vaciamiento sanguíneo, aplique un torniquete en la parte media del muslo.

Puntos de referencia e incisión

Son posibles uno o varios abordajes dorsomediales o dorsolaterales, y los puntos de referencia necesarios para posicionarlos varían. En el lado lateral del pie, la *apófisis estiloides del quinto metatarsiano* es un punto de referencia confiable. En el lado medial, la *base del primer metatarsiano* se palpa con facilidad. El uso de la fluoroscopia es esencial para colocar con precisión las incisiones pequeñas.

Haga una incisión longitudinal directamente sobre la zona que se va a exponer. La longitud del corte depende del procedimiento que se vaya a realizar. Se utilizan pequeñas incisiones dorsomediales para exponer las articulaciones astragalonavicular, cuneiforme medial navicular y cuneiforme del primer metatarsiano. Se usa una incisión más dorsal para exponer la articulación cuneiforme navicular y, con menos frecuencia, la cuneiforme lateral.

Plano internervioso

En estos abordajes no se dispone de ningún plano internervioso. Las articulaciones a exponer son esencialmente subcutáneas, por lo que no existe riesgo de denervar ningún músculo.

Disección quirúrgica

Corte directamente sobre las estructuras que se van a exponer; evite cualquier nervio cutáneo que pueda identificar. La mayoría de las articulaciones del mediopié son subcutáneas. Asegúrese de que los colgajos cutáneos sean lo más gruesos posible. Reduzca al máximo la retracción. Tenga cuidado de no dañar los nervios sensoriales, los extensores corto y largo de los dedos y las inserciones de los cuatro poderosos inversores y evertores del pie: el tibial anterior, el tibial posterior, el peroneo corto y el peroneo largo (fig. 31-1).

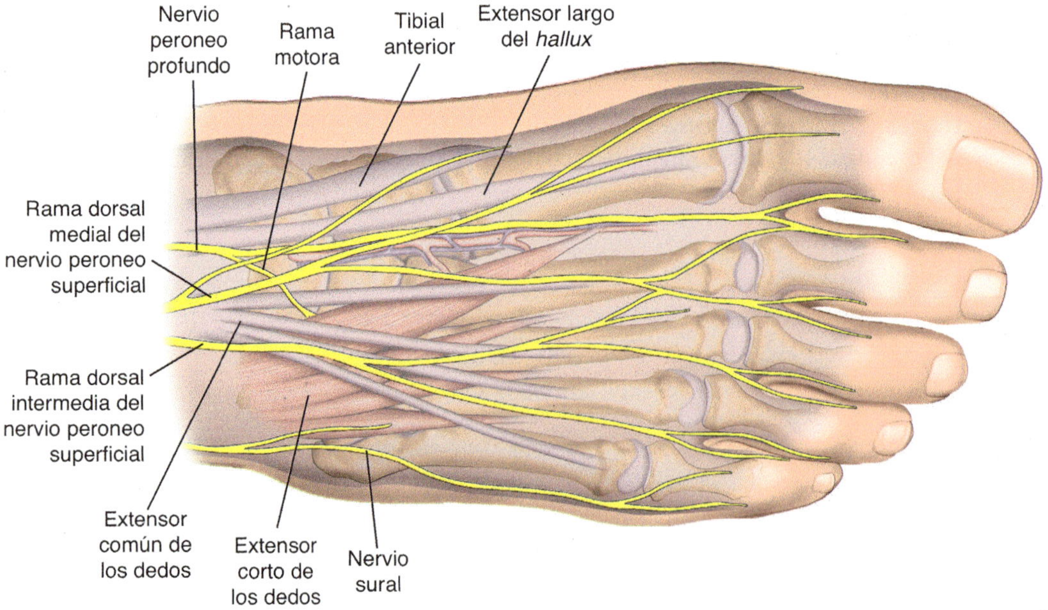

Figura 31-1. Corte directamente sobre las estructuras que se van a exponer; evite cualquier nervio cutáneo que pueda identificar.

Cómo ampliar el abordaje

Cada uno de estos abordajes puede ampliarse proximal y distalmente según sea necesario. El haz neurovascular que se encuentra directamente sobre el cuneiforme medio es una estructura clave que hay que evitar, al igual que el tendón del extensor largo del *hallux* y el tendón del tibial anterior medialmente. De forma más lateral, los tendones del extensor largo de los dedos se sitúan sobre sus respectivos radios.

De forma distal, las incisiones también pueden extenderse según se requiera para descubrir la totalidad de los huesos cuneiformes proximal y distalmente, y el cuboides lateralmente.

REFERENCIA

1. Kurup H, Vasukitty N. Midfoot arthritis: current concepts review. *J Clin Orthop Trauma*. 2020;11(3):399–405.

32

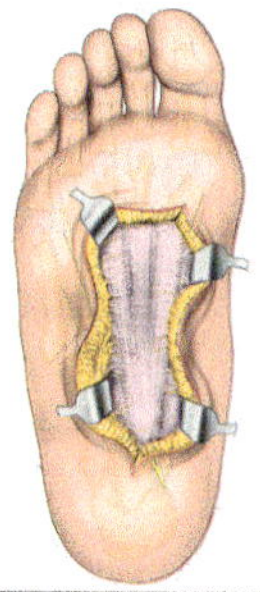

Abordaje plantar de la fibromatosis plantar

Introducción

Este enfoque se utiliza para abordar la fascia plantar en el tratamiento de la fibromatosis plantar, una enfermedad conocida por su gravedad variable. Cuando la enfermedad es muy grave, puede ser necesario realizar una escisión completa de toda la planta del pie, desde la cara posterior del talón hasta el antepié. Las incisiones más pequeñas suelen hacerse directamente en la fascia plantar, lo que requiere pequeños abordajes aislados de la planta del pie.

La piel gruesa de la parte inferior de la planta es muy especializada, dura y resistente. Debe respetarse y cortarse solo cuando sea absolutamente necesario. (Las incisiones deben limitarse en la medida de lo posible. Véase pág. 275).

Posición del paciente

Después del vaciamiento sanguíneo, aplique un torniquete en la parte media del muslo. A continuación, coloque al paciente en decúbito prono en la mesa de operaciones (véase fig. 6-1). Asegúrese de que las prominencias óseas estén bien acolchadas alrededor de las extremidades superiores, el tórax, la pelvis y las extremidades inferiores. Verifique que la ventilación sea segura y que no haya presión sobre los genitales.

Puntos de referencia e incisión

Palpe la piel gruesa del talón para sentir la extensión distal del calcáneo. De forma más distal, toque la cabeza del primer metatarsiano medialmente y las otras cabezas metatarsianas de manera secuencial, moviéndose lateralmente hasta la cabeza del quinto metatarsiano.

Haga una incisión longitudinal directo sobre la zona a exponer. La longitud del corte depende de la cantidad de tejido que se vaya a extirpar (fig. 32-1). Tenga cuidado de no penetrar de forma muy profunda, ya que los nervios plantares medial y lateral se encuentran inmediatamente debajo de la fascia plantar.

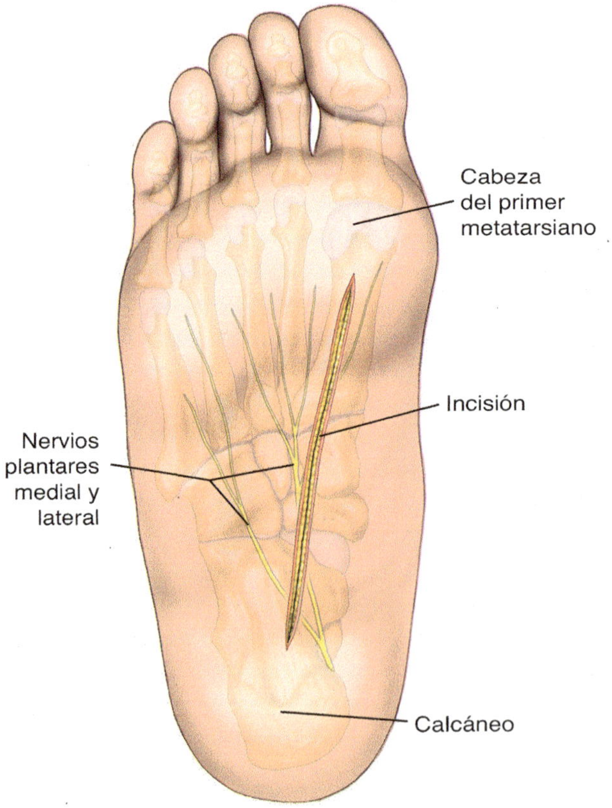

Figura 32-1. Haga una incisión longitudinal directamente sobre la zona a exponer. La longitud del corte depende de la cantidad de tejido que se vaya a extirpar.

Plano internervioso

No se dispone de planos internerviosos en este abordaje, que consiste en una incisión hacia abajo sobre una estructura subcutánea.

Disección quirúrgica superficial

Corte directamente sobre la zona de la fascia plantar que debe quedar al descubierto. Procure eludir cualquier nervio cutáneo que pueda identificar. Si es posible, evite cortar sobre la zona gruesa y callosa del retropié o el antepié. Realice la disección e intente definir un plano entre la piel y la fascia plantar (fig. 32-2). Esto es difícil en los casos avanzados de fibromatosis plantar, que es el equivalente en el pie de la contractura de Dupuytren de la mano.

Disección quirúrgica profunda

Haga una incisión transversal a través de la fascia plantar utilizando un bisturí (fig. 32-3). La fascia plantar es mucho más gruesa en sus partes centrales, donde se conoce como aponeurosis plantar. Tenga mucho cuidado porque los nervios plantares lateral y medial se encuentran inmediatamente debajo de la fascia. Una vez dividida la fascia, los extremos cortados suelen separarse y puede establecerse con facilidad el plano correcto debajo de la fascia (fig. 32-4).

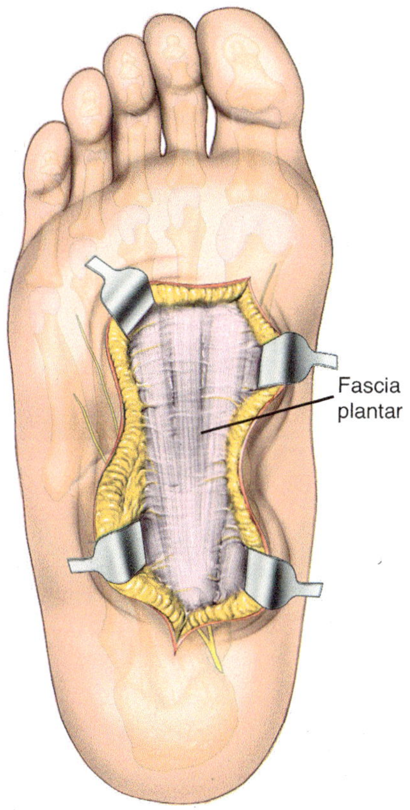

Figura 32-2. Defina un plano entre la piel y la fascia plantar subyacente.

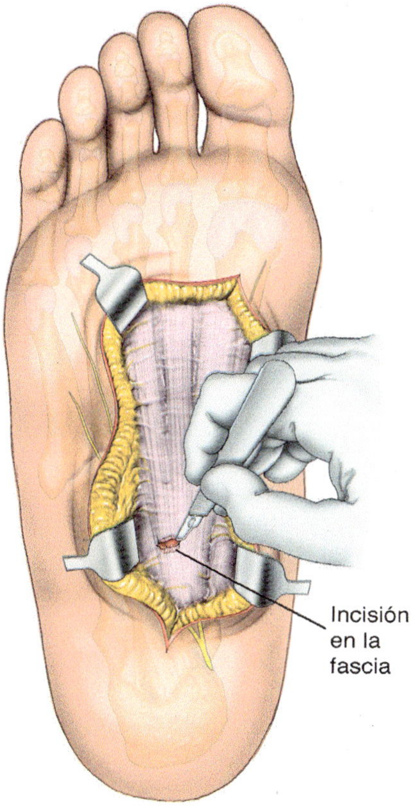

Figura 32-3. Con precaución, haga una incisión en la fascia plantar con un bisturí. El corte debe ser transversal.

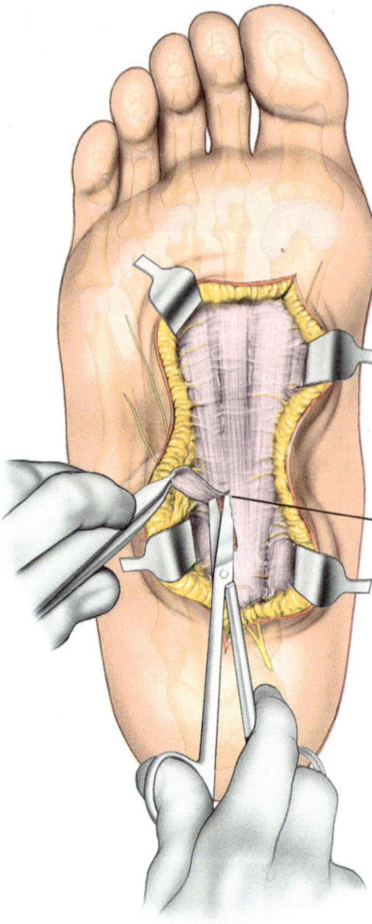

Figura 32-4. Una vez dividida la fascia, los extremos cortados suelen separarse y puede establecerse fácilmente el plano correcto debajo de la fascia.

Cómo ampliar el abordaje

Este abordaje puede ampliarse proximal y distalmente según sea necesario. Con frecuencia, la banda medial de la fascia plantar es la más afectada, pero la fibromatosis puede afectar a toda la fascia plantar, desde sus orígenes en el calcáneo hasta las inserciones extendidas en las cabezas metatarsianas.

33

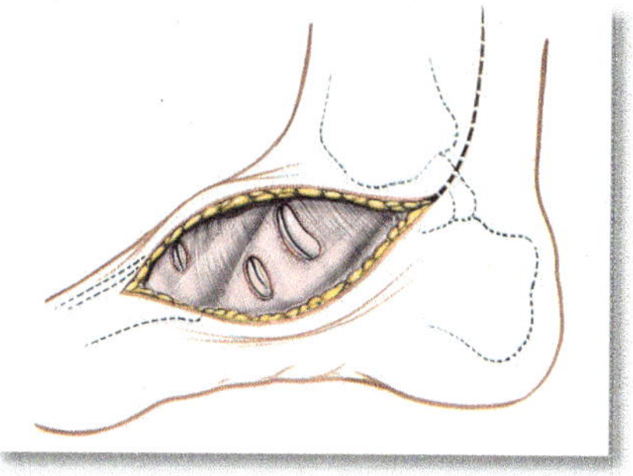

Abordajes dorsales de la parte media del pie

Introducción

La parte media del pie se extiende desde las articulaciones calcaneocuboidea y astragalonavicular hasta las articulaciones tarsometatarsianas (de Lisfranc). Todos estos huesos y articulaciones son superficiales y pueden abordarse directamente por vía dorsal, medial y lateral. Las operaciones en esta zona (que se realizan con poca frecuencia) suelen implicar la cirugía de las inserciones de los cuatro músculos potentes que, en conjunto, se encargan de controlar la inversión y eversión del pie. Estos músculos son el tibial anterior, que se inserta en las superficies medial e inferior del hueso cuneiforme medial, y en la parte contigua de la base del primer metatarsiano; el peroneo largo, que se implanta en la cara lateral del hueso cuneiforme medial; el peroneo corto, que se inserta en la base de la cara lateral del quinto metatarsiano, y el tibial posterior, que se implanta en la tuberosidad del hueso navicular, la superficie inferior del cuneiforme medial, el cuneiforme intermedio y las bases del segundo, tercer y cuarto metatarsianos (véanse figs. 10-2, 10-5, 10-8 y 10-9).

La parte media del pie es objeto de diversos procedimientos especializados para el tratamiento del desequilibrio muscular, el pie plano móvil y el hueso navicular accesorio. También se aborda para la reducción abierta y la fijación interna de fracturas en la articulación de Lisfranc y sus alrededores, y para la fusión local del tarso. Aquí solo se consideran los abordajes quirúrgicos generales, porque los detalles de la técnica quirúrgica y sus indicaciones están fuera del alcance de este libro.

Posición del paciente

Coloque al paciente en decúbito supino en la mesa de operaciones. Los abordajes dorsomediales y mediales se realizan con la pierna en su posición natural de ligera rotación externa, mientras que los abordajes dorsolaterales requieren una rotación interna de la extremidad, que se consigue colocando un saco de arena debajo del glúteo. Para todos los procedimientos, realice vaciamiento sanguíneo de la extremidad elevándola durante 3 a 5 minutos o aplicando un vendaje de goma suave. A continuación, infle el torniquete (véase fig. 7-1).

Puntos de referencia e incisiones

Puntos de referencia

Encuentre la *articulación cuneiforme del primer metatarsiano*, palpando a lo largo del borde medial del pie en dirección de distal a proximal. El primer metatarsiano se ensancha ligeramente en su base para encontrarse con el primer cuneiforme.

Continúe desplazándose proximalmente a lo largo del borde medial del pie hasta alcanzar el *tubérculo del navicular*.

La parte medial de la *cabeza del astrágalo* se encuentra inmediatamente proximal al navicular. Puede localizarse invirtiendo y evertiendo la parte anterior del pie. El movimiento que se produce entre el astrágalo y el navicular es palpable (fig. 33-1).

Encuentre la *base del quinto metatarsiano* palpando a lo largo de la parte lateral de su diáfisis en dirección distal a proximal hasta alcanzar su base ensanchada; se trata de la apófisis estiloides, en la que se inserta el músculo peroneo corto (véase fig. 33-3).

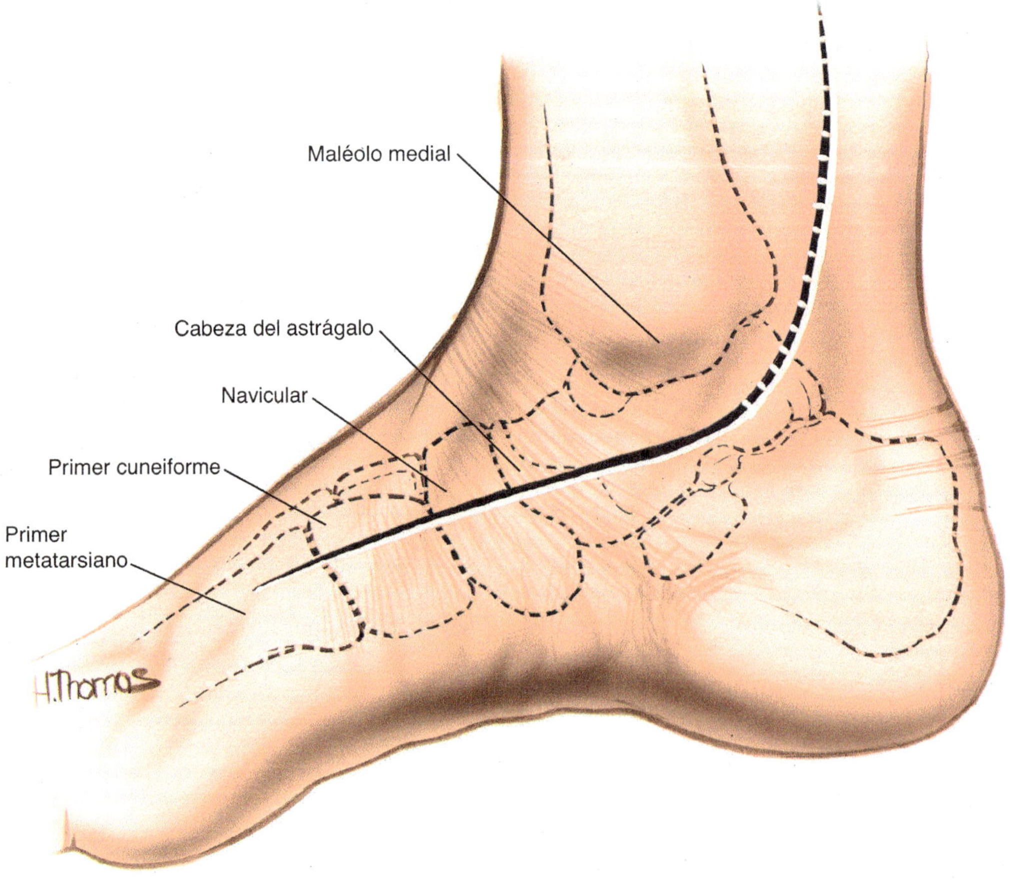

Figura 33-1. Incisión para la exposición de la parte media del pie. Haga una incisión longitudinal directamente sobre la zona a exponer. Una incisión dorsomedial expone las articulaciones astragalonavicular, cuneiforme navicular-medial y la primera articulación metatarsocuneiforme.

Incisiones

Haga una incisión longitudinal directamente sobre la zona a descubrir. Utilice un *corte dorsomedial* para exponer las articulaciones astragalonavicular, cuneiforme navicular-medial y la primera articulación metatarsocuneiforme, y para revelar las inserciones de los tendones de los músculos tibial anterior y tibial posterior (fig. 34-2). Use una *incisión dorsolateral* para exponer la articulación calcaneocuboidea y la base del quinto metatarsiano (fig. 33-3; véase fig. 10-10).

Si se requiere acceso a los lados medial y lateral del tarso es mejor realizar dos incisiones longitudinales separadas centradas sobre las estructuras que se van a explorar. Casi siempre se requieren incisiones separadas para la reducción abierta en fracturas de la articulación de Lisfranc.

Las incisiones transversales se utilizan mejor para la tarsectomía en cuña.

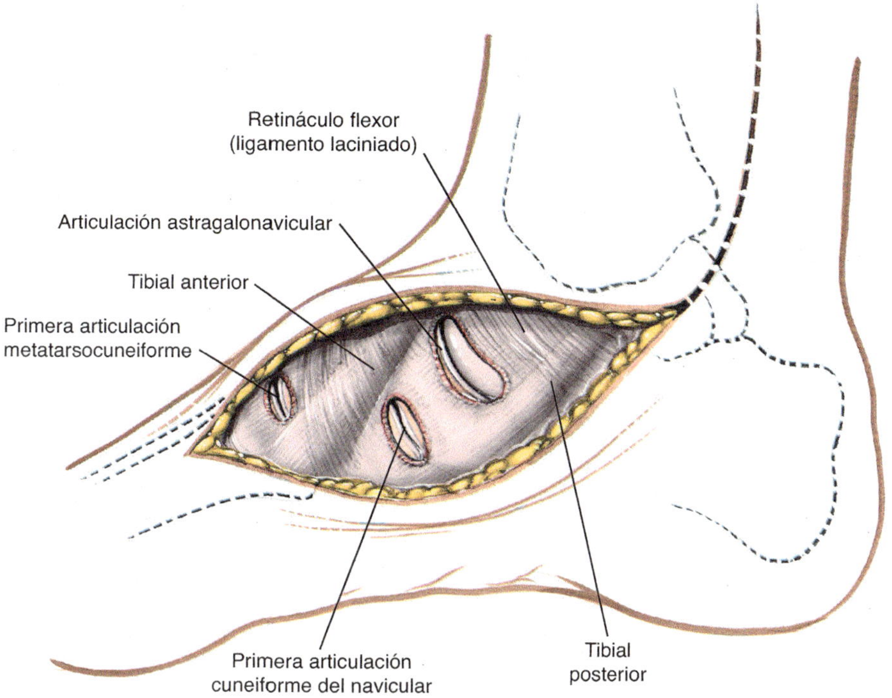

Figura 33-2. Desarrolle los colgajos cutáneos. Obsérvense las inserciones de los músculos tibiales anterior y posterior. Haga una incisión en las cápsulas de las articulaciones astragalonavicular, cuneiforme navicular-medial y la primera articulación metatarsocuneiforme de acuerdo con las exigencias de la cirugía.

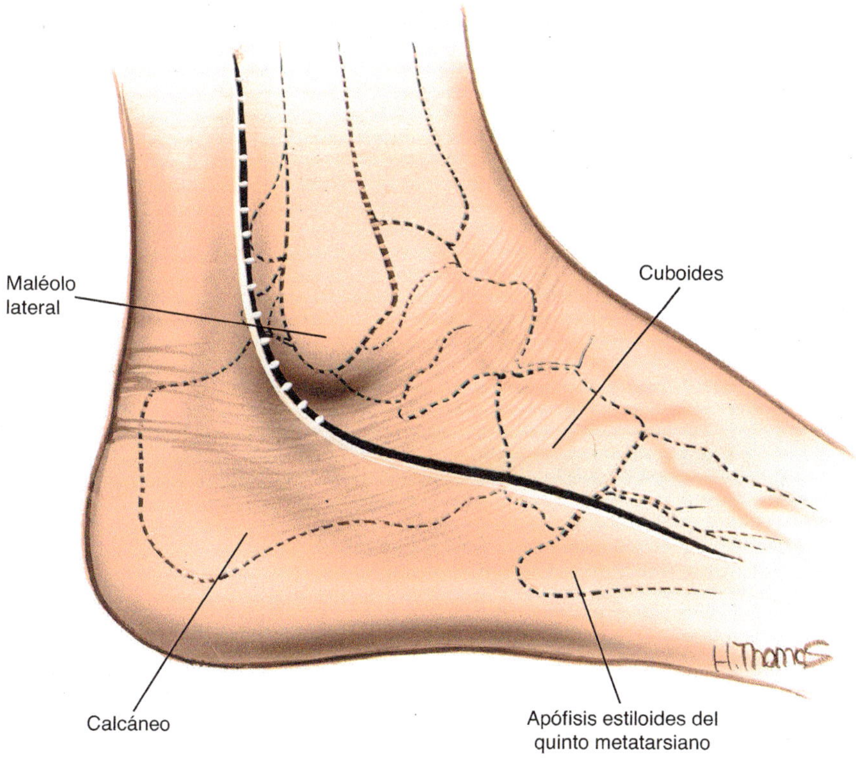

Figura 33-3. Una incisión dorsolateral expone la articulación calcaneocuboidea y la base del quinto metatarsiano.

Plano internervioso

No existen planos internerviosos en estos abordajes. Las incisiones longitudinales evitan dañar los nervios cutáneos. Ciertas cirugías reconstructivas mayores que utilizan incisiones transversales, como la tarsectomía en cuña, cortan necesariamente nervios cutáneos, dejando porciones del dorso del pie parcialmente anestesiadas.

Disección quirúrgica

Corte directamente sobre las estructuras que se van a exponer; evite cualquier nervio cutáneo que pueda identificar. Procure que los colgajos cutáneos sean lo más grueso posible; minimice al máximo la retracción. La mayoría de las estructuras del dorso del pie son subcutáneas. Cuide no dañar las inserciones de los cuatro inversores y evertores potentes del pie (figs. 33-2 y 33-4).

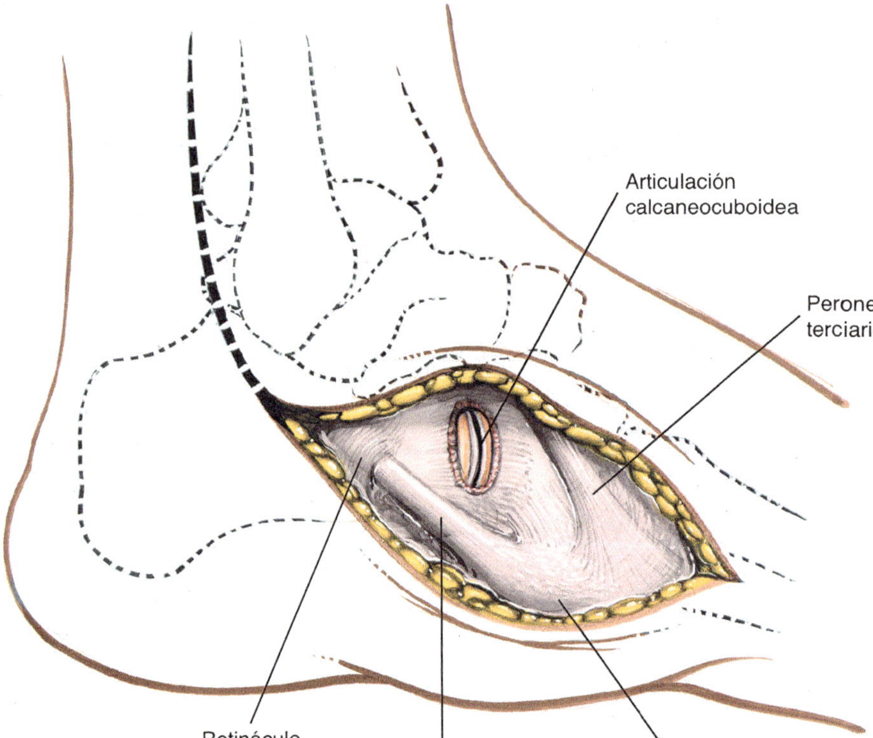

Figura 33-4. Desarrolle los colgajos cutáneos en el lado lateral de la parte media del pie. Obsérvese el tendón del peroneo corto en su inserción en la base del quinto metatarsiano. La cápsula de la articulación calcaneocuboidea puede incidirse, si es necesario.

Cómo ampliar el abordaje

Estos abordajes pueden ampliarse de forma proximal. En el *lado lateral*, extienda la incisión posteriormente y luego hacia arriba por detrás del borde posterior del maléolo lateral; esto expone no solo el lado lateral de la articulación talocrural, sino también la parte posterior de las articulaciones subastragalina y calcaneocuboidea (véase capítulo 11).

En el *lado medial*, extienda la incisión hacia arriba por detrás del maléolo medial, curvándola hasta un punto intermedio entre el maléolo medial y el tendón de Aquiles. Esta extensión expone las estructuras que pasan alrededor de la parte posterior del maléolo medial. Por lo general se utiliza en el tratamiento del pie equinovaro, donde debe protegerse el haz neurovascular (véase capítulo 5).

34

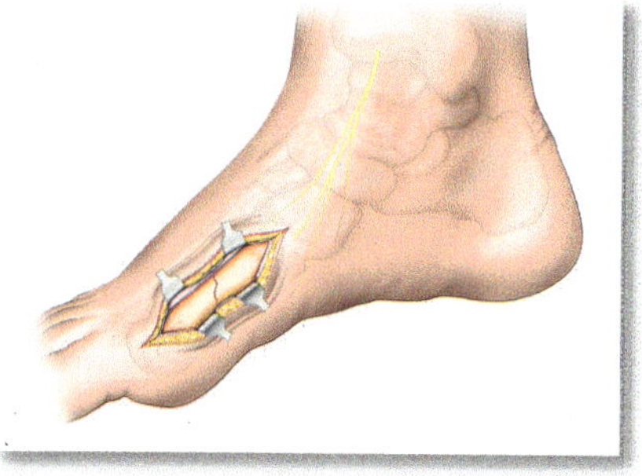

Abordaje dorsomedial del primer metatarsiano

Introducción

El abordaje dorsomedial del primer metatarsiano proporciona una excelente exposición de la diáfisis de este hueso. Su uso se limita en gran medida a la reducción abierta y la fijación interna de las fracturas de la diáfisis metatarsiana, pero también puede utilizarse para la osteotomía proximal o distal electiva en la deformidad postraumática o la corrección del *hallux valgus*. Sus otros usos incluyen los siguientes:

- Drenaje de la infección.
- Escisión de tumores óseos que afectan al primer metatarsiano.

Posición del paciente

Coloque al paciente en decúbito supino en la mesa de operaciones (véase fig. 1-1). Realice vaciamiento sanguíneo parcialmente del pie, ya sea elevándolo durante 3 a 5 minutos o aplicando una venda de goma suave sin apretar el pie y atándola firmemente a la pantorrilla. A continuación, infle el torniquete en el muslo.

Puntos de referencia e incisión

Localice la superficie dorsomedial del primer metatarsiano, que es subcutánea y fácil de palpar. Identifique la articulación metatarsofalángica del *hallux* moviendo la articulación. La articulación cuneiforme metatarsomedial puede ser difícil de palpar; si se va a utilizar la incisión para la osteotomía proximal, puede ser necesario confirmar la posición de la articulación mediante fluoroscopia.

Haga una incisión longitudinal centrada sobre la zona de la patología a tratar. En caso de traumatismo, realice la incisión sobre el centro del foco de fractura (fig. 34-1). La longitud del corte dependerá de la naturaleza de la patología y de los implantes que se utilicen para corregirla. Procure cortar solo la piel. Las ramas terminales del nervio safeno cruzan la línea de la incisión cutánea.

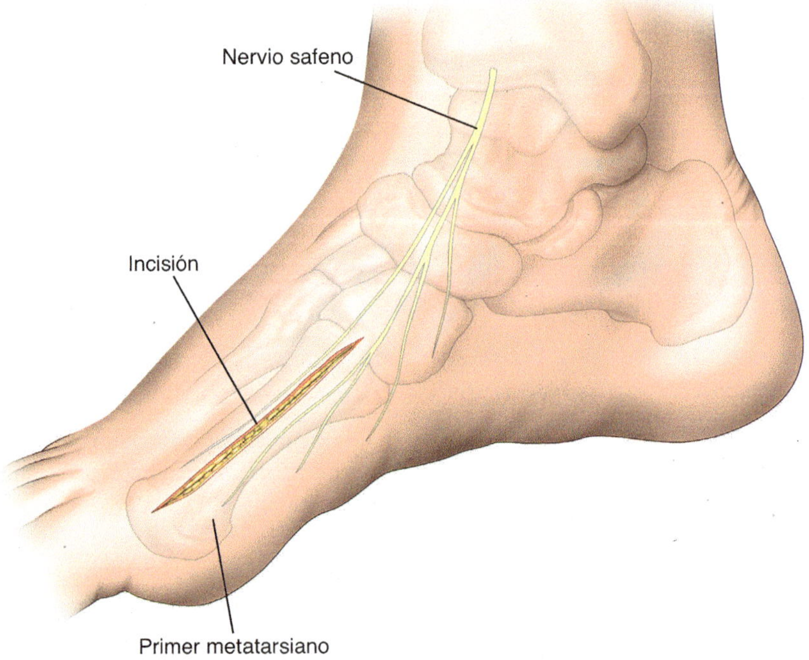

Figura 34-1. Haga una incisión longitudinal centrada sobre la zona de la patología a tratar. En caso de traumatismo, realice el corte sobre el centro del foco de fractura.

Plano internervioso

No existe un verdadero plano internervioso. El hueso es subcutáneo.

Disección quirúrgica superficial

Corte la fascia profunda en línea con la incisión. Identifique las ramas terminales del nervio safeno y asegúrese de que se conserven. Puede ser necesario movilizar el nervio y retraerlo dorsalmente. Deben crearse colgajos de espesor total sin socavar los tejidos.

Disección quirúrgica profunda

Corte directamente sobre el periostio del primer hueso metatarsiano. Utilizando instrumentos romos, retraiga la fascia cutánea y los nervios cutáneos para exponer el hueso en el plano epiperióstico. La extensión de la disección profunda depende del procedimiento a realizar (fig. 34-2). En las fracturas, incida una zona de periostio lo más pequeña posible para garantizar la máxima irrigación sanguínea a los fragmentos de la fractura.

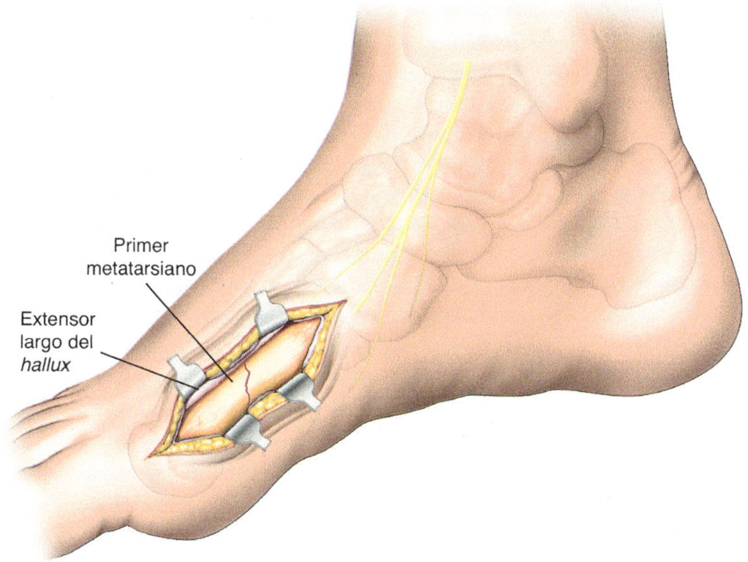

Figura 34-2. Corte directamente sobre el periostio del primer hueso metatarsiano. Utilizando instrumentos romos, retraiga la fascia cutánea y los nervios cutáneos para exponer el hueso en el plano epiperióstico.

Peligros

El tendón del extensor largo del *hallux* debe situarse lateral al plano de disección, pero puede lesionarse si la incisión se coloca de forma demasiado dorsal.

Las ramas terminales del nervio safeno cruzan el campo quirúrgico en dirección de lateral a medial. La lesión de estos nervios puede provocar un deterioro de la sensibilidad en la cara dorsal del *hallux*, y la división del nervio puede relacionarse con el desarrollo de un neuroma doloroso. Es necesario identificar el nervio y retraerlo suavemente antes de proceder a la disección hasta el periostio.

Cómo ampliar el abordaje

El abordaje puede ampliarse tanto proximal como distalmente para exponer todos los huesos del primer radio desde la falange proximal del *hallux* hasta el navicular. Cree colgajos de espesor total para evitar la necrosis cutánea.

35

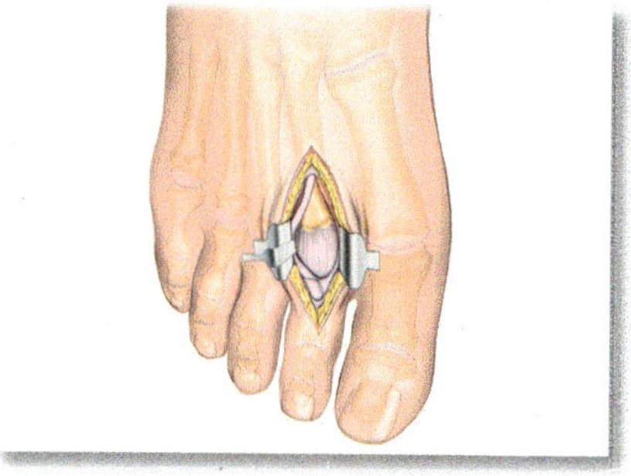

Abordaje dorsal de los huesos metatarsianos segundo a quinto

Introducción

El abordaje dorsal de los huesos metatarsianos segundo a quinto proporciona un acceso seguro para la cirugía en una serie de condiciones. Debido a que los metatarsianos se encuentran en una posición casi subcutánea, el acceso es relativamente fácil; sin embargo, hay que respetar las estructuras neurovasculares del dorso del pie, especialmente los nervios cutáneos. La lesión de estos nervios puede producir hiperestesia o, en el peor de los casos, un neuroma. Ambas complicaciones producen importantes problemas posoperatorios para los pacientes. Entre los usos del abordaje se incluyen los siguientes:

- Placa de la diáfisis de los huesos metatarsianos en casos de traumatismo.[1]
- Acceso a la parte distal del hueso para la colocación de alambre en casos de traumatismo.
- Biopsia o escisión de tumor óseo.
- Tratamiento de la osteomielitis del hueso metatarsiano.
- Osteotomía correctora en casos de consolidación defectuosa de fracturas.

Posición del paciente

Coloque al paciente en decúbito supino sobre la mesa de operaciones. Después del vaciamiento sanguíneo coloque un torniquete a la mitad del muslo. Como alternativa, utilice una venda de goma suave para realizar el vaciamiento sanguíneo del pie y, a continuación, envuelva la pierna firmemente justo por encima del tobillo (véase fig. 1-1).

Puntos de referencia e incisión

Palpe las diáfisis de los huesos metatarsianos segundo a quinto en la cara dorsal del pie. En los casos de traumatismo, en los que suele haber una inflamación considerable, la identificación de las diáfisis de los metatarsianos mediante palpación puede resultar difícil; el uso de un control radiológico con un intensificador de imágenes garantizará que la incisión se localice con precisión en la zona patológica.

Haga una incisión longitudinal centrada sobre el lugar de la patología (fig. 35-1); su longitud será determinada por el procedimiento. Si se contempla la cirugía en dos huesos metatarsianos adyacentes, centre la incisión entre estos. Es posible tratar dos huesos metatarsianos adyacentes a través de una única incisión. Sin embargo, tenga en cuenta que esto requiere más retracción de la que se necesitaría para un solo hueso metatarsiano. Para reducir el riesgo de necrosis del colgajo, aumente la longitud de la incisión. Si se van a tratar los cinco huesos metatarsianos, realice dos incisiones longitudinales, una sobre el segundo a tercer interespacio y la segunda sobre el cuarto a quinto interespacio.

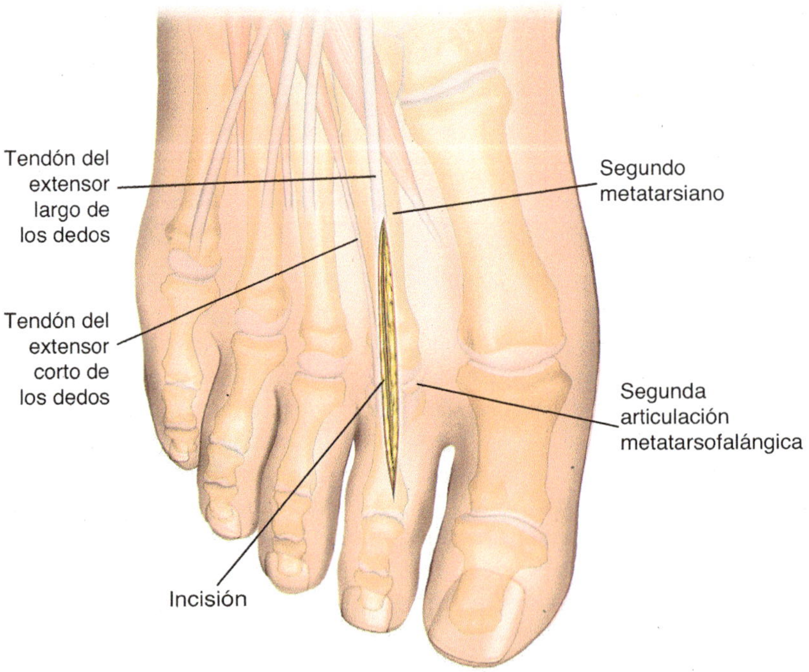

Figura 35-1. Haga una incisión longitudinal centrada sobre el lugar de la patología; su longitud será determinada por el procedimiento. Si se contempla la cirugía en dos huesos metatarsianos adyacentes, centre la incisión entre los huesos a tratar.

Plano internervioso

No existe un verdadero plano internervioso. Estos huesos son casi subcutáneos. Los tendones de los extensores largo y corto de los dedos se encuentran en el campo de disección, pero estos músculos reciben su aporte nervioso proximalmente al abordaje y los músculos mismos no pueden ser denervados por este.

Disección quirúrgica superficial

Practique una incisión en la fascia profunda en línea con el corte. Procure identificar y preservar los nervios cutáneos derivados del nervio safeno y los nervios peroneos profundo y superficial. Distinga el tendón del extensor largo de los dedos, movilícelo y repliéguelo medial o lateralmente en función de la ubicación de la incisión cutánea original (fig. 35-2).

Disección quirúrgica profunda

Profundice el abordaje en la línea de la incisión cutánea. Identifique y, si es posible, conserve los tendones del músculo extensor corto de los dedos, que se insertan en la cara lateral del segundo, tercer y cuarto tendones del músculo extensor largo de los dedos. Una retracción adecuada del tendón le hará descender sobre el periostio que recubre el hueso metatarsiano correspondiente (fig. 35-3).

En caso de traumatismo, intente conservar el máximo periostio posible. Una extirpación extensa del periostio reducirá significativamente la irrigación sanguínea de la fractura.

La longitud y la extensión de la disección quirúrgica profunda dependen de la patología a tratar y de la modalidad de tratamiento seleccionada. Para la colocación de placas en los metatarsianos fracturados, la longitud de la incisión dependerá de la placa seleccionada. Las placas deben colocarse en un plano epiperióstico. Las fracturas que vayan a tratarse con clavillos requieren la exposición del extremo distal del metatarsiano afectado. Para la colocación del clavillo, haga una incisión en la articulación metatarsofalángica del hueso metatarsiano afectado. La incisión de la cápsula dorsal permitirá flexionar la falange proximal, dando acceso a la cabeza metatarsiana para la inserción retrógrada de un clavillo a través del foco de fractura (fig. 35-4).

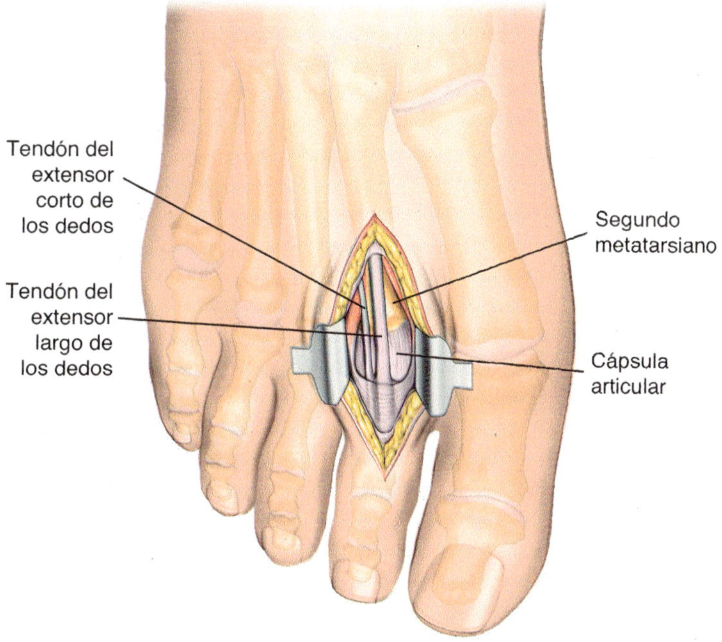

Figura 35-2. Practique una incisión en la fascia profunda en línea con la incisión. Procure identificar y preservar los nervios cutáneos derivados de los nervios peroneos profundo y superficial. Ubique el tendón del extensor largo de los dedos, movilícelo y repliéguelo medial o lateralmente en función de la ubicación de la incisión cutánea original.

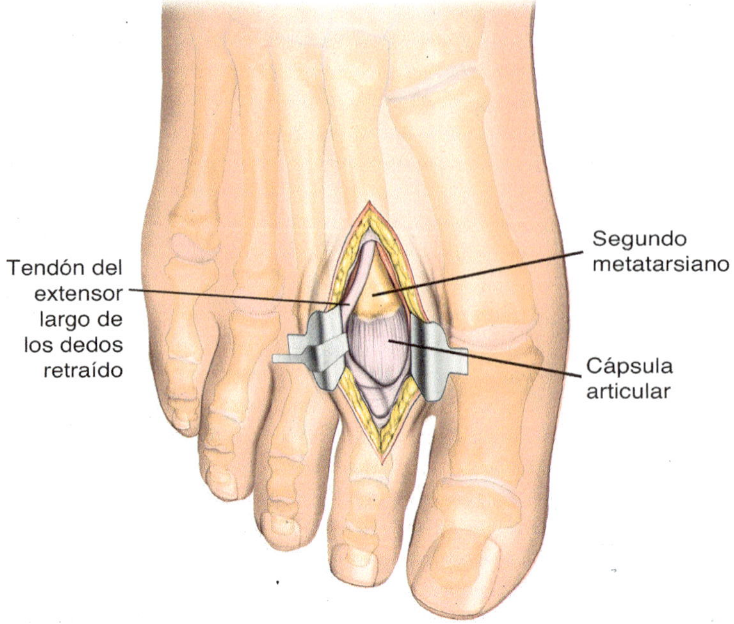

Figura 35-3. Identifique y conserve, si es posible, el tendón del extensor corto de los dedos. Una retracción adecuada del tendón le hará descender sobre el periostio que recubre el hueso metatarsiano correspondiente.

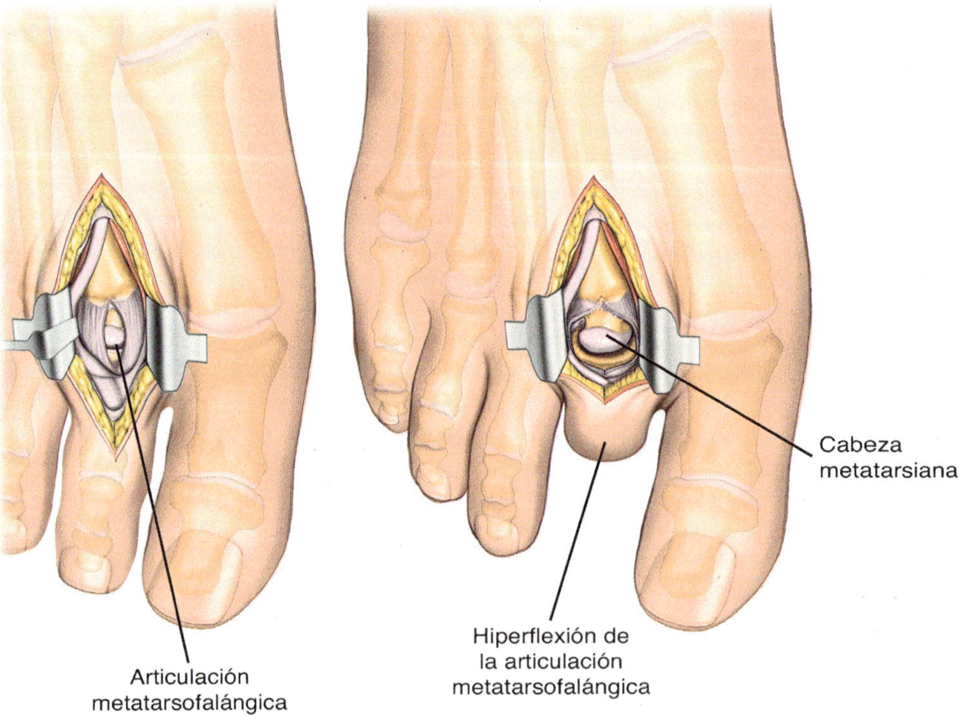

Figura 35-4. Para la colocación del clavillo, haga una incisión en la articulación metatarsofalángica del hueso metatarsiano afectado. La incisión de la cápsula dorsal permitirá flexionar la falange proximal, dando acceso a la cabeza metatarsiana para la inserción retrógrada de un clavillo a través del foco de fractura.

Peligros

El tendón del músculo extensor largo de los dedos se encuentra directamente en la línea de la incisión cutánea. Tenga cuidado de identificar, preservar y retraer adecuadamente estos tendones.

Las ramas cutáneas superficiales de los nervios peroneos profundo y superficial discurren en línea con la incisión cutánea. Se identifican fácilmente en la disección subcutánea y pueden y deben conservarse. Las arterias metatarsianas dorsales suelen estar dañadas por patologías en casos de traumatismo. El daño de estos vasos no suele ser significativo. La arteria arcuata, rama de la arteria dorsal del pie, pasa a la cara plantar del pie en el extremo proximal del primer espacio intermetatarsiano. Puede lesionarse en traumatismos centrados en la articulación de Lisfranc, pero debe situarse de forma bastante proximal al campo de disección en casos de fractura de la diáfisis metatarsiana.

Cómo ampliar el abordaje

Este abordaje solo está indicado para la patología metatarsiana local y no puede ampliarse de forma útil para otros procedimientos quirúrgicos.

REFERENCIA

1. Buckley R, Moran C, Apivatthakakul T. Midfoot and forefoot. En: *AO Principles of Fracture Management*. 3rd ed. Vol 2. Thieme; 2017: 994–998.

36

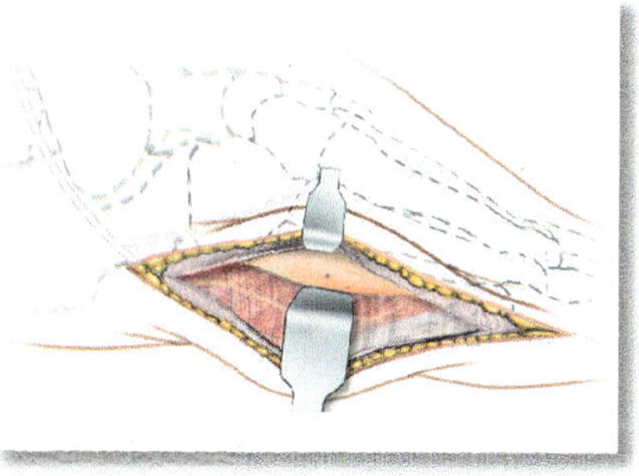

Abordaje lateral de la base del quinto metatarsiano

Introducción

El abordaje lateral de la base del quinto metatarsiano proporciona un acceso fácil y seguro a esa parte del hueso. Sus usos incluyen lo siguiente:

- Osteotomía basal del quinto metatarsiano en casos de bunión. Este procedimiento está indicado si el ángulo intermetatarsiano entre el cuarto y el quinto huesos metatarsianos es anormal.
- Reducción abierta y fijación interna de fracturas o seudoartrosis de la base del quinto hueso metatarsiano. Las fracturas transversales tienen muchas más probabilidades de presentar falta de unión que las fracturas por avulsión debido a la tenue irrigación sanguínea en esa zona del hueso.[1] Las fracturas por estrés también pueden producirse en atletas.

Posición del paciente

Coloque al paciente en decúbito supino en la mesa de operaciones. Fije un soporte al lado opuesto de la mesa para apoyar el ala iliaca contralateral. A continuación, coloque un saco de arena debajo del glúteo e incline la mesa alejándola de usted (véase fig. 7-1). Esto asegurará la rotación interna de la pierna y traerá el lado lateral del pie al campo quirúrgico. Después del vaciamiento sanguíneo, coloque un torniquete en la parte media del muslo. Como alternativa, utilice una venda de goma suave para realizar vaciamiento sanguíneo del pie y, a continuación, envuelva la pierna firmemente justo por encima del tobillo.

Puntos de referencia e incisiones

La apófisis estiloides de la base del quinto hueso metatarsiano es fácilmente palpable a lo largo de la cara lateral del pie. Coloque los dedos sobre la apófisis estiloides, moviéndolos proximal y superiormente para palpar el tendón del músculo peroneo corto.

Haga una incisión de 2 a 3 cm en la cara lateral del pie. Para la reducción abierta y la fijación interna de fracturas del quinto metatarsiano, centre esta incisión en la apófisis estiloides del quinto hueso metatarsiano (fig. 36-1). Para las osteotomías basales del quinto metatarsiano, practique una incisión de 2 cm que comience en la apófisis estiloides del quinto metatarsiano y se extienda a lo largo de la cara lateral del pie en línea con el quinto metatarsiano.

Disección quirúrgica superficial

Corte a través de la grasa subcutánea en la línea de la incisión cutánea. Procure identificar y preservar cualquier rama cutánea pequeña del nervio sural que se encuentre subcutánea. Identifique el tendón del músculo peroneo corto en su inserción en la apófisis estiloides del quinto hueso metatarsiano (fig. 36-2).

Disección quirúrgica profunda

Si el abordaje se va a utilizar para la reducción abierta y la fijación interna de la fractura del metatarso basal, explore cuidadosamente el lugar de la fractura o de la seudoartrosis, procurando conservar la mayor cantidad posible de tejido blando adherido al hueso.

Si el abordaje se va a utilizar para una osteotomía metatarsiana basal, incida cuidadosamente el periostio en el lugar de la osteotomía. Para llevar a cabo el procedimiento será necesario realizar alguna incisión en el periostio, pero al igual que en los casos de fracturas, intente conservar la mayor cantidad posible de tejido blando adherido al hueso.

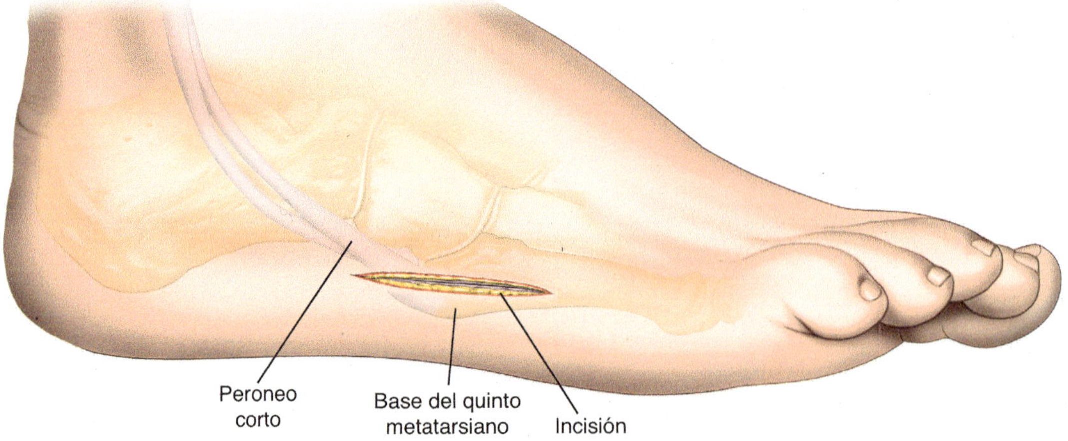

Figura 36-1. Haga una incisión de 2 a 3 cm en la cara lateral del pie. Para la reducción abierta y la fijación interna de fracturas basales del quinto metatarsiano, centre esta incisión en la apófisis estiloides del quinto hueso metatarsiano.

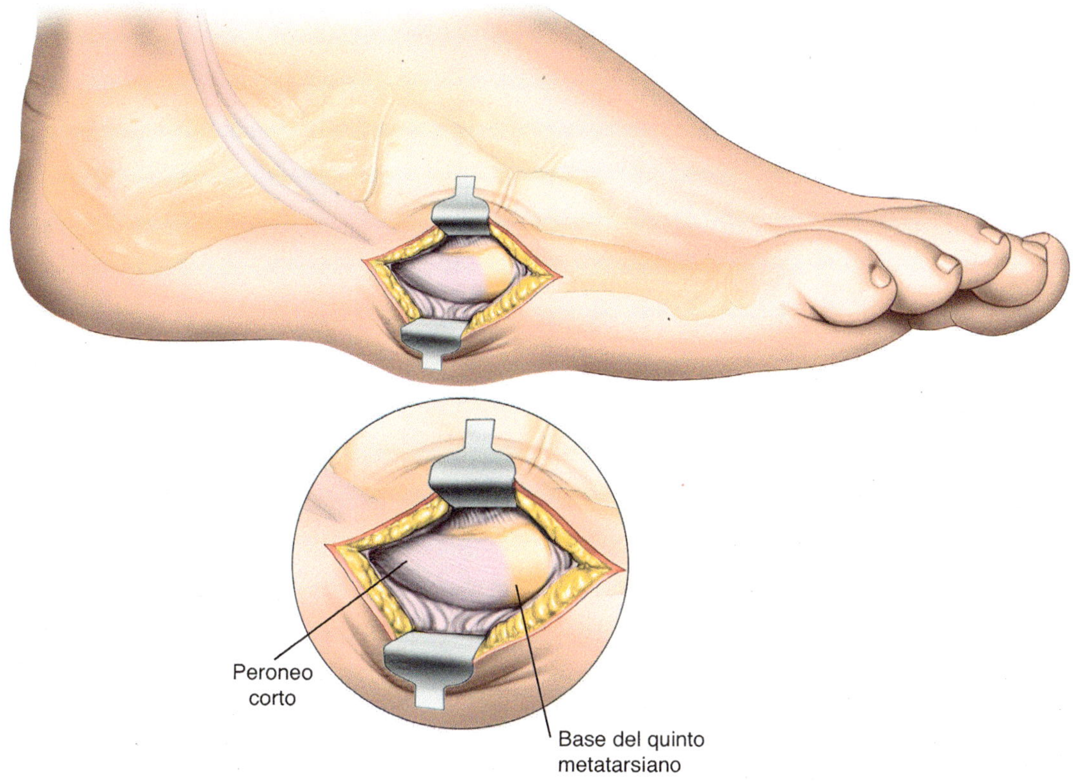

Figura 36-2. Corte a través de la grasa subcutánea en la línea de la incisión cutánea. Procure identificar y preservar cualquier nervio cutáneo pequeño en el plano. Distinga el tendón del músculo peroneo corto en su inserción en la apófisis estiloides del quinto hueso metatarsiano.

Peligros

El músculo peroneo corto es una estructura amplia y fácil de reconocer. No debería correr ningún peligro en este abordaje.

Las ramas sensoriales subcutáneas del nervio sural están presentes durante la disección quirúrgica superficial y deben identificarse y preservarse si es posible.

Cómo ampliar el abordaje

El abordaje puede ampliarse distalmente para exponer toda la longitud del quinto metatarsiano. Esta extensión está indicada con poca frecuencia en la cirugía de fracturas. Amplíe la incisión distalmente a lo largo de la línea del quinto metatarsiano; preserve las ramas del nervio sural. Identifique el vientre del músculo abductor del quinto dedo e incida la fascia que lo cubre de forma longitudinal. Retraiga la piel y el tejido subcutáneo dorsalmente y el músculo abductor del quinto dedo de forma plantar para revelar la diáfisis del quinto hueso metatarsiano (fig. 36-3). Proximalmente, el abordaje puede ampliarse a un abordaje lateral del calcáneo (véase capítulo 18) y un abordaje lateral del retropié (véase capítulo 11).

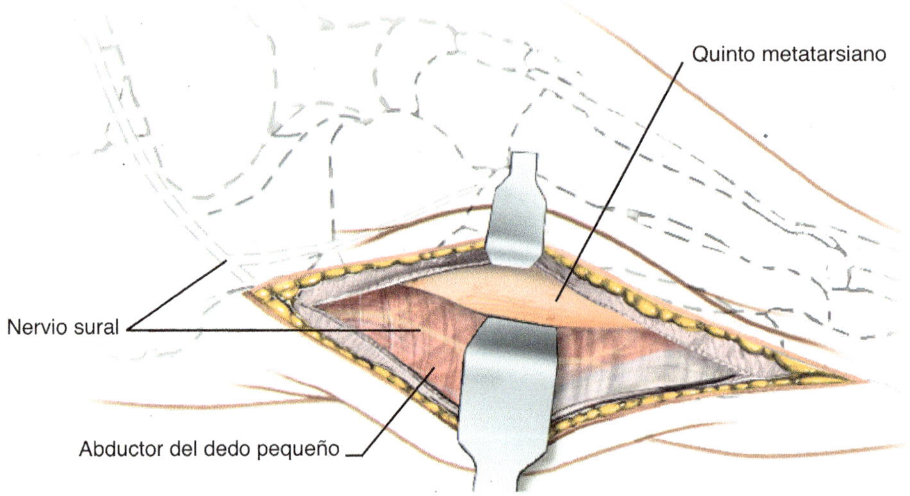

Figura 36-3. Extienda la incisión distalmente a lo largo de la línea del quinto metatarsiano; preserve las ramas del nervio sural. Identifique el vientre del músculo abductor del quinto dedo e incida la fascia que lo cubre longitudinalmente. Retraiga la piel y el tejido subcutáneo dorsalmente y el músculo abductor del quinto dedo de forma plantar para revelar la diáfisis del quinto hueso metatarsiano.

REFERENCIA

1. Bušková K, Bartoníček J, Rammelt S. Fractures of the base of the fifth metatarsal: a critical analysis review. *JBJS Rev*. 2021;9(10):e21.00010.

37

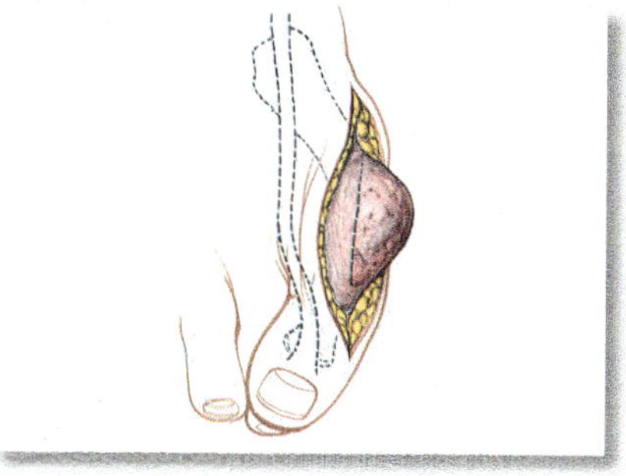

Abordaje dorsal de la articulación metatarsofalángica del *hallux*

Introducción

El abordaje dorsal puede emplearse para la mayoría de las cirugías de la articulación metatarsofalángica del *hallux* para el tratamiento de juanetes o *hallux valgus* o *hallux rigidus*.

Su uso incluye lo siguiente:

- Escisión de exostosis metatarsiana (buniectomía).
- Osteotomía metatarsiana distal.[1]
- Escisión de la parte proximal de la falange proximal (artroplastia de Keller).[2]
- Corrección de tejidos blandos del *hallux valgus*, incluyendo procedimientos de tensado capsular, tenotomías y reimplantaciones musculares.
- Artrodesis de la articulación metatarsofalángica.
- Inserción de prótesis articulares totales.
- Osteotomía en cuña dorsal de la falange proximal en casos de *hallux rigidus*.

La piel que recubre un bunión puede estar roja, fina e inflamada. En casos extremos, puede producirse una ulceración franca con infección asociada. Como parte del estudio preoperatorio, es obligatorio realizar una evaluación cuidadosa de la piel y del estado vascular del pie.

Posición del paciente

Coloque al paciente en decúbito supino sobre la mesa quirúrgica. Después del vaciamiento sanguíneo, coloque un torniquete a mitad del muslo. Como alternativa, utilice una venda de goma suave para realizar el vaciamiento sanguíneo del pie y, a continuación, envuelva la pierna firmemente justo por encima del tobillo (véase fig. 1-1).

Puntos de referencia e incisión

Palpe la cabeza del primer hueso metatarsiano y la articulación metatarsofalángica, que se encuentran en la prominencia del pie y su borde medial. En los casos de bunión, la cabeza del metatarso es prominente de forma medial.

Toque el tendón del extensor largo del *hallux* en el dorso del pie. En el momento en que está tenso, sobresale cuando el *hallux* se flexiona pasivamente en dirección plantar. En la mayoría de los casos de *hallux valgus* está desplazado lateralmente.

Comience la incisión dorsal justo de forma proximal a la articulación interfalángica y medial al tendón del músculo extensor largo del *hallux*. Extienda la incisión proximalmente, paralela y medial al tendón del músculo extensor largo del *hallux*. Termine a unos 2 o 3 cm de forma proximal a la articulación metatarsofalángica. Observe que el corte final es recto (fig. 37-1).

La incisión dorsal evita cortar la piel fina y a menudo atrófica que recubre la cara medial del osteofito del primer metatarsiano. La desventaja de esta incisión es que requiere una mayor disección del tejido blando para realizar intervenciones en la cápsula medial. Las ramas cutáneas terminales del nervio peroneo profundo y del nervio safeno también corren más riesgo.

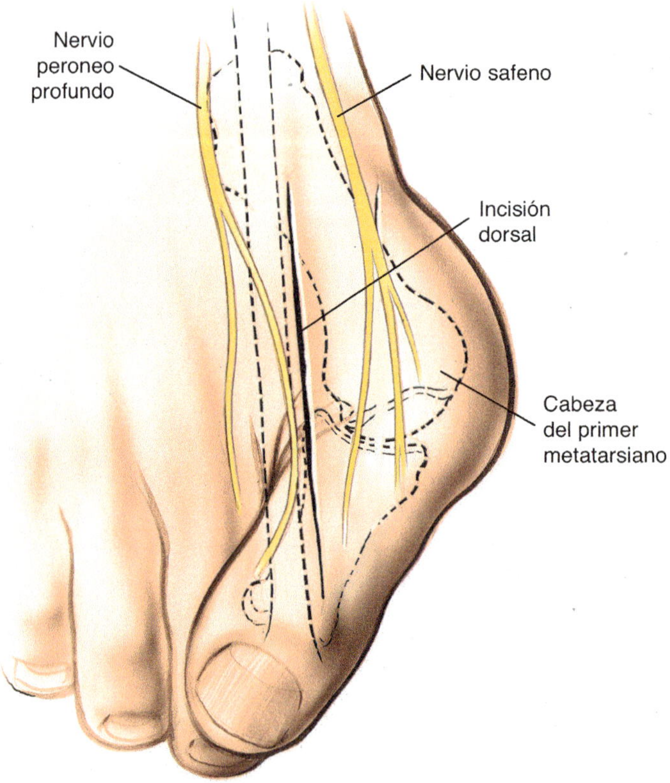

Figura 37-1. Incisión dorsal para el abordaje de la articulación metatarsofalángica del *hallux*. Obsérvese que el tendón del extensor largo del *hallux* está desplazado lateralmente y que el nervio sensorial de la cara medial discurre paralelo a la incisión. Nótese que el *hallux* está enmarcado por ramas del nervio safeno de forma medial y del nervio peroneo profundo de manera lateral.

Plano internervioso

No existe un verdadero plano internervioso. El hueso es subcutáneo; los dos tendones que se encuentran cerca de la disección, el extensor largo del *hallux* y el aductor del *hallux*, reciben su aporte nervioso de forma proximal a este abordaje y no pueden ser denervados por él.

Disección quirúrgica superficial

Divida la fascia profunda en línea con la incisión y retraiga lateralmente el tendón del músculo extensor largo del *hallux*. Para entrar en la articulación, incida la cara dorsal de la cápsula articular. El tipo y la posición de la capsulotomía dependen del procedimiento que se vaya a realizar (figs. 37-2 y 37-3).

Disección quirúrgica profunda

Haga una incisión longitudinal en el periostio de la falange proximal del primer hueso metatarsiano. Utilizando disecciones cortantes y romas, despoje las cubiertas del hueso, procurando no dañar el tendón del músculo flexor largo del *hallux*, que se encuentra en un túnel fibro-óseo en la superficie plantar de la falange proximal, entre los huesos sesamoideos. La extensión de la incisión profunda depende del procedimiento que se vaya a realizar. Retire solo un mínimo de periostio del hueso. No extraiga todo el tejido blando del primer metatarsiano si se va a realizar la osteotomía distal de ese hueso, ya que la cabeza del metatarsiano puede volverse avascular por la extracción.

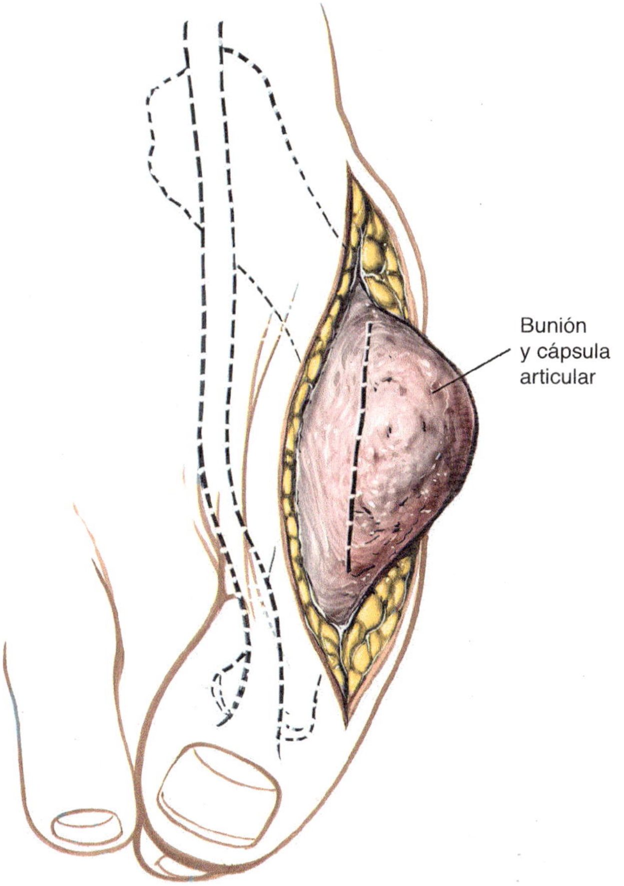

Figura 37-2. Desarrolle los colgajos cutáneos. Divida la fascia profunda en línea con la incisión cutánea y retraiga lateralmente el tendón del extensor largo del *hallux*.

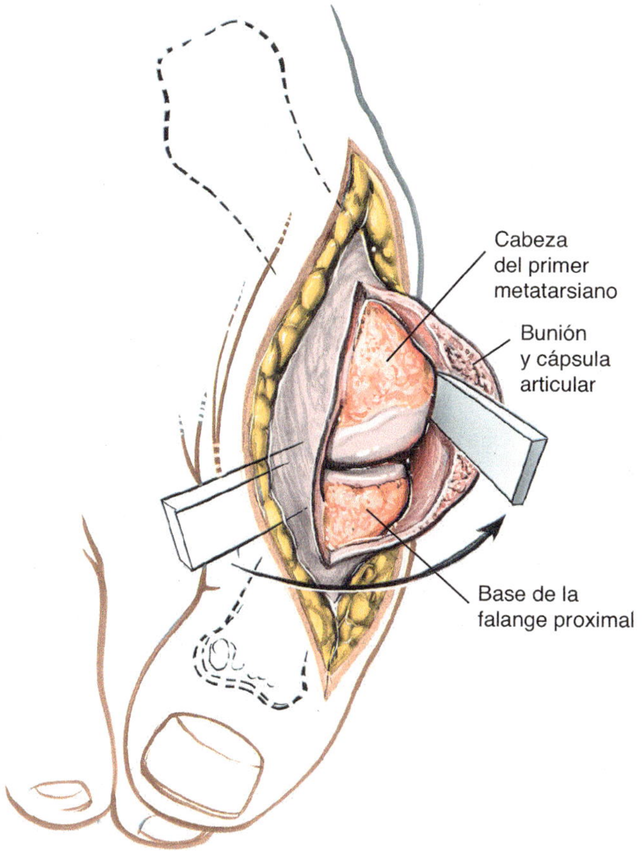

Figura 37-3. Haga una incisión dorsal en la cápsula articular y extraiga la cantidad de cápsula que sea necesaria, en función del procedimiento que se vaya a realizar.

Peligros

El tendón del músculo extensor largo del *hallux*, que se encuentra en el borde lateral de la herida, no debe cortarse durante el abordaje. En la mayoría de los casos de bunión, el tendón se dobla lateralmente a través de la articulación metatarsofalángica y está lateral a la incisión. Proteja el nervio digital dorsal si puede verse a lo largo de la línea de la incisión (véanse figs. 37-1 y 38-1).

El tendón del músculo flexor largo del *hallux* es vulnerable en la base de la falange proximal. El tendón se encuentra en un surco de la superficie plantar de la falange proximal, tan cerca del periostio que, si no se tiene cuidado, puede dañarse durante la extirpación. Obsérvese que este tendón suele estar desplazado lateralmente en pacientes con *hallux valgus* (véase fig. 37-1).

Cómo ampliar el abordaje

La extirpación cuidadosa y sistemática del hueso proporciona una visión adecuada de la articulación. El abordaje no puede extenderse de forma útil a otras articulaciones del pie, pero puede ampliarse proximalmente para acceder a la diáfisis del primer hueso metatarsiano.

REFERENCIAS

1. Easley ME, Trnka HJ. Current concepts review: hallux valgus part II: operative treatment. *Foot Ankle Int*. 2007;28(6):748–758.
2. Putti AB, Pande S, Adams RF, et al. Keller's arthroplasty in adults with hallux valgus and hallux rigidus. *Foot Ankle Surg*. 2012;18(1):34–38.

38

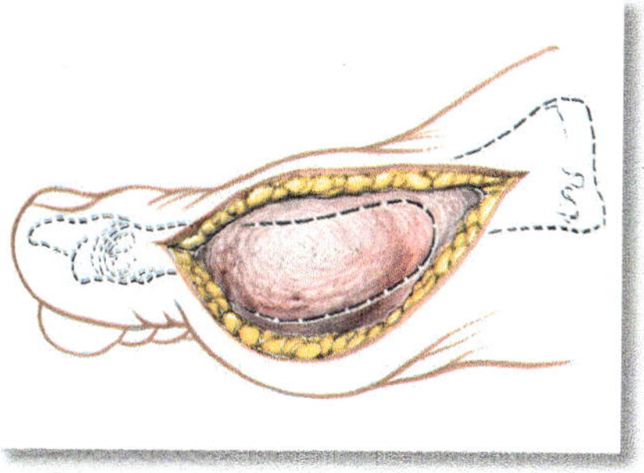

Abordaje dorsomedial de la articulación metatarsofalángica del *hallux*

Introducción

El abordaje dorsomedial se utiliza para la mayoría de las cirugías de la articulación metatarsofalángica del *hallux* en los tratamientos de juanetes o *hallux valgus* o *hallux rigidus*.

La incisión cutánea dorsomedial permite acceder a la exostosis de la cabeza metatarsiana. La principal ventaja de la incisión cutánea es que permite acceder directamente a la exostosis sin mucha retracción cutánea y está más alejada de las ramas terminales del nervio safeno.

Sin embargo, tiene sus inconvenientes. La bolsa que recubre la exostosis puede estar inflamada, lo que complica la intervención. Tenga en cuenta que la piel de la cara medial de la articulación metatarsofalángica es más fina que la del dorso de la articulación y puede no cicatrizar tan bien.

Su uso incluye lo siguiente:

- Disección de exostosis del primer metatarsiano (buniectomía).
- Escisión de la parte proximal de la falange proximal del *hallux* (procedimiento de Keller).
- Procedimientos en la cápsula articular medial, incluyendo tensamiento o plicatura capsular y plastias en V-Y.
- Artrodesis de la articulación metatarsofalángica.
- Inserción de prótesis articulares totales.
- Osteotomía en cuña dorsal de la falange proximal en casos de *hallux rigidus*.[1]

Posición del paciente

Coloque al paciente en decúbito supino en la mesa de operaciones. Tras el vaciamiento sanguíneo, disponga un torniquete en la parte media del muslo. Como alternativa, utilice una venda de goma suave para realizar vaciamiento sanguíneo del pie y, a continuación, envuelva la pierna firmemente justo por encima del tobillo (véase fig. 1-1).

Puntos de referencia e incisión

Toque la cabeza del primer hueso metatarsiano y la articulación metatarsofalángica en la bola del pie y en su borde medial. En los casos de bunión, la cabeza del metatarso es prominente de forma medial.

Palpe el tendón del extensor largo del *hallux* en el dorso del pie. Cuando está tenso, sobresale con la flexión pasiva del *hallux*.

Comience la incisión dorsomedial justo de manera proximal a la articulación interfalángica en la cara medial del *hallux*. Cúrvela sobre la cara medial de la articulación metatarsofalángica, permaneciendo medial al tendón del músculo extensor largo del *hallux*. A continuación, curve la incisión hacia atrás cortando a lo largo de la cara medial hasta la diáfisis del primer metatarsiano, terminando a unos 2 o 3 cm de la articulación metatarsofalángica (fig. 38-1).

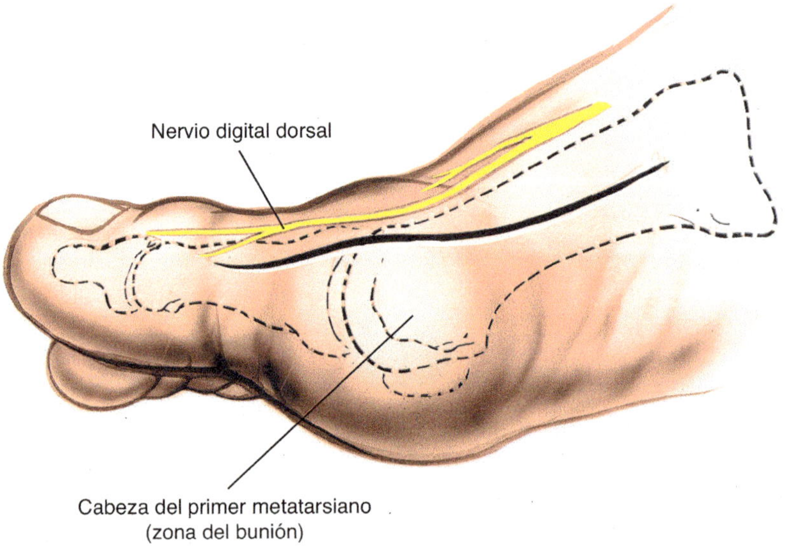

Figura 38-1. Incisión cutánea dorsomedial para el abordaje medial de la articulación metatarsofalángica del *hallux*. Obsérvese la proximidad del nervio digital dorsal a la incisión.

Plano internervioso

No existe un verdadero plano internervioso. El hueso es subcutáneo; los dos tendones próximos a la disección (el extensor largo del *hallux* y el abductor del *hallux*) reciben su aporte nervioso de forma proximal a este abordaje, por lo que no pueden ser denervados por este.

Disección quirúrgica superficial

Haga una incisión en la fascia profunda en línea con el corte. Mediante disección cortante, aproxímese a la cara dorsomedial de la articulación metatarsofalángica. La rama digital dorsal del nervio cutáneo medial puede ser visible en el colgajo superior de la herida. Retráigala lateralmente con el colgajo cutáneo en el borde lateral de la herida. A continuación, practique una incisión en la cápsula articular. La posición de la incisión depende del procedimiento quirúrgico que se vaya a realizar. Una incisión longitudinal o en forma de U es lo habitual. Asegúrese de dejar la cápsula unida al extremo proximal de la falange proximal (figs. 38-2 y 38-3).

Disección quirúrgica profunda

Haga una incisión longitudinal en el periostio de la falange proximal y del primer hueso metatarsiano. Utilizando instrumentos cortantes y romos, despoje las cubiertas del hueso, procurando no dañar el tendón del músculo flexor largo del *hallux*, que se encuentra en un túnel fibro-óseo de la superficie plantar de la falange proximal, entre los huesos sesamoideos. La extensión de la disección profunda depende del procedimiento. Retire solamente un mínimo de periostio del hueso. Tenga mucho cuidado de no extirpar todo el tejido blando del primer hueso metatarsiano si se va a realizar osteotomía distal de dicho hueso, ya que la cabeza metatarsiana puede volverse avascular por la extirpación.

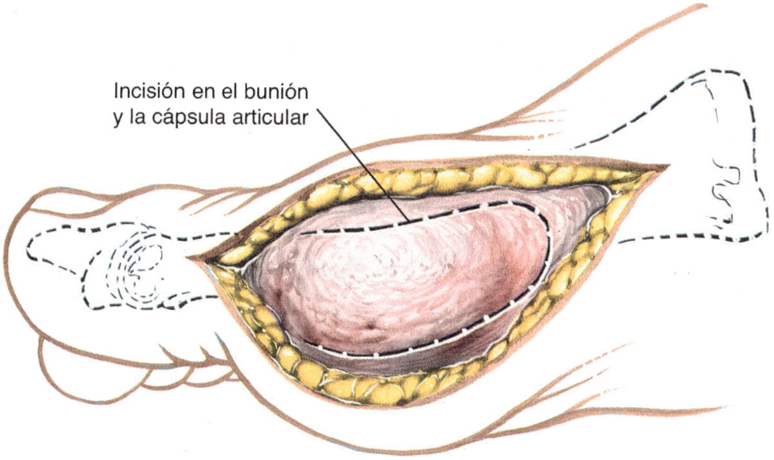

Figura 38-2. Incisión de la fascia profunda. Prepare un colgajo de cápsula articular. Proteja la rama digital dorsal del nervio cutáneo medial.

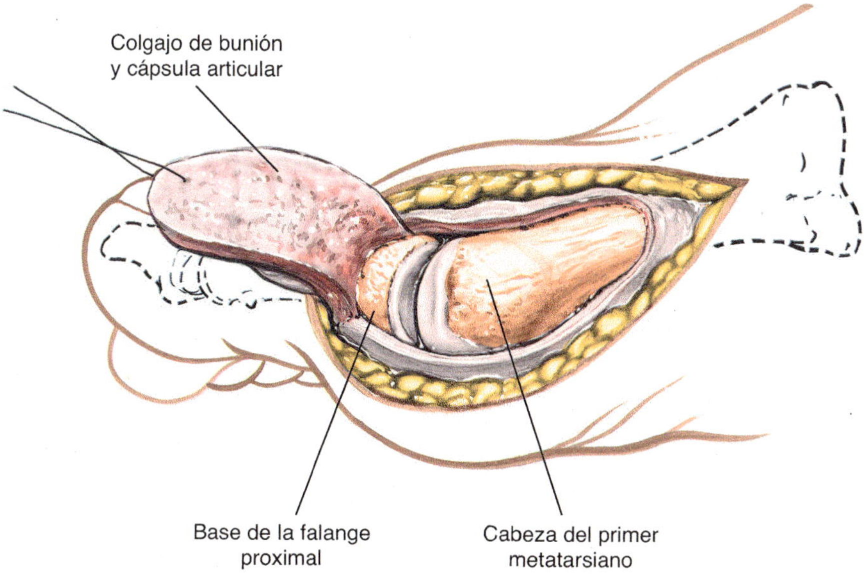

Figura 38-3. Haga una incisión en forma de U en la cápsula articular, dejando la cápsula unida al extremo proximal de la falange proximal.

Peligros

El tendón del músculo extensor largo del *hallux* se encuentra en el borde lateral de la herida. De hecho, en los casos de bunión, el tendón se dobla lateralmente a través de la articulación metatarsofalángica y es considerablemente más lateral a la incisión. Debe identificarse y preservarse durante el abordaje.

El nervio digital dorsal se encuentra cerca de la línea de la incisión cutánea. Intente preservarlo para evitar el desarrollo de un neuroma doloroso. Además, tenga cuidado de no incorporar el nervio en las suturas utilizadas para cerrar la herida (véanse figs. 37-1 y 38-1).

El tendón del músculo flexor largo del *hallux* es vulnerable cuando se extrae tejido de la base de la falange proximal. El tendón se encuentra en un surco de la superficie plantar de la falange proximal, tan cerca del periostio que, si no se tiene cuidado, puede dañarse durante la extirpación. Nota: Este tendón suele estar desplazado lateralmente en pacientes con *hallux valgus* (véase fig. 10-1).

Cómo ampliar el abordaje

La extracción cuidadosa y sistemática de las estructuras óseas proporciona una visión adecuada de la articulación. El abordaje no puede extenderse de forma útil a otras articulaciones del pie, pero puede ampliarse proximalmente para acceder a la diáfisis del primer metatarsiano.

REFERENCIA

1. Blyth MJ, Mackay DC, Kinninmonth AW. Dorsal wedge osteotomy in the treatment of hallux rigidus. *J Foot Ankle Surg*. 1998;37(1):8–10

39

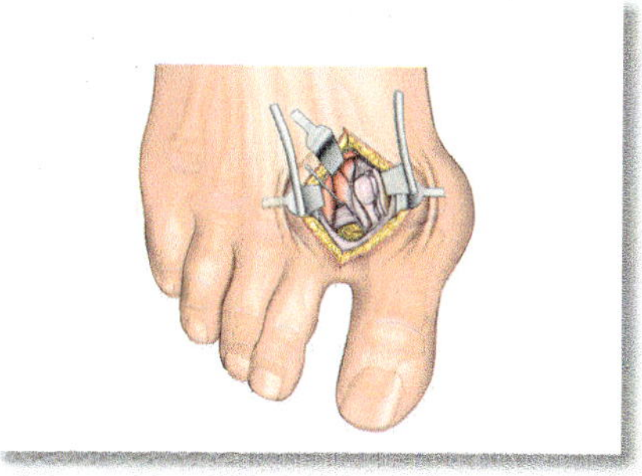

Abordaje dorsolateral para la cirugía de *hallux valgus*

Introducción

El abordaje dorsolateral para la cirugía de *hallux valgus* permite acceder a las estructuras presentes en la cara lateral de la articulación metatarsofalángica del *hallux*. Se utiliza casi exclusivamente para procedimientos correctivos de los tejidos blandos en casos de *hallux valgus*.[1] Entre sus usos se incluyen los siguientes:

- Tenotomía del tendón del aductor del *hallux*.
- Liberación del hueso sesamoideo lateral (peroneo) y, en raras ocasiones, escisión de ese hueso.
- División del ligamento metatarsiano transversal.

Los procedimientos de los tejidos blandos en el *hallux valgus* suelen ir acompañados de otras intervenciones quirúrgicas; por lo general, osteotomías del primer metatarsiano. Por lo tanto, este manejo quirúrgico suele combinarse con abordajes dorsomediales de la articulación metatarsofalángica del *hallux*.

Los procedimientos de los tejidos blandos, de forma aislada, están contraindicados en la artrosis avanzada de la articulación metatarsofalángica, en la espasticidad de cualquier tipo y cuando el ángulo falángico proximal metatarsiano distal es superior a 15 grados. Como en todos los procedimientos en la parte distal del pie, es obligatoria una evaluación preoperatoria de la vascularidad del pie.

Posición del paciente

Coloque al paciente en decúbito supino sobre la mesa de operaciones. Después del vaciamiento sanguíneo, ponga un torniquete en la parte media del muslo. Como alternativa, utilice una venda de goma suave para realizar el vaciamiento sanguíneo del pie y, a continuación, envuelva la pierna firmemente justo alrededor del tobillo (véase fig. 1-1).

Puntos de referencia e incisión

Localice la cabeza del primer hueso metatarsiano y la articulación metatarsofalángica en la protuberancia del pie y a lo largo de su borde medial. Palpe el tendón del extensor largo del *hallux* en el dorso del pie. Si el dedo del pie se flexiona pasivamente en dirección plantar, el tendón sobresale, lo que facilita su identificación.

Haga una incisión longitudinal de 4 a 5 cm en la cara dorsal del pie, en el primer espacio interdigital. Centre el corte entre la primera y la segunda cabezas metatarsianas. La incisión debe extenderse unos 2 cm más allá de las articulaciones metatarsofalángicas del *hallux* y del segundo dedo (fig. 39-1).

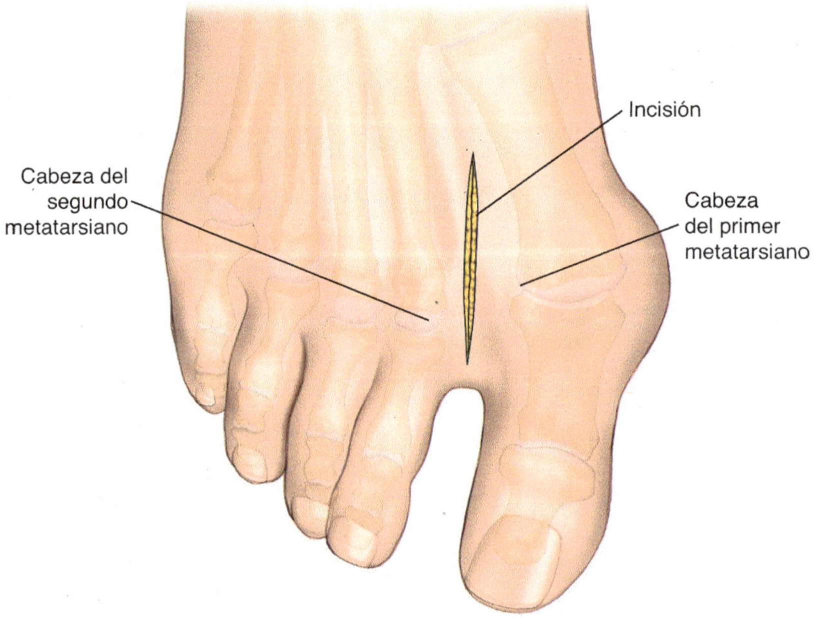

Figura 39-1. Haga una incisión longitudinal de 4 a 5 cm en la cara dorsal del pie, en el primer espacio interdigital. Centre el corte entre la primera y la segunda cabezas metatarsianas.

Plano internervioso

No hay plano internervioso. El único músculo implicado en el abordaje, el aductor del *hallux*, recibe su aporte nervioso de forma muy proximal al campo quirúrgico, por lo que el músculo no queda denervado por el abordaje. Las ramas terminales del nervio peroneo profundo irrigan la piel en la región del primer espacio interdigital. Hay que tener cuidado de preservar estos nervios para no denervar la piel, creando una zona de anestesia posoperatoria.

Disección quirúrgica superficial

Profundice la incisión en la línea del corte cutáneo a través del tejido subcutáneo y la grasa. Continúe la disección para exponer y luego hacer una incisión en la bolsa adventicia presente entre la primera y la segunda cabezas metatarsianas (fig. 39-2).

Disección quirúrgica profunda

Inserte un retractor automático entre la primera y la segunda cabezas metatarsianas. Identifique el tendón del aductor del *hallux* en su inserción conjunta en el hueso sesamoideo lateral y la cara lateral de la falange proximal del *hallux* (fig. 39-3). Con la hoja de un cuchillo, desarrolle un plano entre la cabeza metatarsiana de forma dorsal y el hueso sesamoideo lateral (peroneo) de forma

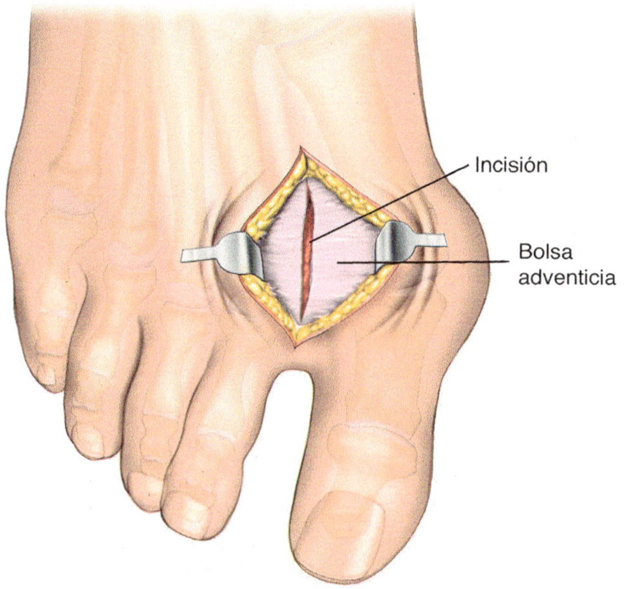

Figura 39-2. Profundice la incisión en la línea cutánea a través del tejido subcutáneo y la grasa. Continúe la disección para exponer y luego hacer una incisión en la bolsa adventicia presente entre la primera y la segunda cabezas metatarsianas.

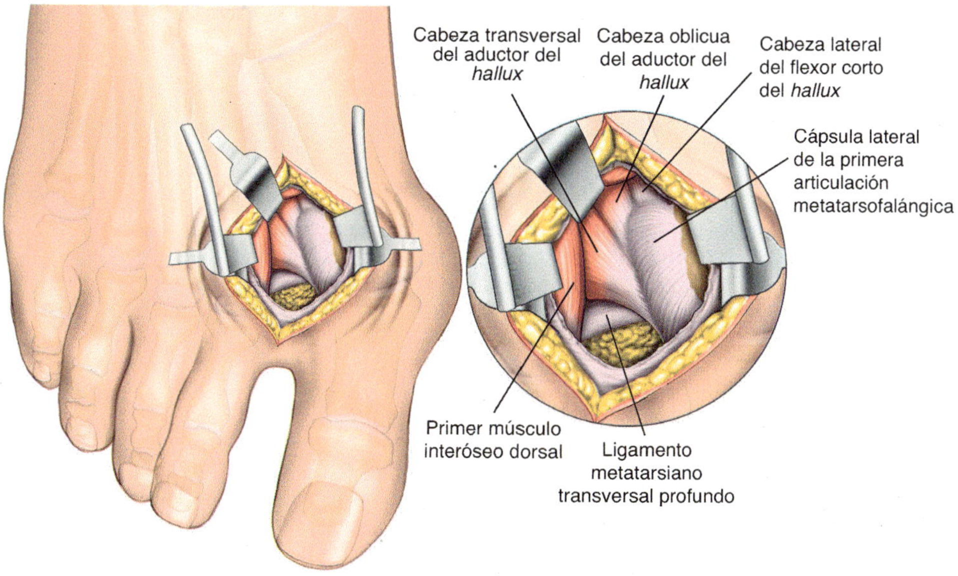

Figura 39-3. Inserte un retractor automático entre la primera y la segunda cabezas metatarsianas. Identifique el tendón del aductor del *hallux* en su inserción conjunta en el hueso sesamoideo lateral y la cara lateral de la falange proximal del *hallux*.

plantar (fig. 39-4A). Desarrolle este plano hasta que la cuchilla golpee la base de la falange proximal. Gire lateral y plantarmente la cuchilla para liberar el tendón aductor de la base de la falange proximal. Retire la cuchilla en el mismo plano entre la cabeza metatarsiana y el sesamoideo, dividiendo el resto de la cápsula que discurre entre los huesos sesamoideo y metatarsiano. Identifique el extremo que se cortó del tendón del aductor del *hallux* y disecciónelo con precaución, de manera proximal, hasta encontrar las fibras musculares del aductor del *hallux*. En este momento, podrá ver claramente el sesamoideo lateral (peroneo) (fig. 39-4B).

Vuelva a insertar profundamente el retractor automático, separando la primera y la segunda cabezas metatarsianas. Esto pone bajo tensión el ligamento metatarsiano transversal, que pasa del segundo hueso metatarsiano al sesamoideo lateral (peroneo). Divida cuidadosamente el ligamento con una disección cortante; tenga en cuenta que el nervio digital común y la arteria del primer espacio interdigital se encuentran inmediatamente debajo de la estructura.

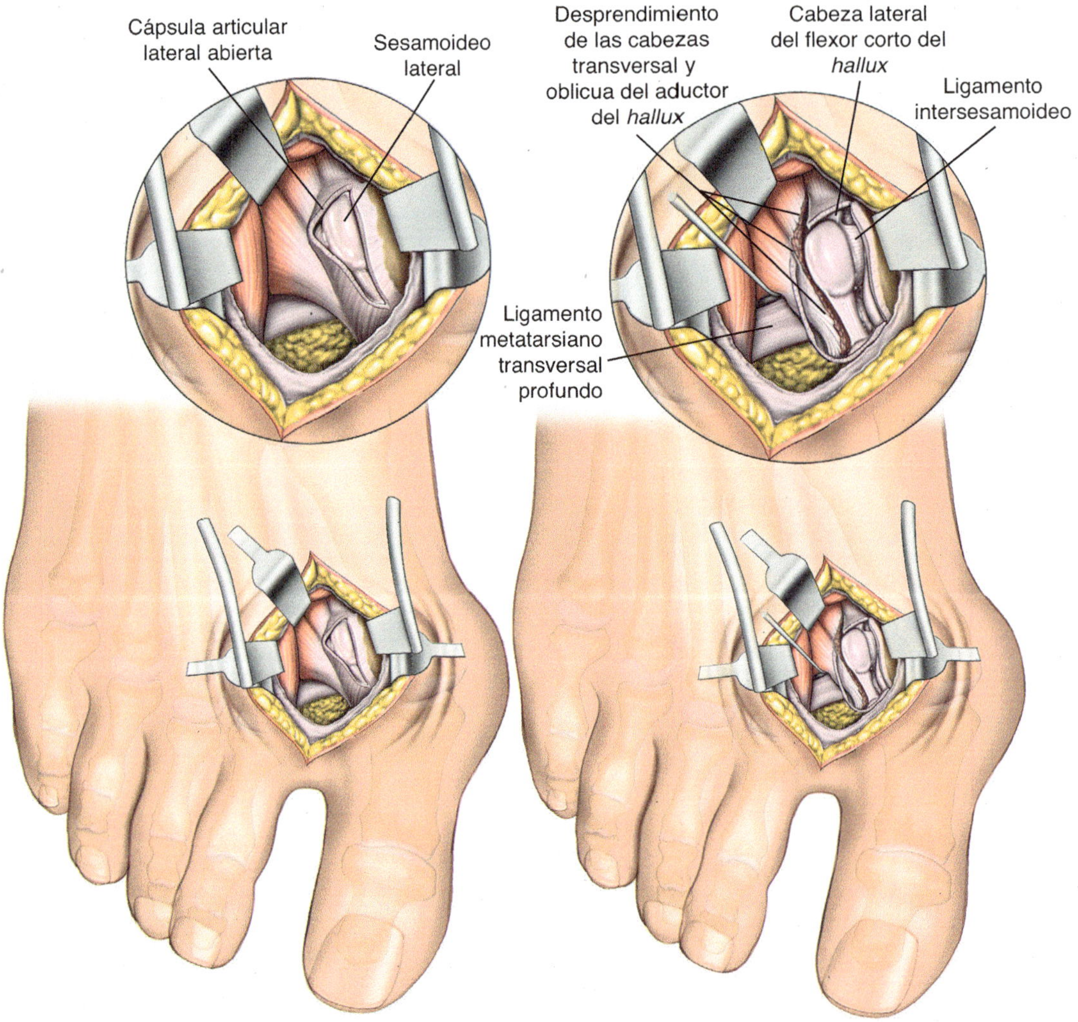

Figura 39-4. **A.** Con la hoja de un cuchillo, desarrolle un plano entre la cabeza metatarsiana de forma dorsal y el hueso sesamoideo lateral (peroneo) de forma plantar. **B.** Identifique el extremo que se cortó del tendón del aductor del *hallux* y disecciónelo con precaución, de manera proximal, hasta encontrar las fibras musculares del aductor del *hallux*. En ese momento, podrá ver claramente el sesamoideo lateral (peroneo).

Peligros

Las ramas terminales del nervio peroneo profundo pueden lesionarse en la disección quirúrgica superficial. Mantenerse en la línea media del espacio interdigital reducirá el riesgo de lesionar estos importantes nervios cutáneos.

Una incisión descuidada del ligamento metatarsiano transversal puede lesionar el nervio digital que se encuentra inmediatamente debajo. Este riesgo puede minimizarse si la estructura se identifica y se estira utilizando el retractor autorretentivo.

Cómo ampliar el abordaje

Este abordaje no puede ampliarse de forma útil, ni proximal ni distalmente. Su uso se limita exclusivamente a intervenciones de los tejidos blandos en la cara lateral de la articulación metatarsofalángica del *hallux*.[1]

REFERENCIA

1. Easley ME, Trnka HJ. Current concepts review: hallux valgus part ii: operative treatment. *Foot Ankle Int*. 2007;28(6):748–758.

40

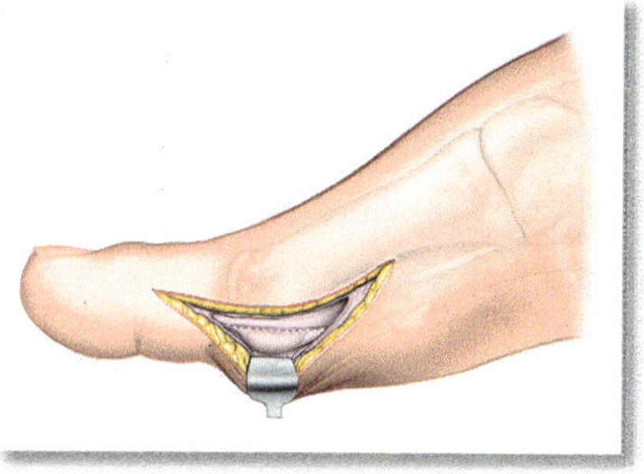

Abordaje medial del primer hueso metatarsiano para la escisión del hueso sesamoideo medial

Introducción

El músculo flexor corto del *hallux* se inserta en los lados medial y lateral de la base de la superficie plantar de la falange proximal del *hallux* a través de dos huesos sesamoideos: medial y lateral. Este abordaje quirúrgico se utiliza casi exclusivamente para la escisión parcial o total del hueso sesamoideo medial (tibial).[1] También puede utilizarse para el injerto óseo de la seudoartrosis del hueso sesamoideo medial.

Dos estructuras están en peligro durante este procedimiento quirúrgico. El nervio sensorial plantar medial se encuentra justo de forma dorsal al sesamoideo medial y debe identificarse y preservarse para evitar la anestesia posoperatoria en las zonas que soportan peso. El tendón del flexor largo del *hallux* también corre peligro durante la extirpación del hueso sesamoideo medial.

Posición del paciente

Coloque al paciente en decúbito supino en la mesa de operaciones. Después del vaciamiento sanguíneo, ponga un torniquete en la parte media del muslo. Como alternativa, utilice una venda de goma suave para realizar el vaciamiento sanguíneo del pie y, a continuación, envuelva la pierna firmemente justo por encima del tobillo (véase fig. 1-1).

Puntos de referencia e incisión

Palpe la cabeza del primer hueso metatarsiano y la articulación metatarsofalángica en la prominencia del pie y a lo largo de su borde medial.

Haga una incisión longitudinal de 3 a 4 cm en la cara medial del pie. Comience justo de manera distal a la articulación metatarsofalángica del *hallux*, por encima del borde plantar de la articulación. Extienda la incisión proximalmente hasta seguir el borde plantar del primer metatarsiano (fig. 40-1).

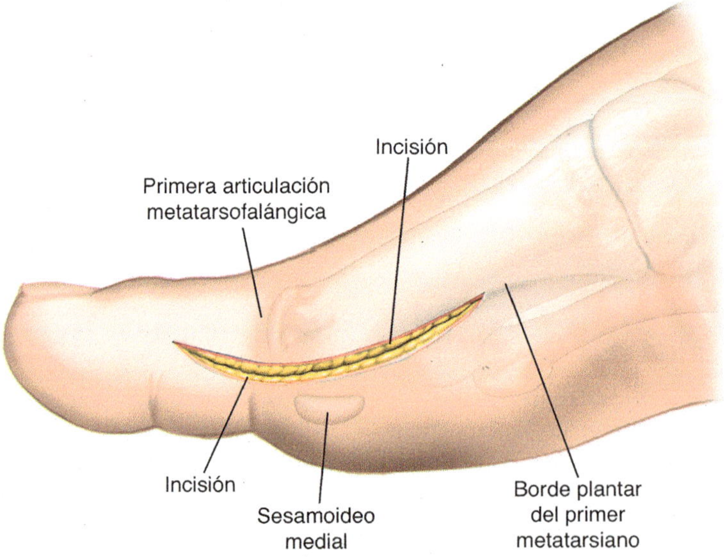

Figura 40-1. Haga una incisión longitudinal de 3 a 4 cm en la cara medial del pie. Comience justo de manera distal a la articulación metatarsofalángica del *hallux*, por encima del borde plantar de la articulación. Extienda la incisión proximalmente hasta seguir el borde plantar del primer hueso metatarsiano.

Plano internervioso

No existe un verdadero plano internervioso. Los dos músculos que se encuentran durante el abordaje, el abductor del *hallux* y el flexor largo del *hallux*, reciben su aporte nervioso de forma muy proximal al campo de disección, por lo que ninguno de los dos músculos puede ser denervado por este procedimiento.

Disección quirúrgica superficial

Haga una incisión en el tejido subcutáneo en la línea cutánea. Procure identificar y preservar cualquier nervio cutáneo que pueda cruzar el campo. Profundice el corte para identificar la cápsula medial de la articulación metatarsofalángica del *hallux* (fig. 40-2).

Disección quirúrgica profunda

Haga una incisión en la cápsula de la articulación metatarsofalángica del *hallux* en línea con el corte cutáneo. Identifique la superficie posterior de la cabeza del hueso metatarsiano. A continuación, localice el tendón del músculo abductor del *hallux* en su inserción en el extremo proximal de la falange proximal del mismo dedo. Obsérvese que el nervio digital medial discurre a lo largo del borde superior del tendón del abductor del *hallux*. Manteniéndose por debajo del tendón del abductor del *hallux*, proceda mediante disección roma para exponer el hueso sesamoideo medial; retráigalo de manera inferior e incida la cápsula articular de la articulación entre el sesamoideo medial y el primer metatarsiano justo de forma dorsal al sesamoideo medial para exponer la articulación de este hueso con el primer metatarsiano (fig. 40-3).

La escisión del sesamoideo medial debe realizarse con mucho cuidado mediante una disección cortante, manteniéndose lo más cerca posible del hueso. El tendón del flexor largo del *hallux* se encuentra justo de forma lateral a este hueso, entre los sesamoideos medial y lateral. El tendón puede lesionarse si la disección del sesamoideo medial no se realiza estrictamente en un plano subperióstico. Por este motivo, tras la extirpación del sesamoideo medial, inspeccione el tendón del flexor largo del *hallux* para asegurarse de que no se ha dañado durante el procedimiento quirúrgico.

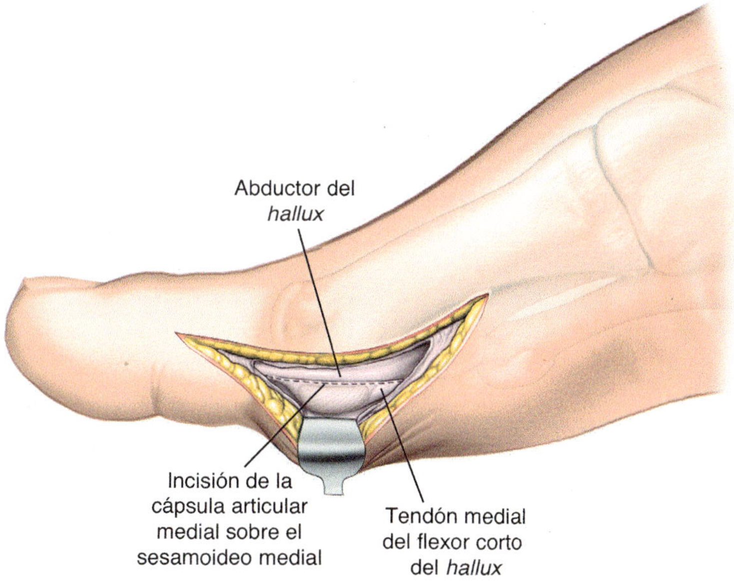

Figura 40-2. Haga una incisión en el tejido subcutáneo en la línea de la incisión cutánea. Procure identificar y preservar cualquier nervio cutáneo que pueda cruzar el campo. Profundice la incisión para identificar la cápsula medial de la articulación metatarsofalángica del *hallux*.

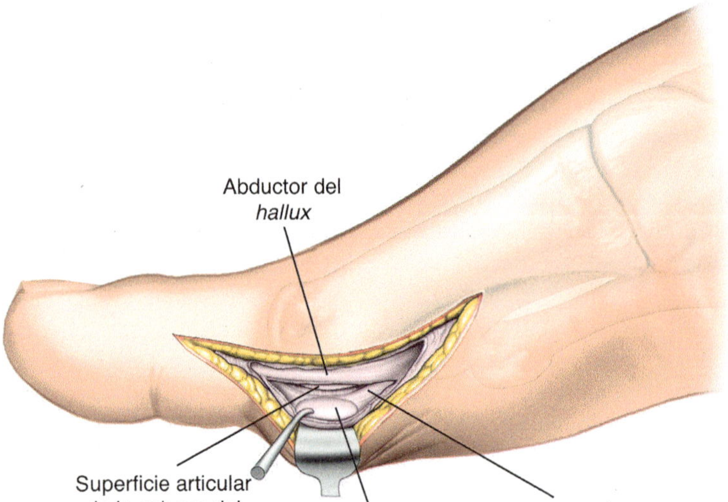

Figura 40-3. Manteniéndose por debajo del tendón del abductor del *hallux*, proceda mediante disección roma para exponer el hueso sesamoideo medial; retráigalo de manera inferior e incida la cápsula articular entre el sesamoideo medial y el primer metatarsiano justo de forma dorsal al sesamoideo medial para exponer la articulación de este hueso con el primer metatarsiano.

Peligros

Los nervios cutáneos superficiales corren peligro durante la disección quirúrgica superficial. Deben identificarse y preservarse. El nervio digital medial se encuentra justo por encima del tendón del abductor del *hallux*; si la disección se realiza por debajo de este tendón, no debe ponerse en peligro. La lesión de este nervio provoca una alteración de la sensibilidad cutánea en una zona de carga.

El tendón del flexor largo de los dedos corre peligro durante la escisión del sesamoideo medial. Toda la disección debe realizarse lo más cerca posible del hueso. El tendón debe inspeccionarse antes de cerrar la herida.

Cómo ampliar el abordaje

Este abordaje quirúrgico no puede extenderse de forma útil, ni proximal ni distalmente, por lo que se reserva para la patología local del hueso sesamoideo medial.

REFERENCIA

1. Richardson EG. Hallucal sesamoid pain: causes and surgical treatment. *J Am Acad Orthop Surg*. 1999;7:270–278.

41

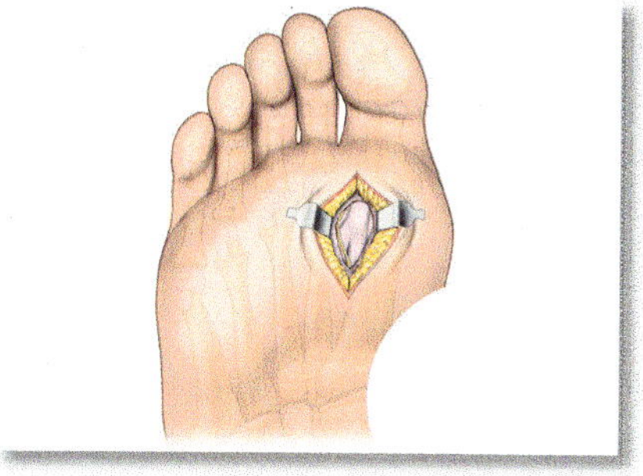

Abordaje plantar del hueso sesamoideo lateral

Introducción

El músculo flexor corto del *hallux* se inserta en los lados medial y lateral de la base de la superficie plantar de la falange proximal del *hallux* a través de dos huesos sesamoideos: medial y lateral. El abordaje plantar del hueso sesamoideo lateral se utiliza exclusivamente para la extirpación del sesamoideo lateral. Como ocurre con todos los abordajes plantares a través de zonas de piel que soportan peso, existe la posibilidad de crear una cicatriz incómoda. El nervio digital común que inerva la piel del primer espacio interdigital está en riesgo durante este abordaje.

La enfermedad vascular periférica con ausencia de pulsos periféricos es una contraindicación importante para este abordaje. Puede producirse un retraso en la cicatrización de la herida o necrosis si la irrigación vascular está comprometida. En el preoperatorio es obligatorio realizar un examen cuidadoso y sistemático de la irrigación vascular del pie.

Posición del paciente

Coloque al paciente en decúbito supino sobre la mesa de operaciones. Después del vaciamiento sanguíneo, disponga un torniquete en la parte media del muslo. Como alternativa, utilice una venda de goma suave para realizar el vaciamiento sanguíneo del pie y, a continuación, envuelva la pierna firmemente justo por encima del tobillo (véase fig. 1-1).

Puntos de referencia e incisión

Palpe las cabezas del primer y segundo huesos metatarsianos en la cara plantar del pie. La flexión y la extensión pasivas de los dedos *hallux* e índice le permitirán identificar el nivel de la articulación metatarsofalángica.

Los propios huesos sesamoideos pueden palparse aplicando presión con el pulgar para comprimirlos contra la cabeza del primer metatarsiano subyacente.

Haga una incisión longitudinal de 4 cm en la cara plantar del pie, entre la primera y la segunda cabezas metatarsianas. Comience la incisión a nivel de la articulación metatarsofalángica del *hallux* y continúe en sentido proximal. Esta incisión cutánea pasa de forma lateral al hueso sesamoideo lateral (fig. 41-1).

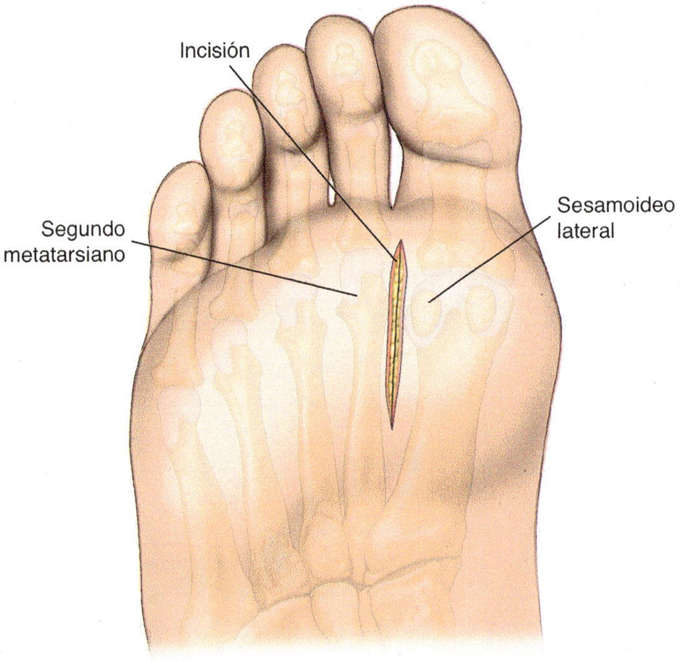

Figura 41-1. Haga una incisión longitudinal de 4 cm en la cara plantar del pie, entre la primera y la segunda cabezas metatarsianas. Comience la incisión a nivel de la articulación metatarsofalángica del *hallux* y continúe en sentido proximal. Esta incisión cutánea pasa de forma lateral al hueso sesamoideo lateral.

Plano internervioso

No existe un verdadero plano internervioso. Los dos músculos más implicados en el abordaje, el flexor corto del *hallux* y el aductor del *hallux*, reciben su aporte nervioso muy cerca del lugar del abordaje, por lo que no pueden ser denervados por este.

Disección quirúrgica superficial

Haga una incisión cuidadosa en la grasa subcutánea y la fascia plantar en la línea de la incisión cutánea. Identifique el tendón del flexor largo del *hallux*. Utilizando una disección roma, diseccione con precaución en el lado lateral del tendón e identifique el nervio digital común en su recorrido por la superficie de la cabeza lateral del músculo flexor corto del *hallux*. Retraiga con cuidado el nervio digital común lateralmente (fig. 41-2).

Disección quirúrgica profunda

Identifique la cabeza lateral del músculo flexor corto del *hallux* en su inserción en el hueso sesamoideo lateral. Haga una incisión en el periostio que recubre el hueso sesamoideo lateral y proceda a extirpar el hueso, manteniéndose en un plano estrictamente subperióstico (fig. 41-3). Las inserciones de la cabeza lateral del músculo flexor corto del *hallux* y de su aductor se desprenderán del hueso. Tenga cuidado al extirpar el hueso para no dañar el tendón del flexor largo del *hallux* que se encuentra justo de forma medial al sesamoideo lateral en un surco entre los huesos sesamoideos medial y lateral.

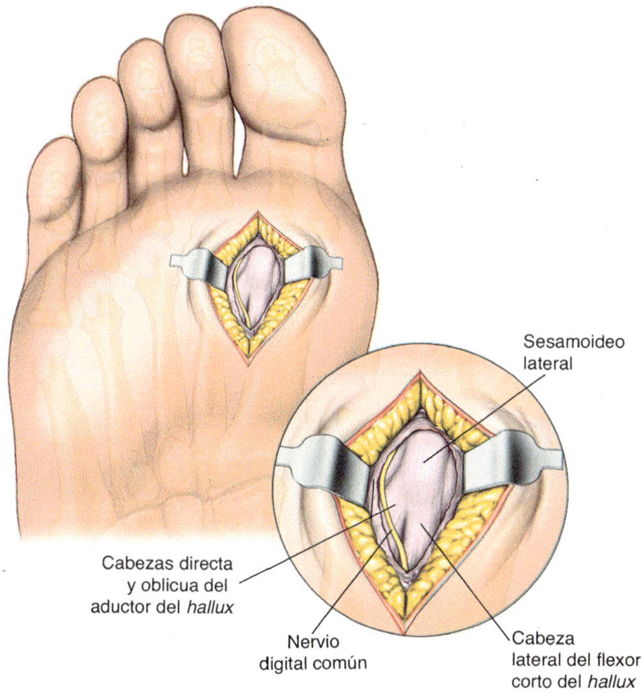

Figura 41-2. Haga una incisión cuidadosa en la grasa subcutánea y la fascia plantar en la línea de la incisión cutánea. Identifique el tendón del flexor largo del *hallux*. Proceda con precaución mediante disección roma en la cara lateral del tendón e identifique el nervio digital común en su recorrido por la superficie de la cabeza lateral del músculo flexor corto del *hallux*. Retraiga con cuidado el nervio digital común lateralmente.

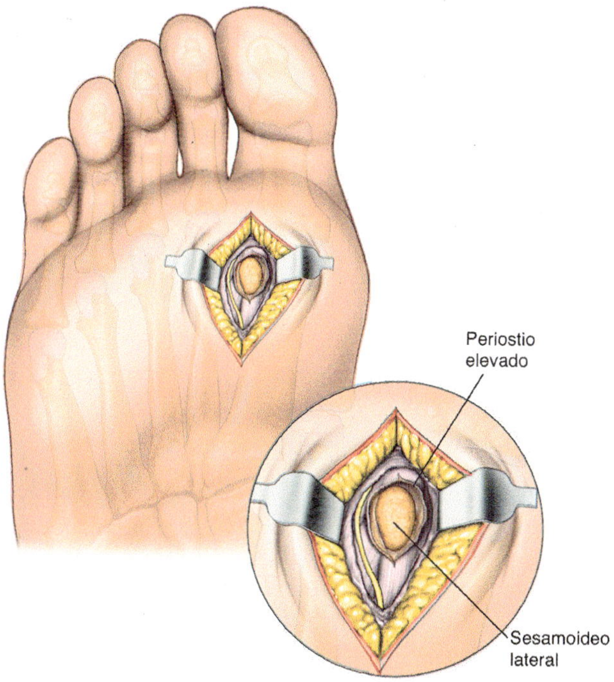

Figura 41-3. Identifique la cabeza lateral del músculo flexor corto del *hallux* en su inserción en el hueso sesamoideo lateral. Haga una incisión en el periostio que recubre el hueso sesamoideo lateral y proceda a extirpar el hueso, manteniéndose en un plano estrictamente subperióstico.

Peligros

El nervio digital común corre peligro durante las disecciones quirúrgicas superficial y profunda; debe identificarse y retraerse con cuidado de forma lateral fuera del campo quirúrgico antes de llevar a cabo la disección cortante de las estructuras unidas al hueso sesamoideo lateral.

El tendón del músculo flexor largo del *hallux* se encuentra justo medial al sesamoideo lateral y puede estar en peligro si la disección del hueso no se realiza en un plano estrictamente subperióstico.

Cómo ampliar el abordaje

Este abordaje no puede ampliarse, ya que se utiliza exclusivamente para la cirugía del hueso sesamoideo lateral.

42

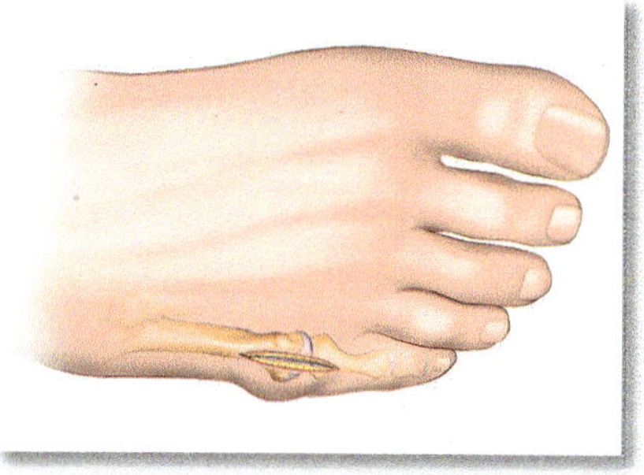

Abordaje dorsal de la cabeza del quinto metatarsiano para el juanetillo de sastre

Introducción

El abordaje dorsal de la cabeza del quinto hueso metatarsiano se utiliza casi exclusivamente para la cirugía del juanetillo de sastre. Esta patología, que consiste en una prominencia lateral de la cabeza de ese hueso, se trata frecuentemente mediante una osteotomía distal del quinto metatarsiano. El uso de la osteotomía distal está reservado a esta patología. El arqueamiento lateral del quinto metatarsiano requiere una osteotomía diafisaria más proximal que suele ser oblicua. De forma similar, un juanete causado por un aumento del ángulo intermetatarsiano entre el cuarto y el quinto rayos suele tratarse con una osteotomía proximal del quinto metatarsiano. Una desviación significativa en varo del quinto dedo suele requerir una intervención asociada del tejido blando.

El abordaje también puede utilizarse para otras patologías locales de la cabeza del quinto metatarsiano, como el drenaje de infecciones y la escisión de tumores.

Como en todas las incisiones distales del pie, la enfermedad vascular periférica con ausencia de pulso pedal es una contraindicación importante para la cirugía, y es obligatorio realizar un examen cuidadoso del estado vascular del pie en la exploración preoperatoria.

Posición del paciente

Coloque al paciente en decúbito supino sobre la mesa de operaciones. Después del vaciamiento sanguíneo, ponga un torniquete en la parte media del muslo. Como alternativa, utilice una venda de goma suave para el vaciamiento sanguíneo del pie y, a continuación, envuelva la pierna firmemente justo por encima del tobillo (véase fig. 7-1). Coloque un saco de arena debajo del glúteo del lado afectado para rotar internamente la pierna y llevar el lado lateral del pie al campo quirúrgico. A continuación, incline la mesa alejándola del lado de la cirugía para aumentar aún más la rotación interna de la extremidad inferior.

Puntos de referencia e incisión

Palpe la cabeza del quinto metatarsiano y la articulación metatarsofalángica del quinto dedo en el pulpejo del pie y a lo largo de su borde lateral. En los casos de juanetillo de sastre, la cabeza del metatarso es prominente de forma lateral. Toque el tendón del extensor largo de los dedos hasta el quinto dedo en el dorso del pie. Cuando está tenso, sobresale al flexionar pasivamente el quinto dedo en dirección plantar.

Haga una incisión de 3 cm en la cara dorsolateral del pie comenzando a nivel de la articulación metatarsofalángica del quinto dedo, justo de forma lateral al tendón del extensor largo de los dedos (fig. 42-1). Extienda la incisión proximalmente. La longitud exacta de la incisión dependerá de la técnica de osteotomía que se vaya a utilizar.

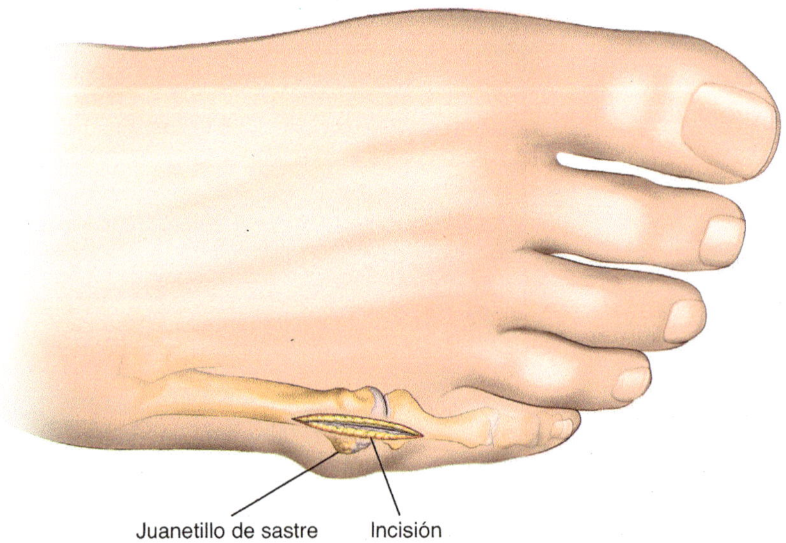

Figura 42-1. Haga una incisión de 3 cm en la cara dorsolateral del pie comenzando a nivel de la articulación metatarsofalángica del quinto dedo, justo de forma lateral al tendón del extensor largo de los dedos.

Plano internervioso

No existe un verdadero plano internervioso. El hueso es esencialmente subcutáneo. El tendón del extensor largo de los dedos recibe su suministro nervioso de forma muy proximal al abordaje y no puede ser denervado por este.

Disección quirúrgica superficial

Corte la fascia profunda en línea con la incisión. Procure identificar y preservar cualquier nervio cutáneo que se encuentre durante esta parte de la disección. Retraiga medialmente el tendón del extensor largo de los dedos para exponer las estructuras capsulares gruesas que recubren la cabeza y el cuello del quinto metatarsiano (fig. 42-2A).

Disección quirúrgica profunda

Divida la cápsula longitudinalmente. Despegue las estructuras capsulares gruesas y las bolsas de la cabeza y el cuello del quinto metatarsiano (fig. 42-2B). Estas estructuras pueden estar bastante adheridas al hueso. Haga una incisión en tejido blando suficiente para permitir una exposición adecuada del extremo distal del quinto metatarsiano y su exostosis asociada, asegurándose al mismo tiempo de que queden suficientes uniones de tejido blando al hueso para evitar el retraso o la seudoartrosis de una osteotomía.

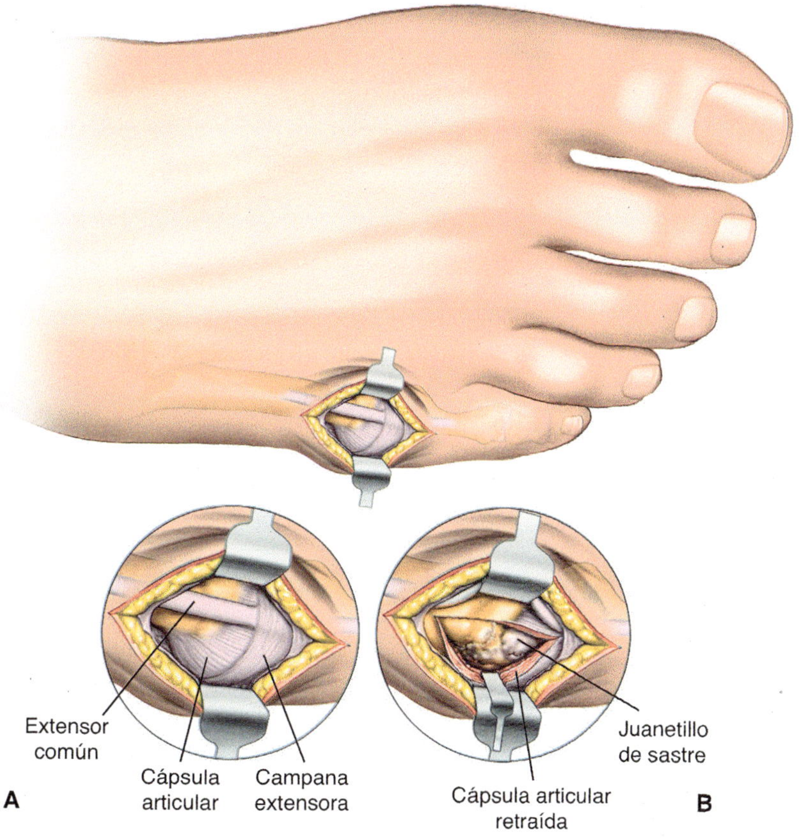

Figura 42-2. **A.** Para la disección quirúrgica superficial, corte la fascia profunda en línea con la incisión. Procure identificar y preservar cualquier nervio cutáneo que se encuentre durante esta parte de la disección. Retraiga medialmente el tendón del extensor largo de los dedos para exponer las estructuras capsulares gruesas que recubren la cabeza del quinto metatarsiano. **B.** Para la disección quirúrgica profunda, divida la cápsula longitudinalmente. Despegue las estructuras capsulares gruesas y las bolsas de la cabeza del quinto metatarsiano.

Peligros

El tendón del músculo extensor largo de los dedos se encuentra en el colgajo medial de la herida. Se identifica fácilmente y debe conservarse.

Una extirpación extensa del tejido blando de la cabeza del quinto metatarsiano puede comprometer la irrigación sanguínea del hueso. Si esto ocurre, puede producirse un retraso o la seudoartrosis de la osteotomía.

Cómo ampliar el abordaje

El abordaje puede ampliarse proximalmente a lo largo de todo el quinto hueso metatarsiano. Esta extensión solo es necesaria en raras ocasiones para intervenciones como la colocación de una placa en el quinto metatarsiano.

43

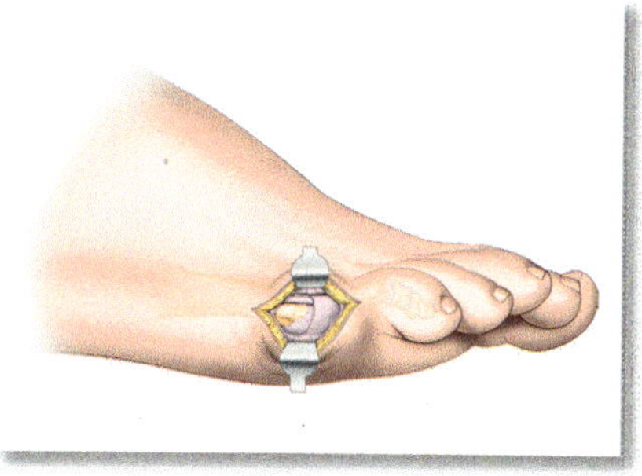

Abordaje lateral de la cabeza del quinto metatarsiano para el juanetillo de sastre

Introducción

El abordaje lateral de la cabeza del quinto metatarsiano se utiliza casi exclusivamente para las osteotomías en chevron de ese hueso en el tratamiento del juanetillo de sastre; también puede usarse para cualquier otro procedimiento en la cabeza del quinto metatarsiano, incluido el tratamiento de infecciones localizadas.

Aunque el abordaje se realiza a través de piel que no soporta peso, la piel sobre un juanetillo de sastre suele estar enrojecida, inflamada y ser fina. En los casos poco frecuentes en que se ha producido una ulceración o una infección franca, debe llevarse a cabo un tratamiento no quirúrgico de la piel antes de la cirugía. Como en todos los abordajes quirúrgicos de la parte distal del pie, debe realizarse una cuidadosa evaluación vascular preoperatoria, especialmente en pacientes de riesgo con diabetes mellitus.

Posición del paciente

Coloque al paciente en decúbito supino en la mesa de operaciones. Fije un soporte a la cresta iliaca opuesta. Ponga un saco de arena debajo del glúteo del lado afectado para rotar internamente la pierna, introduciendo el borde lateral del pie en el campo quirúrgico. A continuación, incline la mesa alejándola de usted para aumentar aún más la rotación interna.

Después del vaciamiento sanguíneo coloque un torniquete en la parte media del muslo. Como alternativa, utilice una venda de goma suave para realizar vaciamiento sanguíneo del pie y, a continuación, envuelva la pierna firmemente justo por encima del tobillo (véase fig. 7-1).

Puntos de referencia e incisiones

Palpe la cabeza del quinto metatarsiano y la quinta articulación metatarsofalángica a lo largo de la prominencia del pie y a lo largo de su borde lateral. En los casos de juanetillo de sastre, la cabeza metatarsiana es prominente de forma lateral.

El tendón del extensor largo de los dedos hasta el quinto dedo se palpa con facilidad en el dorso del pie. Cuando este tendón está tenso, sobresale a la flexión pasiva del quinto dedo.

Haga una incisión de 3 cm en la parte lateral del pie (fig. 43-1). Comience justo distal a la articulación metatarsofalángica del quinto dedo y extienda la incisión proximalmente a lo largo del borde lateral del pie. Un punto de referencia quirúrgico útil es la unión entre la piel lisa del dorso del pie y la piel arrugada de la cara plantar.

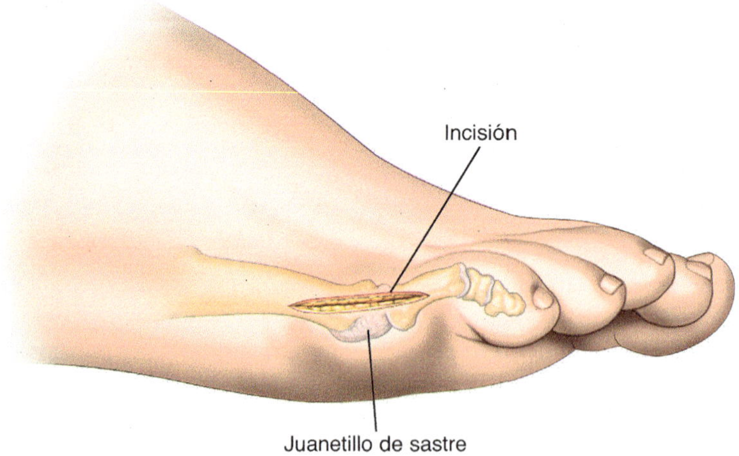

Figura 43-1. Haga una incisión de 3 cm en la parte lateral del pie. Comience justo distal a la articulación metatarsofalángica del quinto dedo y extienda la incisión proximalmente a lo largo del borde lateral del pie.

Plano internervioso

No existe un verdadero plano internervioso. El hueso es esencialmente subcutáneo. Los tendones del extensor y del flexor largo de los dedos del quinto dedo reciben su inervación de forma muy proximal a este abordaje y no pueden ser denervados por él.

Disección quirúrgica superficial

Corte a través del tejido subcutáneo en la línea de la incisión cutánea para exponer la cápsula articular de la articulación metatarsofalángica del quinto dedo del pie y el periostio que cubre el extremo distal del quinto hueso metatarsiano (fig. 43-2A).

Disección quirúrgica profunda

La extensión de la disección quirúrgica profunda dependerá del procedimiento quirúrgico que se vaya a realizar. En la mayoría de las intervenciones, las estructuras capsulares gruesas y las bolsas adheridas a la cabeza del quinto metatarsiano deberán desprenderse del hueso (fig. 43-2B). Sin embargo, procure conservar la mayor cantidad posible de tejido blando en los casos de osteotomía metatarsiana distal para reducir el riesgo de retraso en la unión o seudoartrosis.

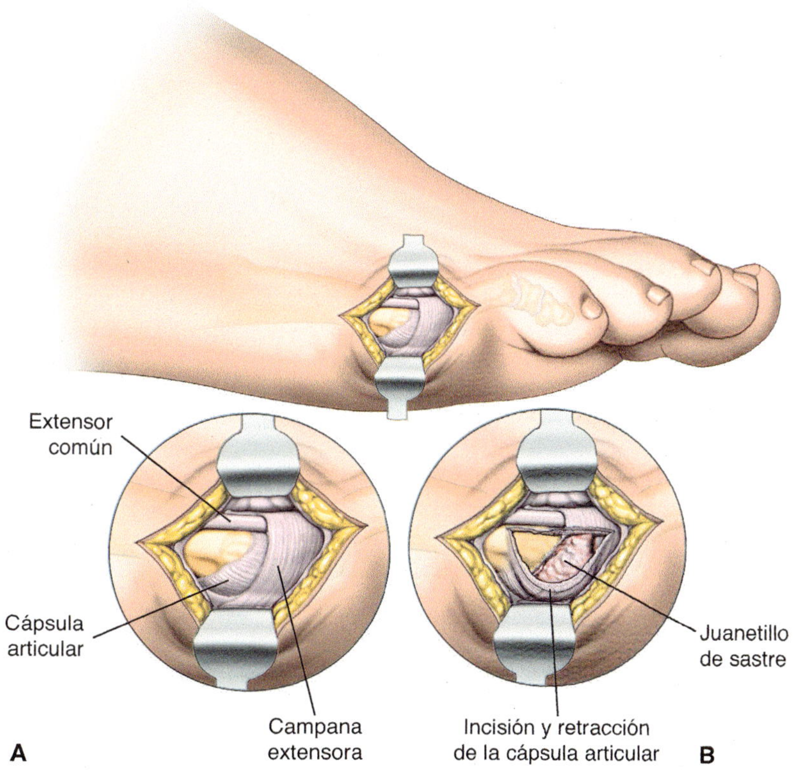

Figura 43-2. **A.** Para la disección quirúrgica superficial, corte a través del tejido subcutáneo en la línea de la incisión cutánea para exponer la cápsula articular de la articulación metatarsofalángica del quinto dedo y el periostio que cubre el extremo distal del quinto hueso metatarsiano. **B.** En la mayoría de las intervenciones que requieren una disección quirúrgica profunda, será necesario separar del hueso las estructuras capsulares gruesas y las bolsas adheridas a la cabeza del quinto metatarsiano.

Peligros

El tendón del extensor largo de los dedos se encuentra muy por encima de la herida y no corre peligro. Los nervios cutáneos menores pueden cruzar el campo durante una disección quirúrgica superficial; por supuesto, deben preservarse todos los nervios que puedan ser identificados.

Cómo ampliar el abordaje

El abordaje puede ampliarse proximalmente hasta la base del quinto metatarsiano. Esta extensión puede ser necesaria para una doble osteotomía del hueso o para la fijación interna de una fractura del quinto metatarsiano mediante una placa. La incisión puede extenderse distalmente para permitir un abordaje lateral de los tendones flexores del quinto dedo (véase cap. 47). Dicha extensión puede estar indicada en raras ocasiones si se va a realizar una tenotomía del flexor o una transferencia del tendón flexor-extensor al mismo tiempo que una osteotomía metatarsiana distal.

44

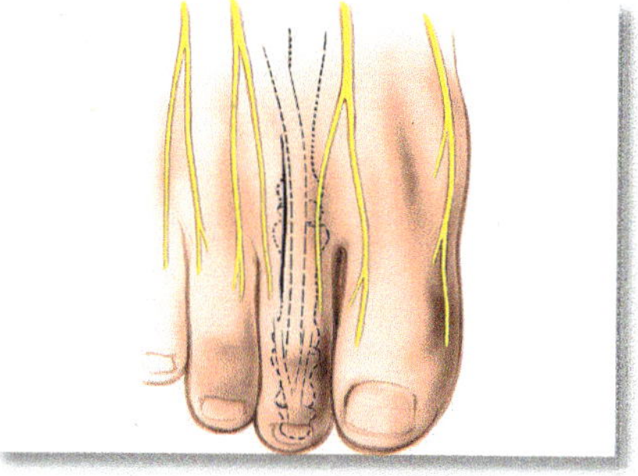

Abordaje dorsal de las articulaciones metatarsofalángicas del segundo, tercer, cuarto y quinto dedos

Introducción

El abordaje dorsal es el de elección para la exposición de las articulaciones metatarsofalángicas del segundo, tercer, cuarto y quinto dedos porque evita la incisión de la piel plantar. La mayoría de los abordajes plantares deja cicatrices en la piel que soporta el peso, violando un principio quirúrgico básico.

Entre los usos que se pueden dar se encuentran los siguientes:

- Escisión de las cabezas metatarsianas.
- Osteotomía metatarsiana distal y colocación de clavos en fracturas del cuello metatarsiano.[1]
- Falangectomía proximal parcial.
- Capsulotomía de las articulaciones metatarsofalángicas.
- Tenotomía muscular.
- Neurectomía.

Posición del paciente

Coloque al paciente en decúbito supino sobre la mesa de operaciones. Ponga una almohadilla bajo el muslo para flexionar la rodilla y deje que el pie descanse con su superficie plantar sobre la mesa (fig. 44-1).

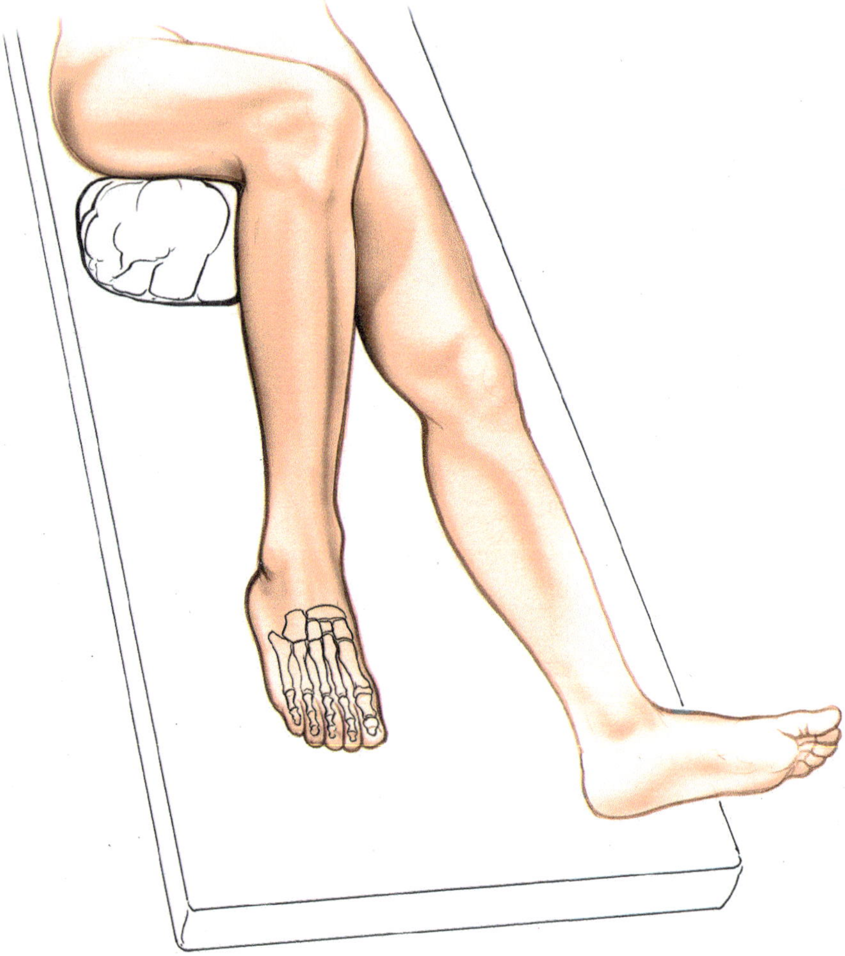

Figura 44-1. Posición del paciente para abordajes de los dedos del pie.

45

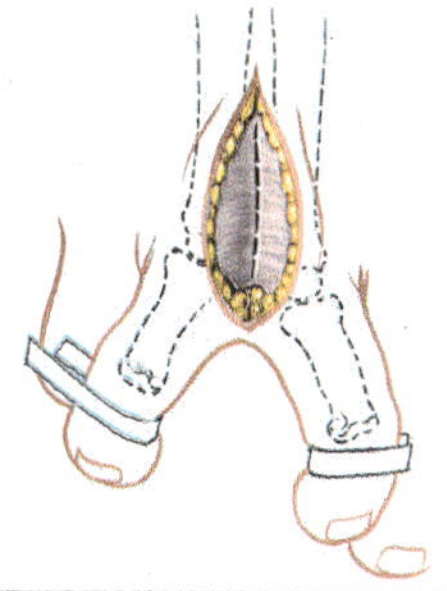

Abordaje dorsal del neuroma de Morton

Introducción

El abordaje dorsal del espacio interdigital permite explorar la patología de estos espacios. El uso más común de este abordaje es la identificación y la escisión de neuromas de Morton, aunque se utiliza con mayor frecuencia para la exploración de la hendidura entre el tercer y el cuarto dedos del pie, el lugar más frecuente para localizar estos neuromas. Los usos menos comunes incluyen el drenaje de infecciones del espacio interdigital, que son mucho más raras en el pie que en la mano.

Posición del paciente

Coloque al paciente en decúbito supino en la mesa de operaciones. Aplique un torniquete en el punto medio del muslo o justo por encima del tobillo después de realizar vaciamiento sanguíneo de la pierna. Como alternativa, utilice una venda de goma suave para realizar vaciamiento sanguíneo del pie y, a continuación, utilice la venda como torniquete en el tobillo (véase fig. 44-1). Ponga una cuña firme o varias almohadas bajo el muslo del paciente para flexionar las rodillas, de modo que el pie quede plano sobre la mesa quirúrgica.

Puntos de referencia e incisión

Palpe la articulación metatarsofalángica de los dos dedos adyacentes flexionándolos y extendiéndolos de forma pasiva. Separe los dos dedos del espacio interdigital afectado. La forma más sencilla de hacerlo es envolver los dedos adyacentes con una gasa y utilizarla para separar los dos dedos. Haga una incisión longitudinal dorsal sobre el centro del espacio interdigital, comenzando en el extremo distal de este espacio y extendiéndose proximalmente unos 2 a 3 cm más allá del nivel de las articulaciones metatarsofalángicas (fig. 45-1).

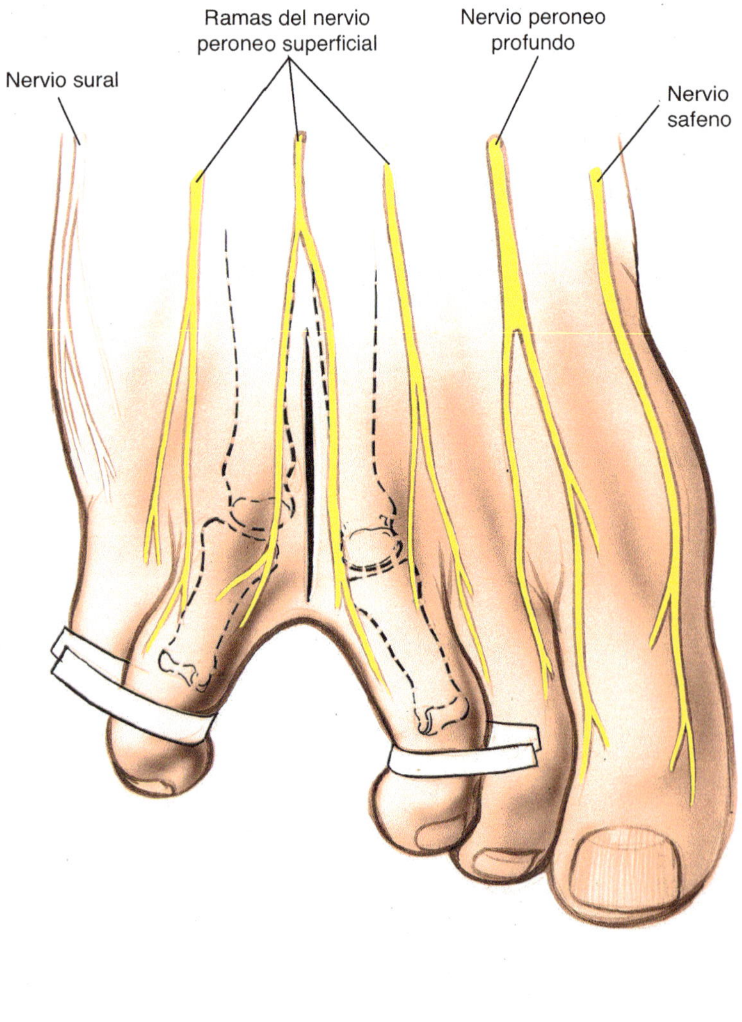

Figura 45-1. Haga una incisión longitudinal dorsal sobre el centro del espacio interdigital, comenzando en el extremo distal de este espacio y extendiéndose proximalmente unos 2 a 3 cm más allá del nivel de las articulaciones metatarsofalángicas.

Plano internervioso

No hay un plano internervioso. No se encuentran músculos ni tendones en el abordaje.

Disección quirúrgica superficial

Incida el ligamento metatarsiano transversal profundo en línea con la incisión cutánea; empiece con una disección roma y luego abra unas tijeras con las hojas en el plano longitudinal. La división de este ligamento expondrá el haz neurovascular (figs. 45-2 y 45-3). El neuroma, si existe, suele sobresalir en la herida. Para hacerlo más prominente, aplique presión digital en el espacio entre las cabezas metatarsianas, empujando el dedo hacia arriba sobre la superficie plantar (véase fig. 45-3).

Este abordaje quirúrgico no solo expone el neuroma sino que también divide el ligamento metatarsiano transversal profundo que muchos cirujanos creen es la causa de la irritación en la patología del neuroma.

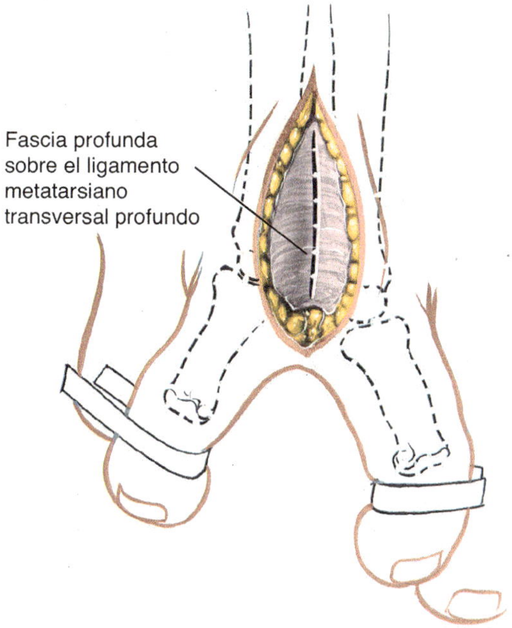

Figura 45-2. Incisión de la fascia en línea con la incisión cutánea.

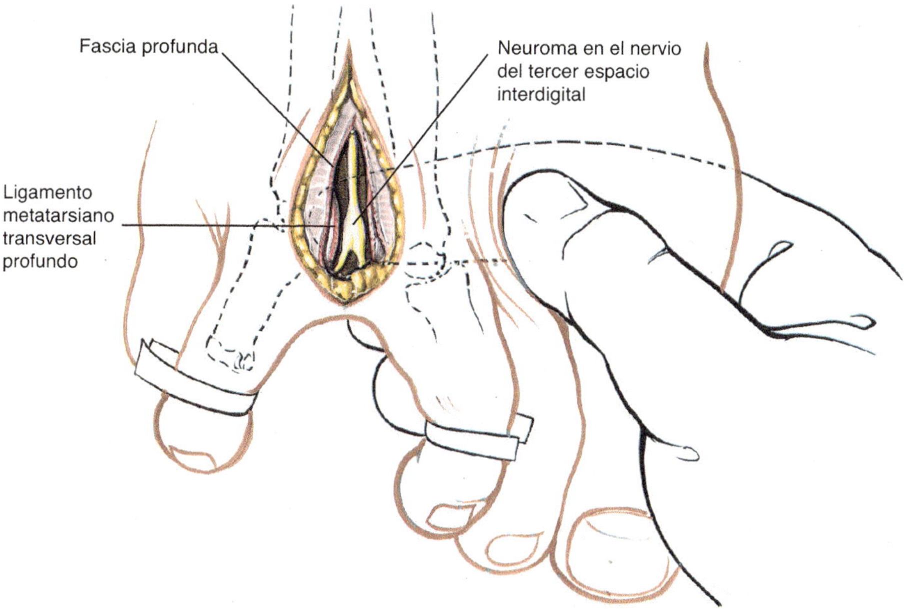

Figura 45-3. Incisión del ligamento metatarsiano transversal profundo en línea con las incisiones cutánea y fascial para revelar el haz neurovascular.

Peligros

El único peligro en un abordaje de una sola hendidura es el nervio digital y el vaso que son el objetivo del abordaje. Sin embargo, hay que tener cuidado de no cortar ningún nervio cutáneo dorsal que pase por debajo de la incisión.

La irrigación arterial de los dedos de los pies discurre en estrecha relación con los nervios. Si hay que explorar más de una hendidura, procure no interrumpir la irrigación arterial de los dedos. La incisión accidental de una arteria digital no provoca la isquemia de un dedo, pero si se incide la segunda arteria digital del mismo dedo en el siguiente espacio interdigital, puede producirse isquemia (véase fig. 10-5).

La extirpación de un neuroma de un espacio interdigital suele dejar la superficie de apoyo del peso de los dedos afectados al menos parcialmente anestesiada, pero no se producen cambios tróficos.

Cómo ampliar el abordaje

El abordaje se amplía con muy poca frecuencia y se utiliza casi exclusivamente para la patología específica del espacio interdigital.

46

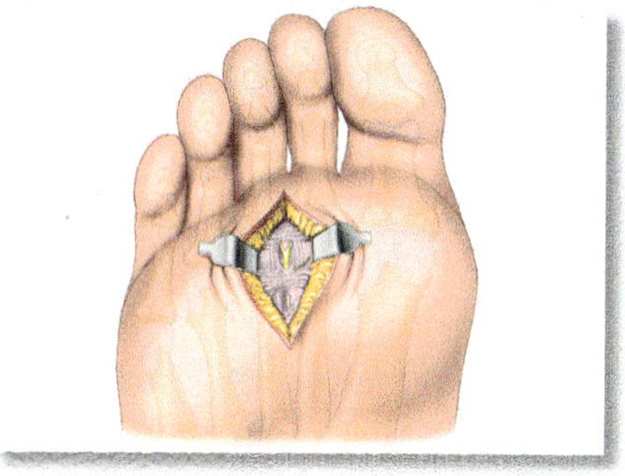

Abordaje plantar del neuroma de Morton recurrente

Introducción

El abordaje plantar de un neuroma digital proporciona una excelente exposición del nervio digital plantar común; puede ampliarse de forma proximal para exponer más nervio. La principal desventaja de la incisión es que crea una cicatriz plantar. El tiempo de cicatrización suele ser mayor que con el abordaje dorsal. En ocasiones, las cicatrices plantares son sensibles.

El abordaje quirúrgico alternativo (el abordaje dorsal) divide el ligamento metatarsiano transversal profundo, que puede ser una fuente importante de patología en la creación del neuroma de Morton. Por este motivo, el abordaje plantar para el neuroma de Morton suele reservarse para la exploración de un neuroma recurrente y no como procedimiento principal para tratar esta patología.

Posición del paciente

Coloque al paciente en decúbito supino en la mesa de operaciones. Aplique un torniquete en el punto medio del muslo o justo por encima del tobillo después de realizar el vaciamiento sanguíneo de la pierna. Como alternativa, utilice una venda de goma suave para realizar el vaciamiento sanguíneo del pie y, a continuación, utilice la venda como torniquete en el tobillo (véase fig. 1-1).

Puntos de referencia e incisión

Para palpar cada *cabeza metatarsiana*, coloque el pulgar en la superficie plantar y el índice en la superficie dorsal del pie. La piel bajo las cabezas metatarsianas puede estar engrosada; esto también puede utilizarse como punto de referencia.

Haga una incisión longitudinal de 4 a 5 cm desde la cara plantar del pie por encima del interespacio que se va a explorar. Comience la incisión justo de forma distal al nivel de la articulación metatarsofalángica y proceda proximalmente (fig. 46-1).

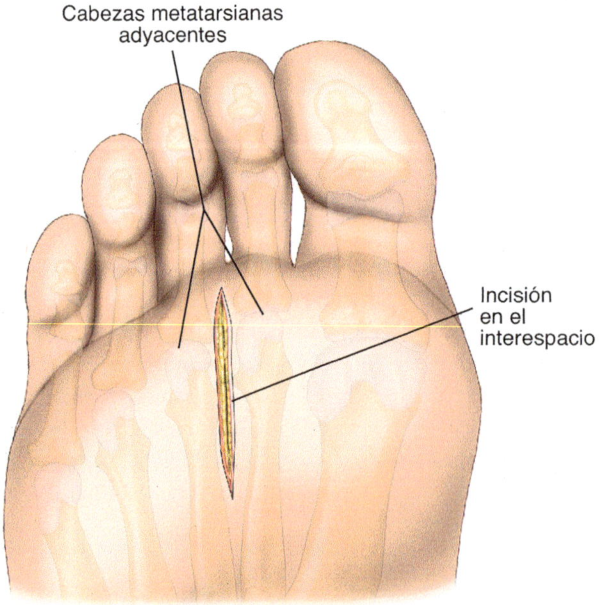

Figura 46-1. Haga una incisión longitudinal de 4 a 5 cm desde la cara plantar del pie por encima del interespacio que se va a explorar. Comience la incisión justo de forma distal al nivel de la articulación metatarsofalángica y proceda proximalmente.

Plano internervioso

No hay plano internervioso. El tendón del flexor largo de los dedos que se expone durante el abordaje recibe su inervación de forma muy proximal al lugar de la cirugía.

Disección quirúrgica superficial

Profundice el abordaje en la línea de la incisión cutánea (fig. 46-2) e identifique los tendones flexores que discurren hacia los dos dedos afectados. Mediante disección roma entre los tendones flexores, desarrolle un plano quirúrgico.

Disección quirúrgica profunda

Identifique el nervio digital plantar común que discurre con su arteria entre los tendones flexores. Cuando se utilice el abordaje para la cirugía de revisión, empiece por identificar el nervio digital plantar común que está muy proximal al campo quirúrgico anterior, lejos de la cicatriz causada por la cirugía primaria. Trace el nervio de proximal a distal, identificando su bifurcación (fig. 46-3). Al extirpar el neuroma, asegúrese de que la sección proximal del nervio está próxima a las cabezas metatarsianas. La escisión del neuroma, sobre todo en la cirugía de revisión, debe confirmarse siempre histológicamente.

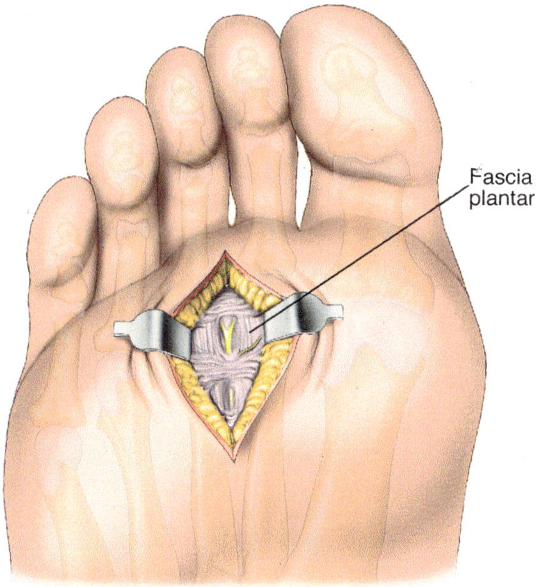

Figura 46-2. Profundice el abordaje en la línea de la incisión cutánea, dividiendo la fascia plantar.

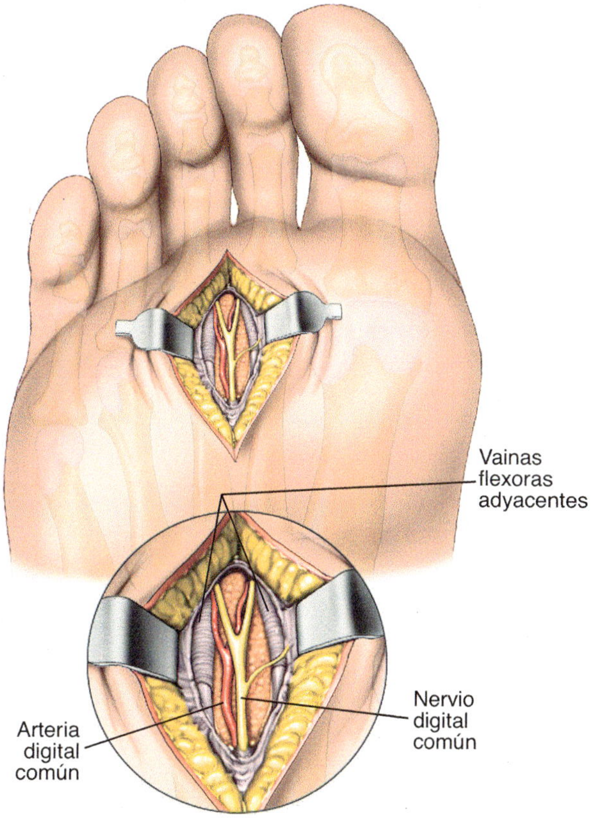

Figura 46-3. Identifique el nervio digital plantar común que discurre con su arteria entre los tendones flexores. Cuando se utilice el abordaje para la cirugía de revisión, identifique el nervio digital plantar común proximalmente, muy alejado del campo de disección quirúrgica anterior. Trace el nervio de proximal a distal, identificando su bifurcación.

Peligros

Los tendones flexores largos de los dedos de los pies son fácilmente identificables en la disección quirúrgica superficial. La arteria que discurre con el nervio digital plantar común puede sacrificarse durante la escisión del nervio digital.

El peligro del abordaje reside en crear una cicatriz plantar. El abordaje debe evitarse cuando hay piel atrófica, así como en casos de enfermedad vascular periférica, sobre todo diabetes mellitus.

Cómo ampliar el abordaje

El abordaje está diseñado específicamente para la exploración del neuroma digital, por lo que no puede ampliarse. La clave para una exposición adecuada es identificar el nervio de forma proximal, muy alejado de la zona de la cirugía anterior y, a continuación, trazarlo hasta la zona de la cirugía anterior, donde habrá cicatrices extensas.

47

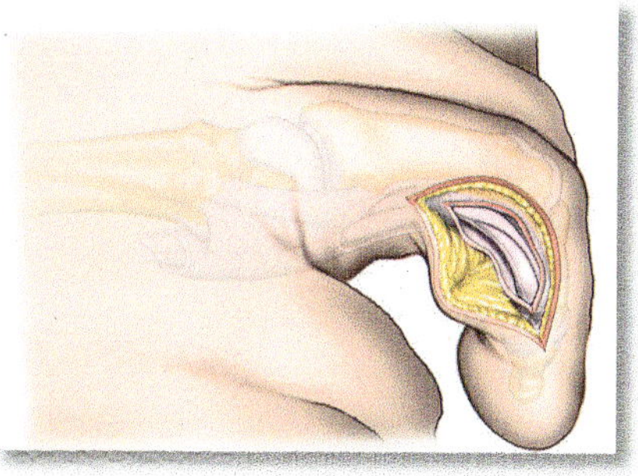

Abordaje dorsolateral de las vainas flexoras del segundo al quinto dedos del pie

Introducción

El abordaje dorsolateral del segundo al quinto dedos del pie proporciona un acceso seguro a la vaina flexora y su contenido. Se utiliza principalmente para la tenotomía flexora o la transferencia de tendón flexor a extensor en el tratamiento de la deformidad flexible del dedo en martillo (dedos rizados). La deformidad debe poder corregirse mediante manipulación pasiva. El abordaje es dorsal al haz neurovascular, por lo que no pone en peligro esta estructura vital.

Posición del paciente

Coloque al paciente en decúbito supino sobre la mesa de operaciones (véase fig. 1-1). Una buena iluminación y un buen vendaje sanguíneo y torniquete son esenciales. El torniquete puede colocarse en la parte media del muslo. Como alternativa, se puede utilizar un vendaje de goma suave para realizar el vaciamiento sanguíneo del pie y, a continuación, envolver la pierna firmemente justo por encima del tobillo. No se aconseja el uso de un torniquete en los dedos de los pies, ya que interferiría con la incisión y ataría los tendones.

Puntos de referencia e incisiones

Palpe la *articulación interfalángica proximal* del dedo del pie flexionando y extendiendo pasivamente la articulación para confirmar su posición. El punto de referencia quirúrgico clave es la unión entre el dorso arrugado y la piel plantar lisa en la parte lateral del dedo.

Haga una incisión longitudinal de 2 cm en la cara lateral del dedo que discurra a lo largo de la unión entre el dorso arrugado y la piel plantar lisa. Centre esta incisión sobre la articulación interfalángica proximal (fig. 47-1).

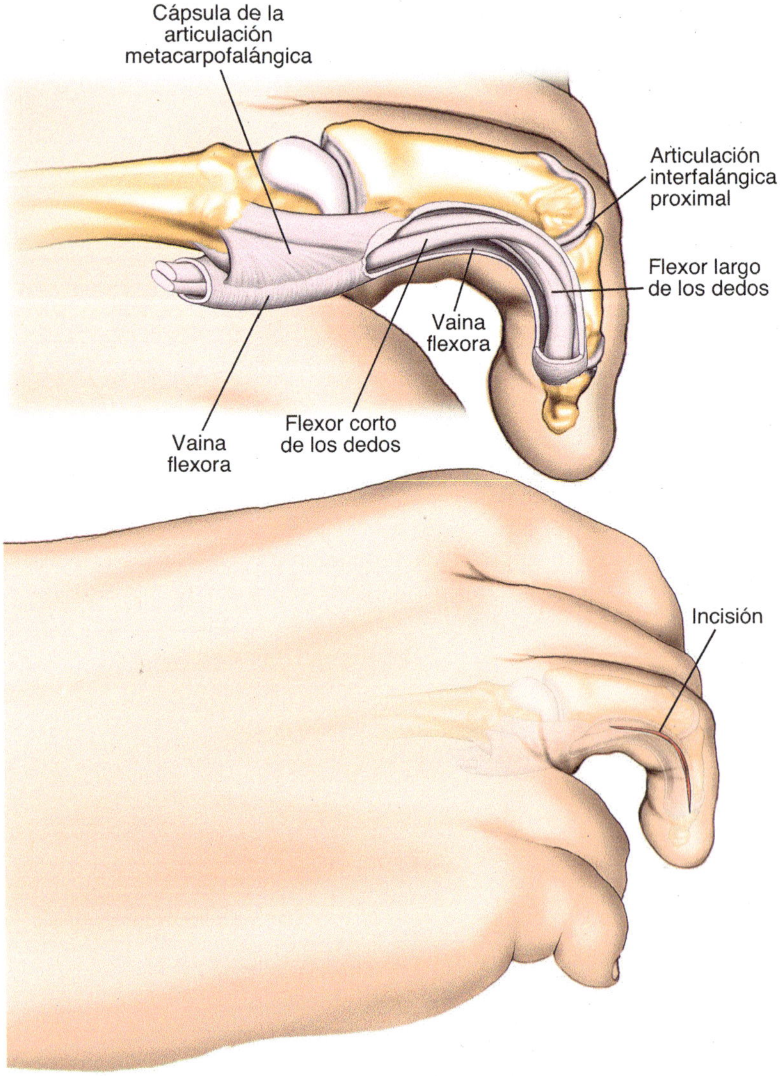

Figura 47-1. Haga una incisión longitudinal de 2 cm en la cara lateral del dedo que discurra a lo largo de la unión entre el dorso arrugado y la piel plantar lisa. Centre esta incisión sobre la articulación interfalángica proximal.

Plano internervioso

No existe un verdadero plano internervioso porque no se utiliza ningún intervalo intermuscular. La inervación sensitiva del dedo procede de dos fuentes: el nervio digital dorsal y el nervio digital plantar. Debido a que la incisión de la piel marca la división entre estas dos fuentes, no causa ninguna zona significativa de hipoestesia.

Disección quirúrgica superficial

Desarrolle un ligero colgajo cutáneo plantar incidiendo el colgajo subcutáneo en línea con la incisión cutánea. El colgajo que recubre la propia articulación interfalángica proximal es bastante fino; tenga cuidado de no cortar en la propia articulación (fig. 47-2). Continúe la disección hacia la línea media del dedo, apuntando ligeramente en dirección plantar. El principal haz neurovascular se encuentra en el colgajo plantar. Exponga la vaina que cubre los tendones flexores.

Disección quirúrgica profunda

Haga una incisión longitudinal en la vaina flexora fibrosa para exponer los tendones subyacentes (fig. 47-3). A nivel

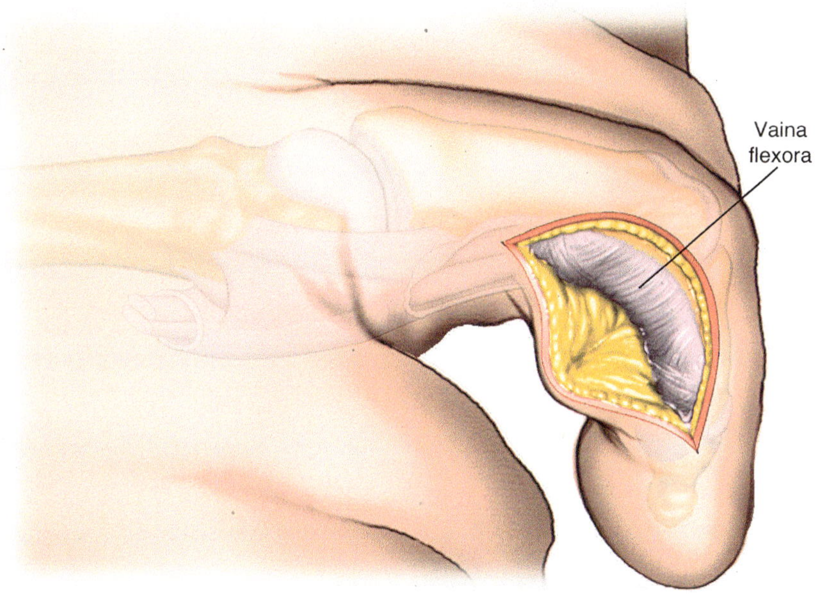

Figura 47-2. Desarrolle un ligero colgajo cutáneo plantar incidiendo el colgajo subcutáneo en línea con la incisión cutánea.

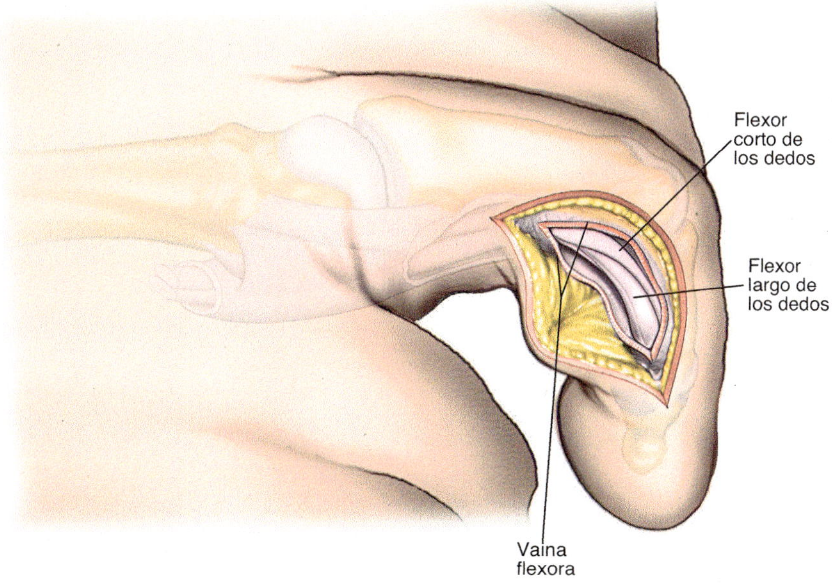

Figura 47-3. Haga una incisión longitudinal en la vaina flexora fibrosa para exponer los tendones subyacentes.

de la articulación interfalángica proximal, el tendón flexor superficial se divide en dos y envuelve el tendón flexor largo. Si se va a realizar una tenotomía flexora o una transferencia de flexor a extensor, tome un gancho romo e introdúzcalo alrededor del tendón flexor largo. Colocar el gancho hacia usted flexionará pasivamente las articulaciones interfalángicas proximal y distal, y permitirá dividir el tendón flexor largo de forma muy distal al lugar de la disección (fig. 47-4). Si se va a realizar una transferencia de flexor a extensor, desarrolle un plano epiperióstico alrededor de la base de la falange media, siguiendo el hueso por su superficie dorsal. El tendón extensor común puede verse fácilmente.

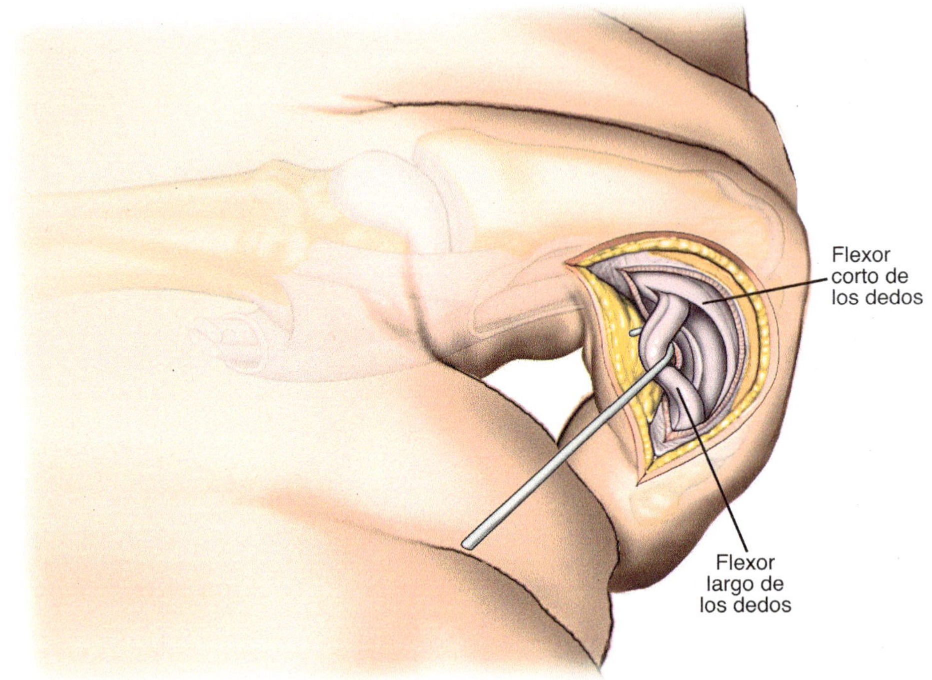

Figura 47-4. Si se va a realizar una tenotomía flexora o una transferencia de flexor a extensor, tome un gancho romo e introdúzcalo alrededor del tendón flexor largo. Colocar el gancho hacia usted flexionará pasivamente las articulaciones interfalángicas proximal y distal, y permitirá dividir el tendón flexor largo de forma muy distal al lugar de la disección.

Peligros

El nervio digital plantar corre peligro si la incisión cutánea se realiza de forma demasiado plantar. También está en riesgo si la disección se desvía demasiado en dirección plantar. La guía para realizar una incisión segura consiste en identificar el extremo de los pliegues interfalángicos. Si la incisión se realiza en este lugar (en la unión entre la piel lisa y la piel arrugada) el peligro para el nervio digital plantar disminuye.

La arteria digital plantar discurre con el nervio digital por su parte interna. También puede dañarse si el abordaje se desplaza demasiado en dirección plantar.

Cómo ampliar la exposición

Esta exposición está diseñada exclusivamente para revelar la vaina flexora fibrosa y su contenido, y no puede extenderse de forma útil ni proximal ni distalmente.

48

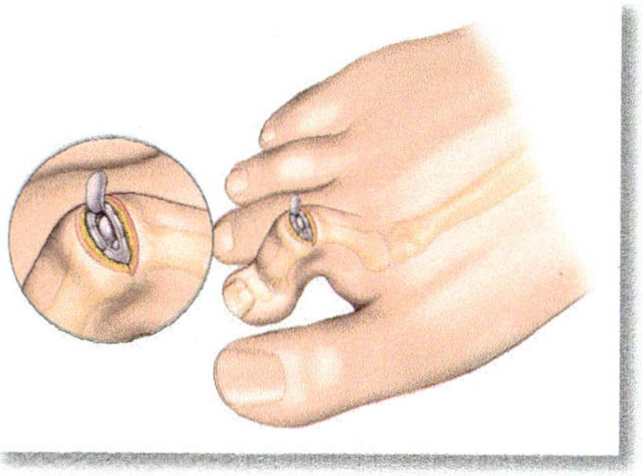

Abordaje transversal para la cirugía de un dedo en martillo

Introducción

El abordaje transversal para la cirugía de un dedo en martillo se utiliza para corregir la deformidad en flexión fija de la articulación interfalángica proximal (AIP) del dedo afectado. Este procedimiento se utiliza con mayor frecuencia para el tratamiento de una deformidad subyacente, como la fusión de una AIP en flexión fija enferma.

En esta afección, la piel que recubre la cara dorsal de la AIP suele ser fina y estar inflamada. Si hay rotura de la piel o ulceración, la cirugía debe aplazarse hasta que la afección haya mejorado con técnicas no quirúrgicas.

El abordaje no tiene otros usos. La cirugía no debe realizarse si hay indicios de insuficiencia vascular del pie, ya que un suministro sanguíneo deficiente al tejido puede provocar una cicatrización lenta o incluso causar necrosis del colgajo.

La cirugía puede realizarse con anestesia general, anestesia raquídea o, si se limita a un dedo del pie, con anestesia local con bloqueo en anillo.

Posición del paciente

Coloque al paciente en decúbito supino sobre la mesa de operaciones (véase fig. 1-1). Si se va a utilizar anestesia general, coloque un torniquete en la parte media del muslo después del vaciamiento sanguíneo de la extremidad. Si va a utilizarse un bloqueo local con anillo, coloque un torniquete de goma en la base del dedo del pie.

Puntos de referencia e incisión

Palpe la *cabeza de la falange proximal* que es prominente. La piel que la recubre es fina, roja y con frecuencia está inflamada.

Extirpe una elipse transversal de piel centrada sobre la AIP del dedo afectado. La incisión debe extirpar aproximadamente de 3 a 4 mm de piel y extenderse de un lado al otro del dorso del dedo (fig. 48-1).

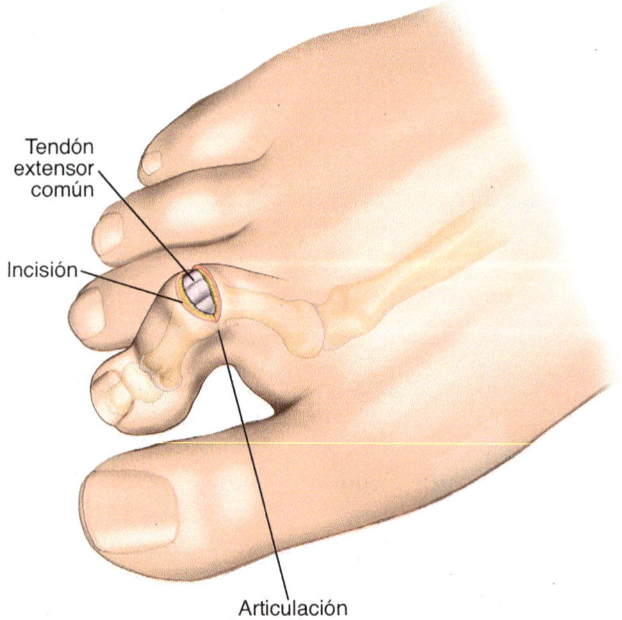

Figura 48-1. Extirpe una elipse transversal de piel centrada sobre la articulación interfalángica proximal del dedo afectado. La incisión debe extirpar aproximadamente de 3 a 4 mm de piel y extenderse de un lado al otro del dorso del dedo.

Plano internervioso

No hay un plano internervioso en este abordaje quirúrgico.

Disección quirúrgica superficial

Haga una incisión en el tejido subcutáneo fino en la línea de la incisión cutánea para exponer el tendón extensor común que recubre la AIP. A continuación, extirpe una elipse del tendón extensor común en la línea de la incisión cutánea para exponer el extremo distal de la falange proximal del dedo afectado (fig. 48-2).

Disección quirúrgica profunda

Utilice un par de osteotómos afilados, extirpe 5 a 6 mm distales de la falange proximal expuesta (fig. 48-3). Esto mostrará el extremo distal de la falange media. Manteniendo los osteotómos cerca de la falange media, empújelos distalmente para exponer el extremo proximal de esta falange; extirpe su superficie articular (fig. 48-4).

La escisión del extremo distal de la falange proximal y del extremo proximal de la falange media junto con la escisión de una elipse de piel y una elipse de tendón extensor permitirán la corrección completa de la deformidad en flexión de la AIP. Los tendones flexores quedan expuestos en la base de la herida, pero no deberían estar en peligro siempre que los osteotómos no se extiendan demasiado en dirección plantar.

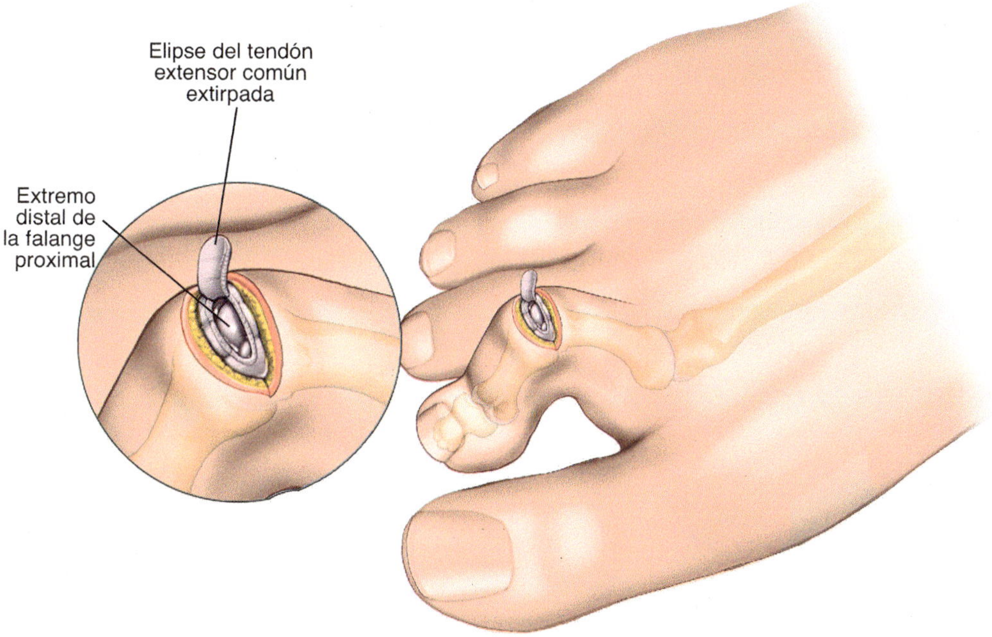

Figura 48-2. Haga una incisión en el tejido subcutáneo fino en la línea de la incisión cutánea para exponer el tendón extensor común que recubre la articulación interfalángica proximal. A continuación, extirpe una elipse del tendón extensor común en la línea de la incisión cutánea para exponer el extremo distal de la falange proximal del dedo afectado.

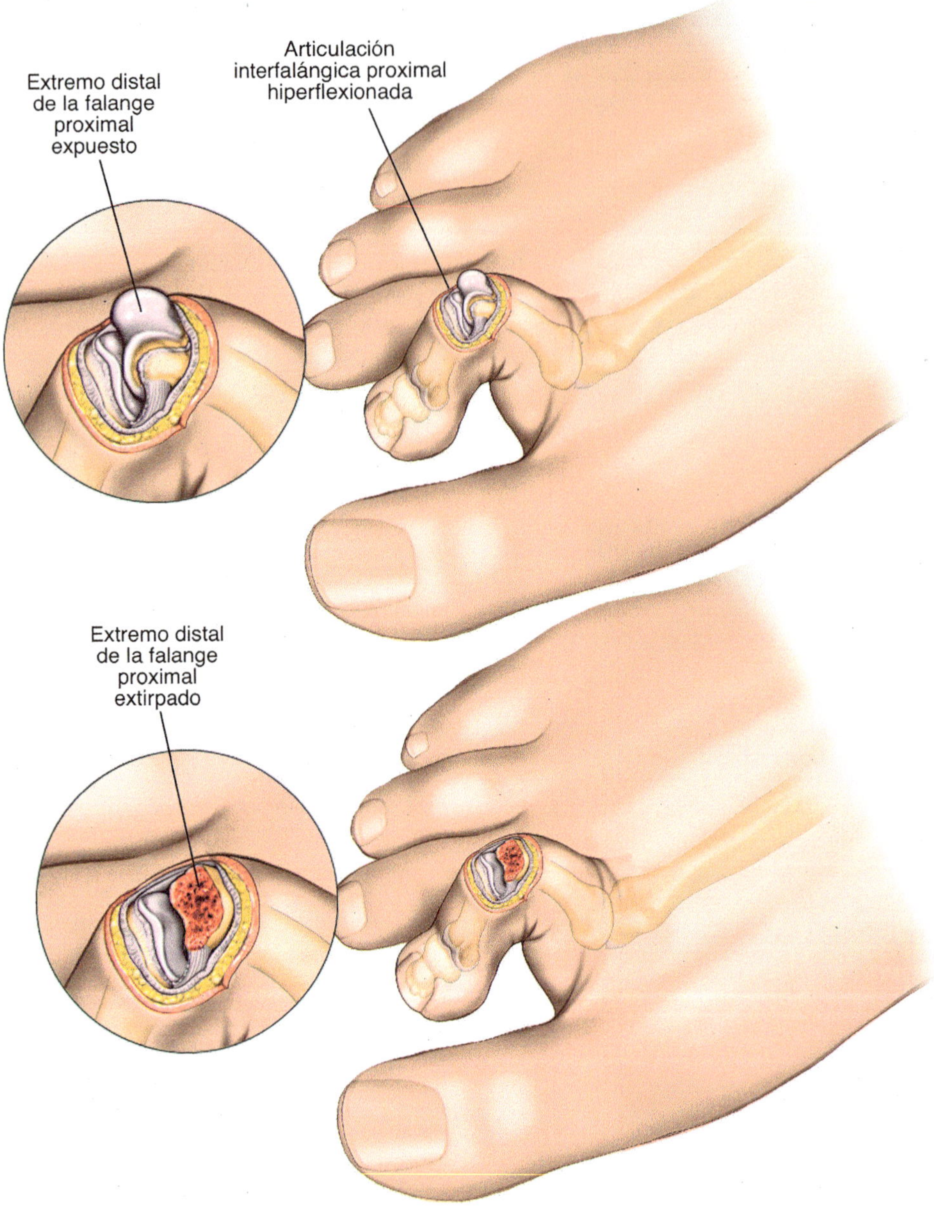

Figura 48-3. Con un par de osteotómos afilados, extirpe 5 a 6 mm distales de la falange proximal expuesta. Esto mostrará el extremo distal de la falange media.

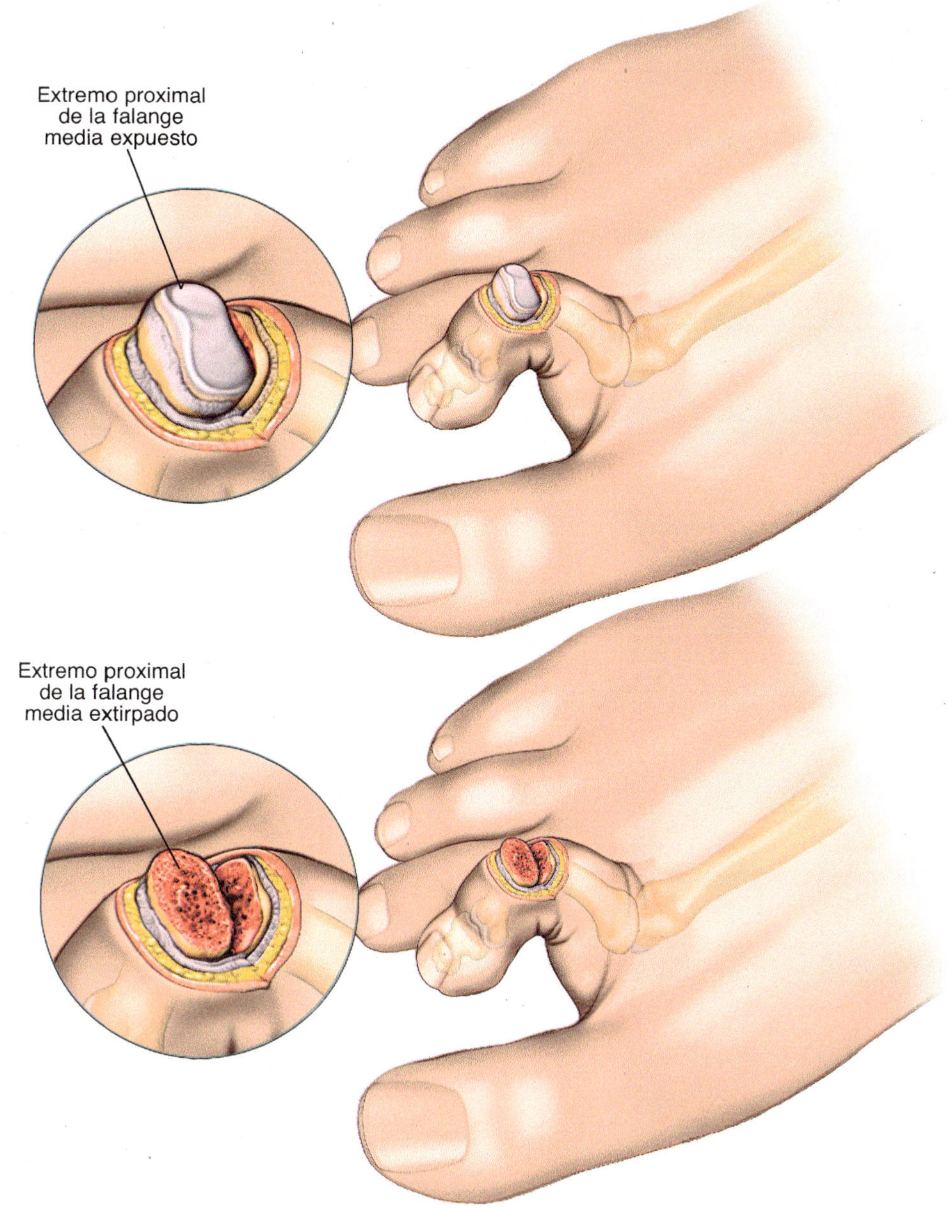

Figura 48-4. Manteniendo los cortadores óseos cerca de la falange media, empújelos distalmente para exponer el extremo proximal de esta falange; extirpe su superficie articular.

Peligros

Este abordaje quirúrgico no debe poner en peligro ninguna estructura importante. Pueden producirse complicaciones si no se selecciona bien al paciente, sobre todo en lo que respecta a la vascularidad del dedo operado.

El nervio digital y los vasos no deben correr ningún riesgo, ya que se encuentran de forma bastante plantar al campo quirúrgico en estas articulaciones flexionadas fijas.

El tendón del flexor largo de los dedos puede lesionarse si la escisión del extremo proximal de la falange media no se hace con cuidado. El tendón está estrechamente aplicado a la cara plantar de la falange media. Asegúrese de que los osteotómos no se desvíen ciegamente en dirección plantar.

Cómo ampliar el abordaje

El abordaje transversal no puede ampliarse de ninguna manera. Se puede conseguir una mejor visualización de la articulación extirpando más hueso, por lo general de la falange proximal. Sin embargo, debe extirparse solo la cantidad necesaria para corregir completamente la deformidad. La extirpación de demasiado hueso puede provocar la seudoartrosis de la osteotomía.

49

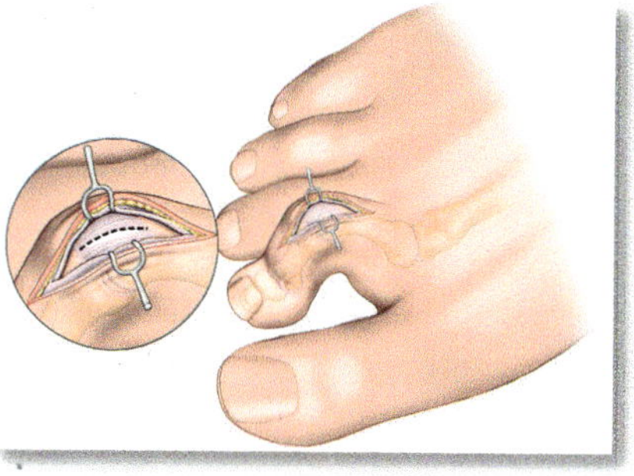

Abordaje longitudinal de la articulación interfalángica proximal de los dedos segundo a quinto para el dedo en martillo

Introducción

El abordaje longitudinal de la articulación interfalángica proximal (AIP) de los dedos segundo a quinto se utiliza para la fusión de la AIP en el tratamiento de las deformidades fijas del dedo en martillo. La incisión longitudinal en la línea media proporciona un acceso excelente al tendón extensor y a la AIP subyacente.

La ventaja de la incisión longitudinal es que permite realizar extensiones tanto proximales como distales si se van a llevar a cabo otros procedimientos. La desventaja del abordaje longitudinal es que, tras la corrección de la deformidad en flexión fija, con frecuencia queda algo de piel sobrante; por lo tanto, el cierre de la herida debe realizarse con cuidado para evitar crear un espacio bajo la piel que podría ser el lugar de un molesto hematoma posoperatorio.

La piel sobre la cara dorsal de la articulación interfalángica de un dedo con deformidad en martillo suele estar enrojecida y adelgazada. En casos extremos, puede producirse una ulceración franca con infección asociada. La presencia de ulceración es una contraindicación para la cirugía. La lesión cutánea debe tratarse antes de considerar la cirugía.

Como en todos los procedimientos quirúrgicos realizados en el pie, está indicada una evaluación vascular cuidadosa del paciente, en especial en casos de alto riesgo, como la diabetes mellitus.

Posición del paciente

Coloque al paciente en decúbito supino en la mesa de operaciones. Por lo general, el pie se encuentra en un grado de rotación externa. Si la intervención se va a realizar en los dedos laterales, coloque un saco de arena bajo el glúteo del lado afectado para corregir la rotación externa y llevar los dedos con más facilidad al plano del campo quirúrgico.

Después del vaciamiento sanguíneo coloque un torniquete en la parte media del muslo. Como alternativa, utilice una venda de goma suave para el vaciamiento sanguíneo del pie y, a continuación, envuelva la pierna firmemente justo por encima del tobillo (véase fig. 2-1). El uso de un torniquete de goma alrededor del dedo del pie restringe el acceso en menor grado, pero tiene la ventaja de que puede utilizarse junto con anestesia local de bloqueo en anillo.

Puntos de referencia e incisión

Flexione y extienda pasivamente la *articulación interfalángica proximal* para identificar su posición.

Incisión

Haga una incisión longitudinal de 2 cm en el dorso del dedo centrada en la articulación interfalángica proximal (fig. 49-1).

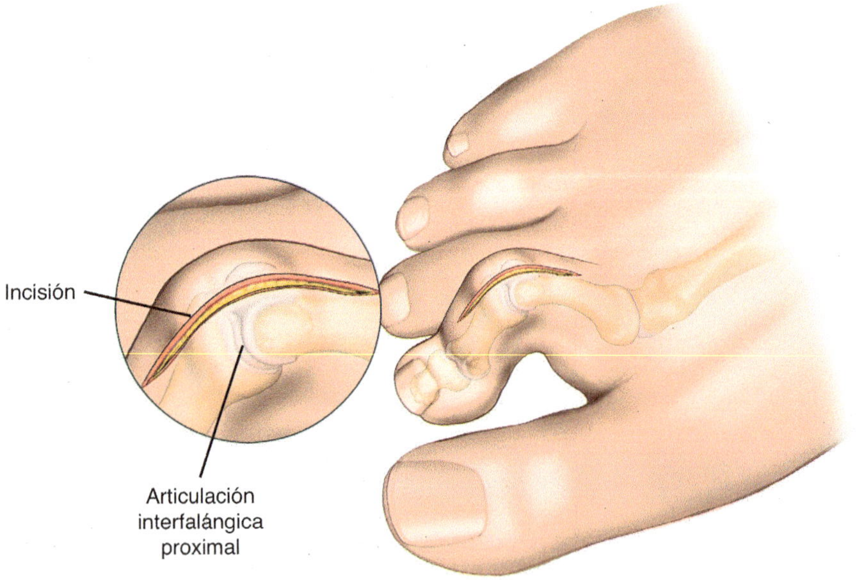

Figura 49-1. Haga una incisión longitudinal de 2 cm en el dorso del dedo centrada en la articulación interfalángica proximal.

Plano internervioso

No existe un verdadero plano internervioso. El tendón del extensor largo de los dedos recibe su inervación de forma muy distal al campo quirúrgico, por lo que no puede ser denervado por este.

Disección quirúrgica superficial

Haga una incisión en el tendón extensor en línea con la incisión cutánea (fig. 49-2). Retraiga con cuidado el tendón dividido para exponer la cápsula dorsal de la articulación interfalángica proximal. Tenga en cuenta que como esta cápsula es muy fina, con frecuencia se secciona cuando se divide el tendón extensor.

Disección quirúrgica profunda

Flexione la articulación interfalángica proximal para que el extremo cercano a la falange proximal sobresalga a través

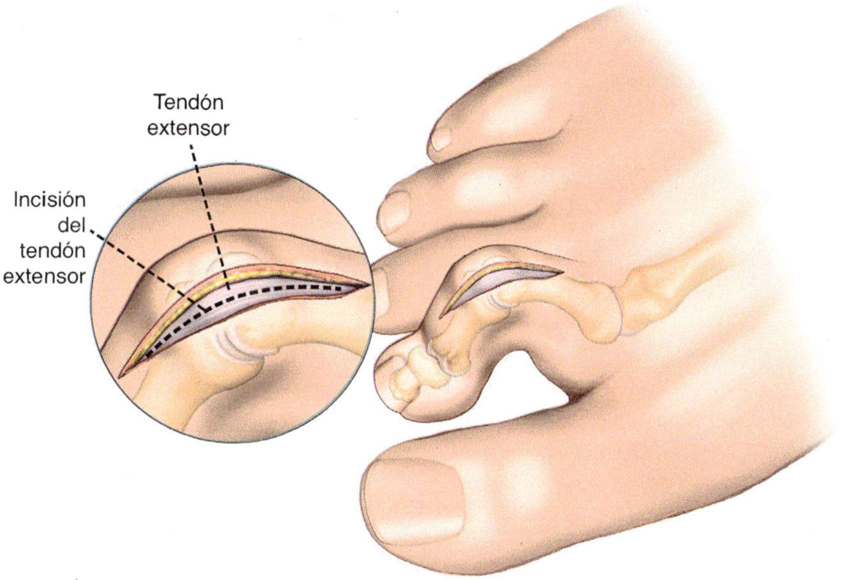

Figura 49-2. Haga una incisión del tendón extensor en línea con la incisión cutánea.

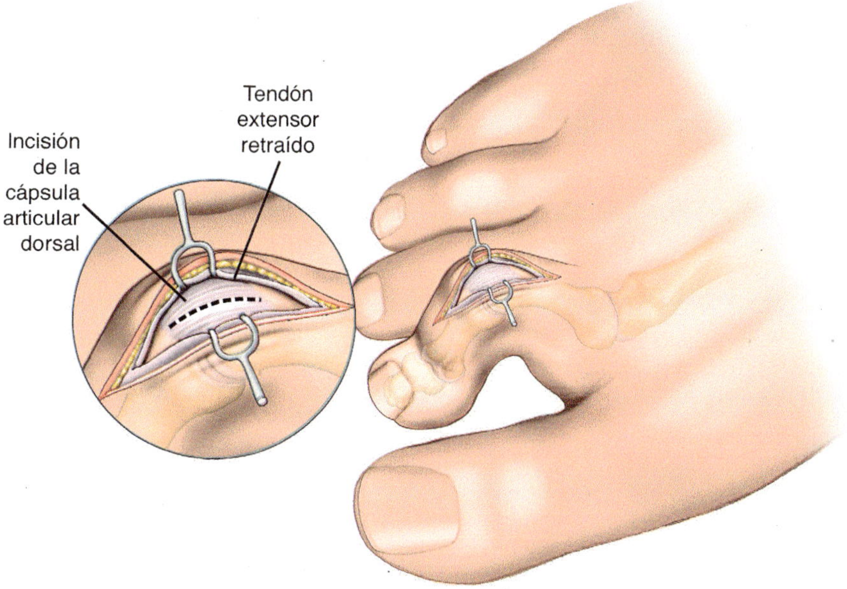

Figura 49-3. Flexione la articulación interfalángica proximal para que el extremo cercano a la falange proximal sobresalga a través del tendón extensor incidido.

del tendón extensor incidido (fig. 49-3). Si se va a realizar una fusión de la AIP, extirpe el extremo distal de la falange proximal, extrayendo aproximadamente de 4 a 5 mm de hueso (fig. 49-4). Aplique tracción longitudinal al dedo y flexione de nuevo la articulación, empujando el extremo distal del dedo proximal y dorsalmente. El extremo cercano a la falange media con su superficie articular será ahora visible a través del tendón extensor dividido. Extirpe la superficie articular de la falange media utilizando osteotómos afilados (fig. 49-5). Tenga cuidado de no dejar que los osteotómos sobresalgan demasiado en dirección plantar. El tendón del flexor largo de los dedos está muy cerca de la cápsula plantar de la articulación, discurriendo en un surco en la superficie plantar de la falange media.

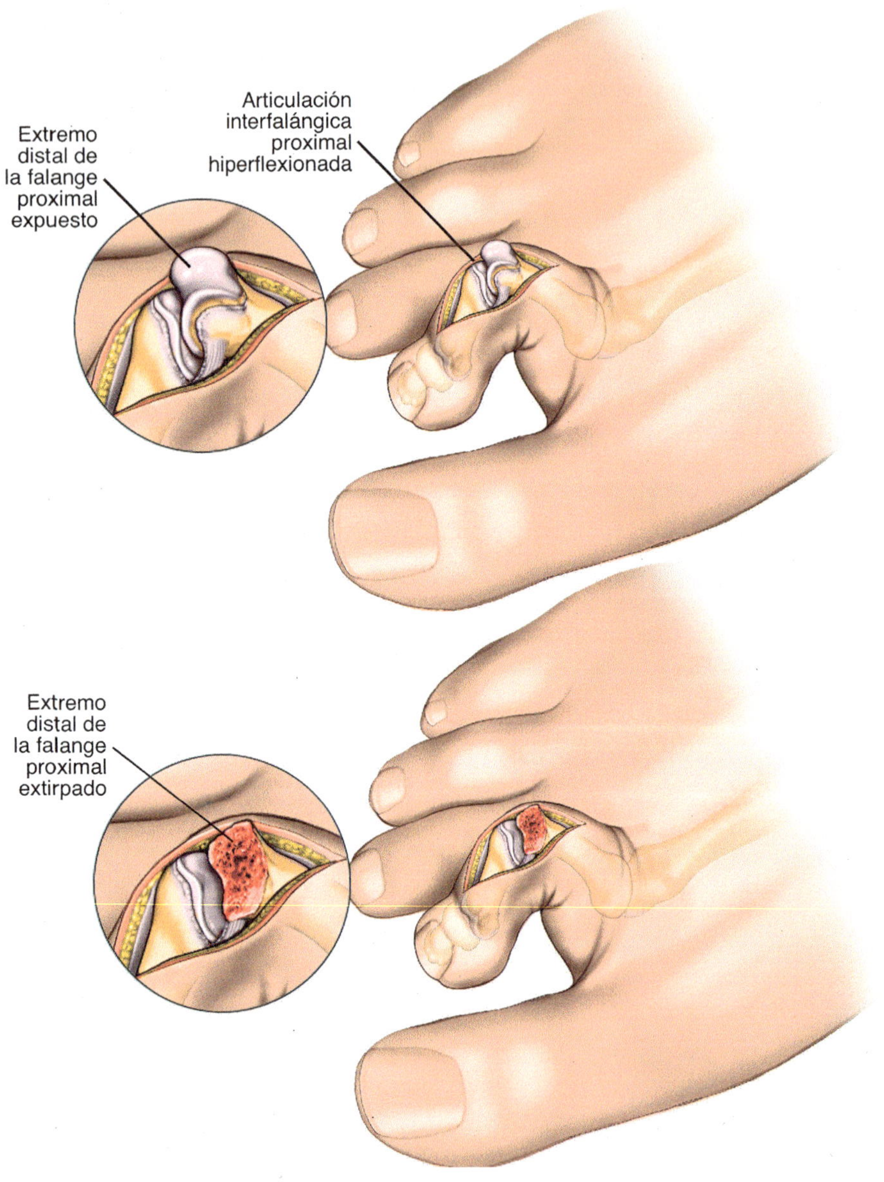

Figura 49-4. Si se va a realizar una fusión de la articulación interfalángica proximal, extirpe el extremo distal de la falange proximal, extrayendo aproximadamente de 4 a 5 mm de hueso.

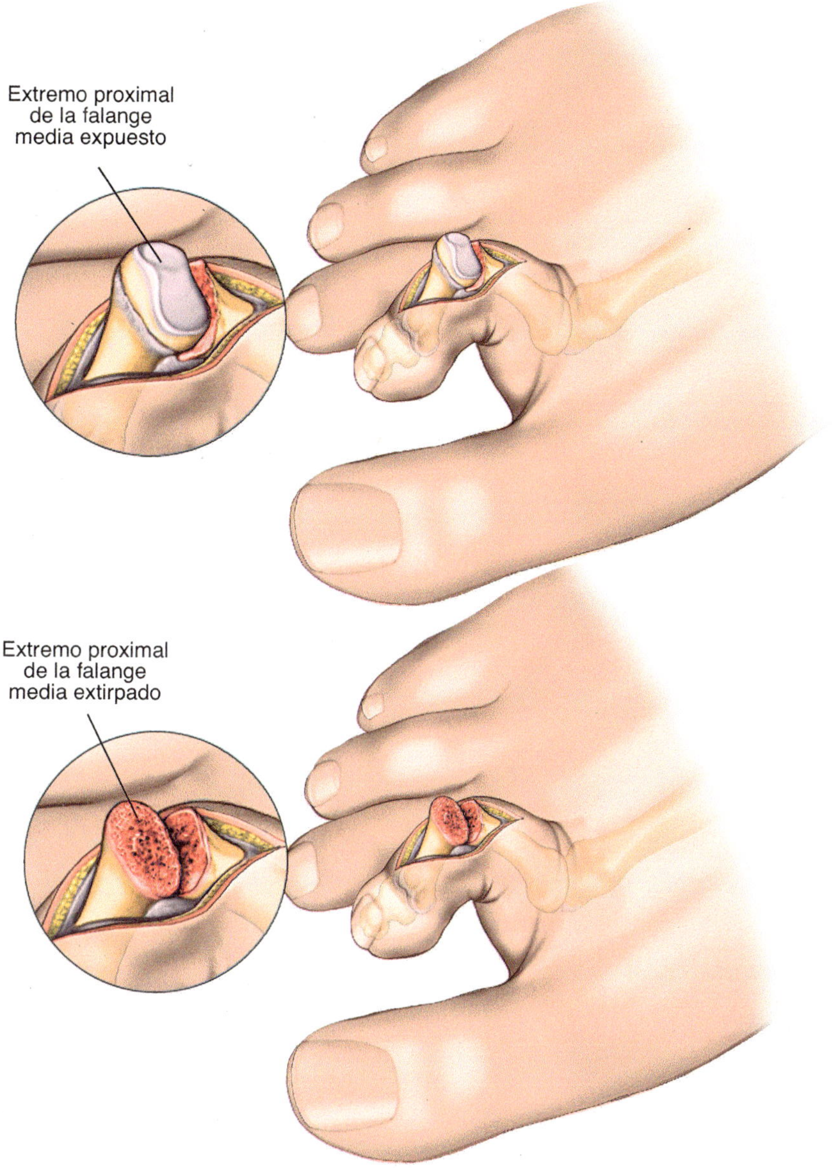

Figura 49-5. Extirpe la superficie articular de la falange media utilizando osteotómos afilados.

Peligros

El tendón del flexor largo de los dedos corre peligro durante la escisión de la superficie articular del extremo proximal de la falange media. Asegúrese siempre de que la escisión de la superficie articular se realice con visión directa y no utilice osteotómos afilados a ciegas.

Cómo ampliar el abordaje

El abordaje puede ampliarse tanto proximal como distalmente para exponer las articulaciones metatarsofalángica e interfalángica distal del dedo. Sin embargo, esta extensión rara vez es necesaria.

50

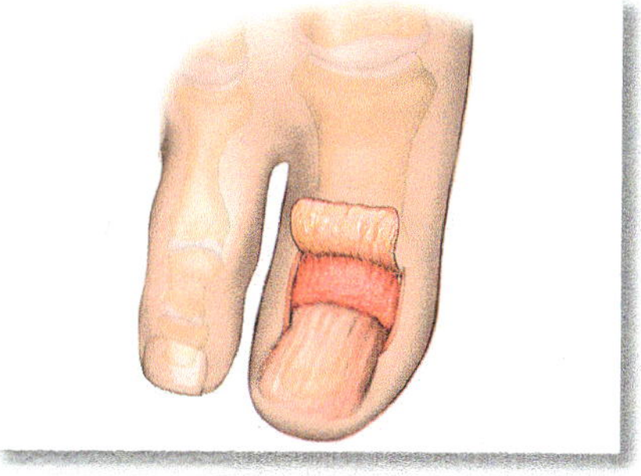

Abordaje para la ablación del lecho ungueal

Introducción

Por lo general, la ablación del lecho ungueal se realiza en las uñas encarnadas, así como en los casos de onicogriposis. La mayoría de estas intervenciones se hace en el *hallux*.

La ablación del lecho ungueal implica la extirpación de todo el lecho ungueal y debería dar lugar a la eliminación completa de la uña sin ninguna recidiva. Sin embargo, todos los procedimientos quirúrgicos conllevan un riesgo significativo de dejar atrás una pequeña parte de la matriz germinal del lecho ungueal. Por lo tanto, las tasas de recurrencia en la mayoría de las series son de aproximadamente 25 a 30%.

La ablación del lecho ungueal ha perdido popularidad en los últimos años con el aumento del uso de tratamientos químicos.

La presencia de infección aguda es una contraindicación para la ablación del lecho ungueal. En tales casos, están indicados procedimientos quirúrgicos menores, como la resección parcial en cuña y el tratamiento local. Una vez tratada la infección, puede llevarse a cabo dicha ablación.

Posición del paciente

Coloque al paciente en decúbito supino en la mesa de operaciones. Tras el vaciamiento sanguíneo, coloque un torniquete en la parte media del muslo. Como alternativa, utilice un vendaje de goma suave para el vaciamiento sanguíneo del pie y, a continuación, envuelva la pierna firmemente justo por encima del tobillo (véase fig. 1-1). El uso de un torniquete de goma alrededor de la base del dedo del pie está indicado cuando se utiliza un bloqueo digital en anillo para la anestesia.

Puntos de referencia e incisiones

Palpe la *articulación interfalángica del hallux*, flexionando y extendiendo la articulación para confirmar su posición. Observe la lúnula de la uña, que marca la extensión distal del lecho ungueal.

Haga dos incisiones oblicuas. Comience en la base de la uña, en el borde medial o lateral, y extienda la incisión cutánea a través de la cara dorsal de la falange distal, terminando a nivel de la articulación interfalángica del *hallux* (fig. 50-1).

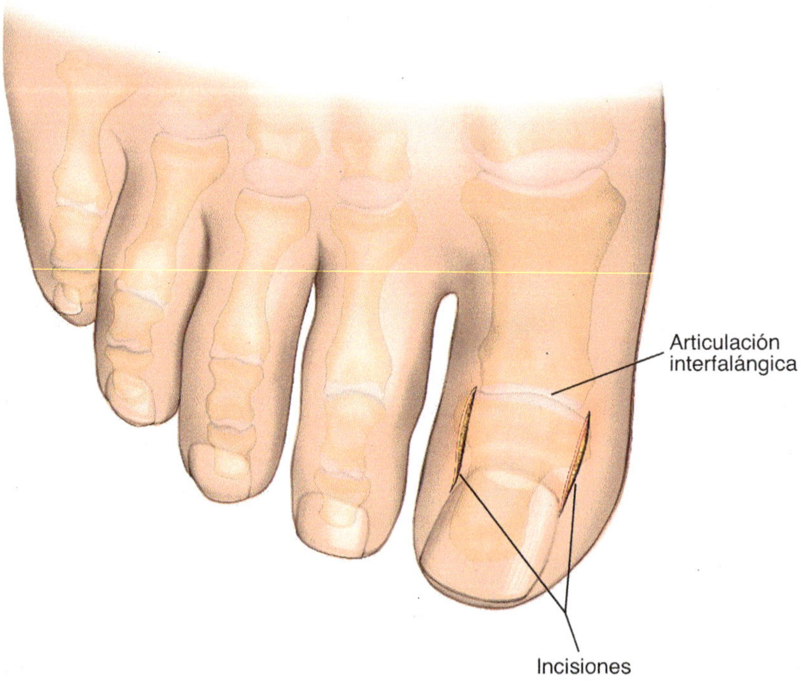

Figura 50-1. Haga dos incisiones oblicuas. Comience en la base de la uña, en el borde medial o lateral, y extienda la incisión cutánea a través de la cara dorsal de la falange distal, terminando a nivel de la articulación interfalángica del *hallux*.

Plano internervioso

Durante este abordaje quirúrgico no existe un verdadero plano internervioso. No hay músculos ni tendones musculares en el campo de disección.

Disección quirúrgica superficial

Inserte un par de tijeras con una hoja entre la uña y el tejido subyacente y la otra hoja en la superficie dorsal de la uña (fig. 50-2). Divida la uña longitudinalmente en toda su longitud. Tome un par de pinzas arteriales robustas y sujételas al borde cortado de la uña. Gire las pinzas; al hacerlo, avulsione la uña de los tejidos subyacentes. Asegúrese de que la uña quede completamente avulsionada (fig. 50-3).

Corte a través del tejido subcutáneo hasta el lecho ungueal en la línea de la incisión cutánea original. Ahora, eleve con cuidado el colgajo de piel y tejido subcutáneo desarrollando el plano superficial al lecho ungueal (fig. 50-4). Este colgajo debe terminar justo de forma distal a la articulación interfalángica.

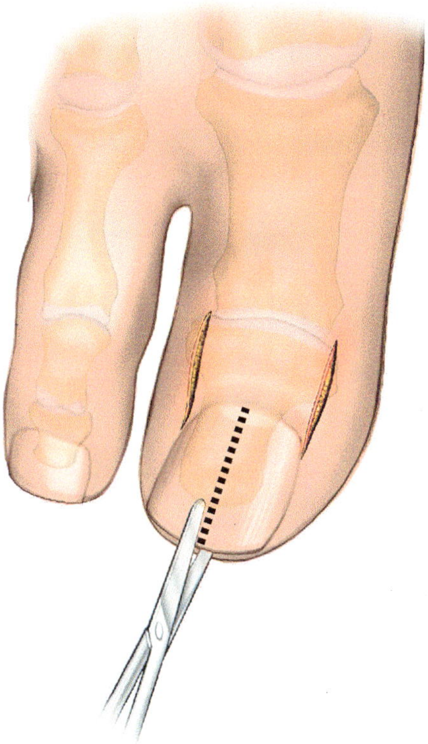

Figura 50-2. Inserte un par de tijeras con una hoja entre la uña y el tejido subyacente y la otra hoja en la superficie dorsal de la uña.

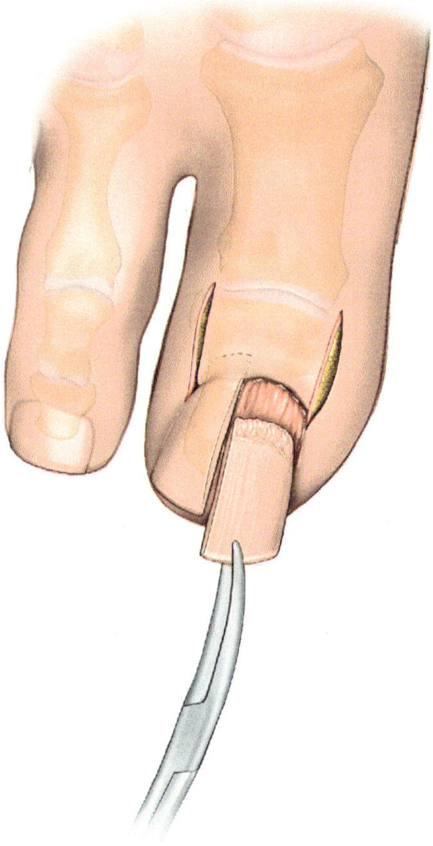

Figura 50-3. Divida la uña longitudinalmente en toda su extensión. Tome un par de pinzas arteriales robustas y sujételas al borde cortado de la uña. Gire las pinzas, avulsionando la uña de los tejidos subyacentes. Asegúrese de que la uña quede completamente avulsionada.

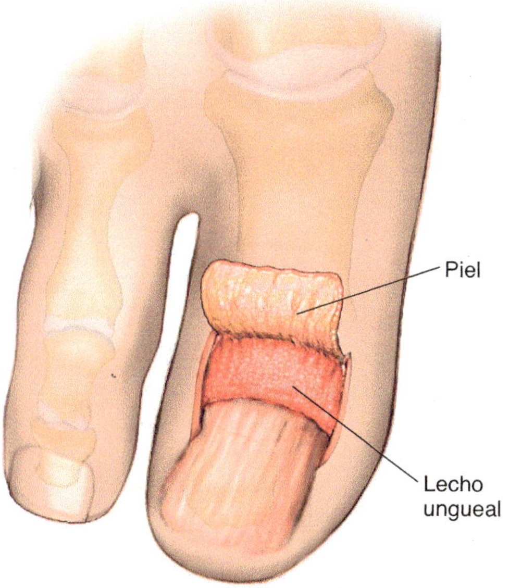

Figura 50-4. Eleve con cuidado el colgajo de piel y tejido subcutáneo desarrollando el plano superficial al lecho ungueal.

Disección quirúrgica profunda

Haga una incisión en el tejido del lecho ungueal germinal hasta el periostio de la falange distal. Realice una incisión transversal a través de este tejido a la altura de la punta de la lúnula. Continúe desarrollando un plano entre el periostio y el lecho ungueal hasta el nivel de la articulación interfalángica (fig. 50-5). Si es posible, intente evitar la incisión de la cápsula dorsal fina de esta articulación. Obsérvese que el motivo más frecuente de fracaso de la ablación ungueal es dejar parte del lecho ungueal. Los lugares más comunes de fracaso son los bordes lateral y medial de las heridas en el nivel de la articulación interfalángica.

El cierre de la herida consiste en suturar el colgajo elevado (fig. 50-6). Puede transponerse de 2 a 3 mm distalmente para facilitar el cierre.

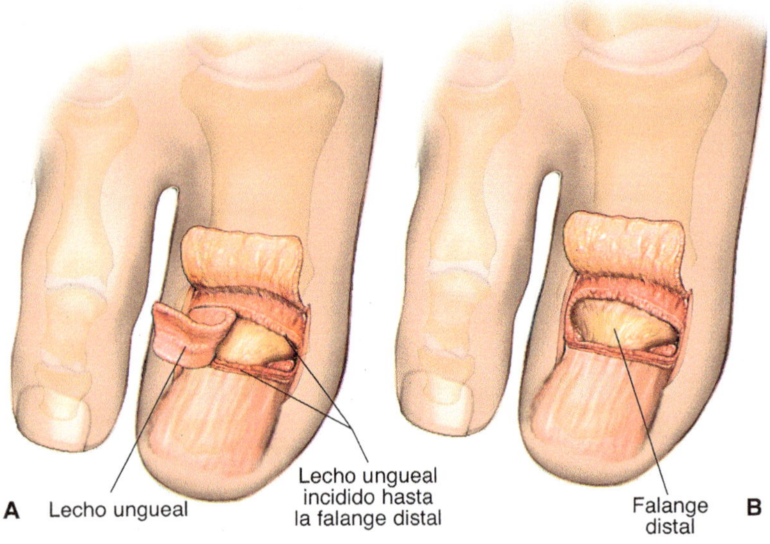

Figura 50-5. **A.** Haga una incisión en el tejido del lecho ungueal germinal hasta el periostio de la falange distal. Realice una incisión transversal a través de este tejido a la altura de la punta de la lúnula. **B.** Continúe desarrollando un plano entre el periostio y el lecho ungueal hasta el nivel de la articulación interfalángica.

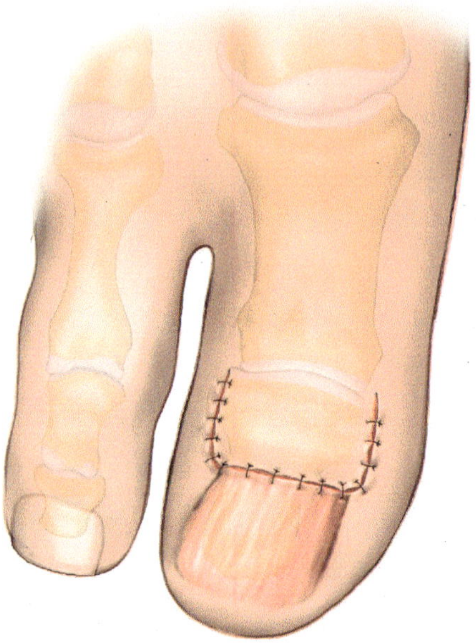

Figura 50-6. El cierre de la herida consiste en suturar el colgajo elevado.

Peligros

El principal peligro de este procedimiento es dejar parte del lecho ungueal. Procure no dejar restos del lecho ungueal a nivel de la articulación interfalángica en ninguno de los bordes de la herida.

La incisión de la articulación interfalángica es potencialmente peligrosa porque el campo suele estar contaminado por infecciones previas. Intente evitar la incisión de esta articulación, si es posible.

Cómo ampliar el abordaje

El enfoque no puede ampliarse de forma útil, ya que está diseñado exclusivamente para la patología ungueal local.

51

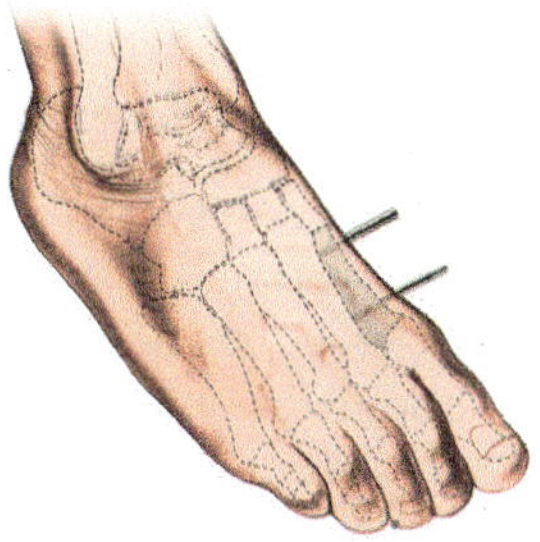

Abordajes para la fijación externa y la fijación con placa puente en el pie y el tobillo

Introducción

Aunque puede construirse una gran variedad de fijadores externos, todos estos constan únicamente de dos elementos. Se insertan clavos o alambres en el hueso para anclar el fijador externo al esqueleto; a continuación, se conectan para proporcionar estabilidad. Los clavos pueden insertarse transfixionando la extremidad (clavos de transfixión) o, lo que es más común, pueden detenerse justo más allá de la corteza del hueso en el que se insertan (medios clavos). Los alambres siempre transfixionan la extremidad. Los clavos o los alambres de transfixión pueden conectarse en ambos extremos; por lo tanto, los fijadores externos que estos utilizan proporcionan la mayor estabilidad. Debido a que los clavos o alambres de transfixión traspasan los tejidos blandos a ambos lados del hueso, los sujetan más que los medios clavos. Esto dificulta la movilización de las articulaciones por encima y por debajo del fijador externo. Los fijadores que utilizan clavos o alambres de transfixión se emplean en situaciones que requieren la máxima estabilidad, por ejemplo, la osteogénesis por distracción o la fusión articular.[1] También se usan para la corrección gradual de deformidades óseas y de los tejidos blandos.[2]

Los clavos esqueléticos suelen insertarse a través de pequeñas incisiones abiertas en la piel de forma "ciega", con escasa disección de los tejidos blandos. Se producen excepciones cuando los nervios están cerca de la colocación del clavo. Los estudios de la anatomía transversal en material cadavérico revelan una serie de posibles colocaciones de clavos para cualquier hueso en cualquier posición.

Las placas puente internas pueden utilizarse de forma similar a los fijadores externos (como se describió), pero generalmente están pensadas para un uso prolongado. Estas placas se utilizan para abarcar zonas de lesiones importantes para permitir la cicatrización y luego se realiza una cirugía secundaria para retirarlas una vez que se ha corregido la forma y la alineación del pie.

Existen tres usos principales para los fijadores externos o placas puente internas en el pie y el tobillo:

1. Los fijadores externos pueden utilizarse como forma temporal de inmovilizar una fractura en los casos en que los tejidos blandos están tan lesionados que resulta imposible hacer una cirugía abierta inmediata. Estos fijadores abarcan articulaciones y los clavos utilizados se colocan idealmente fuera de la zona de la lesión para que no interfieran con la cirugía definitiva posterior. La aplicación más común es en las fracturas de pilón de alta energía de la tibia distal. Las placas puente no se utilizan alrededor del tobillo, pero sí en el mediopié y el antepié.
2. Otra indicación frecuente para el uso de un fijador externo o una placa puente son las fracturas abiertas. Estas lesiones suelen estar asociadas con un desplazamiento de la fractura y la anatomía normal está distorsionada. La distorsión de la anatomía normal o la variación anatómica normal pueden hacer peligrosas las vías aparentemente seguras y, cuando se utilizan clavos esqueléticos, pueden dañarse nervios y vasos en su recorrido por la extremidad. Es importante destacar que la colocación de clavos no debe interferir con la cirugía definitiva de tejidos blandos y óseos de las fracturas abiertas. Por estos motivos, en este capítulo solo se comentan algunas de las colocaciones de clavos más seguras para cada hueso.
3. Los fijadores de alambre fino se utilizan para corrección de deformidades óseas y de tejidos blandos. Estas aplicaciones requieren conocimientos especializados individualizados para cada paciente y quedan fuera del alcance de este libro de texto.

La rigidez de un sistema de fijador externo que utiliza clavos puede modificarse de muchas maneras.[3] Como se comentó, los clavos de transfixión proporcionan más estabilidad que los medios clavos. Separar ampliamente los clavos y aumentar su número también contribuye a la rigidez del sistema. La estabilidad aumenta utilizando clavos más grandes y ligeramente cónicos (precarga radial).

El número de barras utilizadas también aumenta la estabilidad; cuanto más cerca estén las barras de la piel, más estable será la construcción. La colocación de los clavos no solo depende de la anatomía subyacente, sino también de los requisitos biomecánicos del sistema de fijación.

Por último, los daños en los tejidos blandos también pueden determinar la posición del clavo.

Las incisiones cutáneas para la inserción de clavos deben ser amplias, ya que una piel tirante alrededor de un clavo conduce inevitablemente a una sepsis de bajo grado, que a su vez puede provocar el aflojamiento del clavo.

Las placas puente se utilizan sobre todo para proteger reconstrucciones de hueso y tejido blando en el mediopié. Abarcan el mediopié al aplicarse desde la parte posterior del pie hasta el antepié, evitando la zona de la lesión. Las placas pueden aplicarse mediante grandes incisiones o insertarse con técnicas mínimamente invasivas. Las placas de expansión fijan el pie en la posición anatómica restaurada, con los arcos reconstruidos y la longitud de las columnas medial y lateral del pie mantenida.

Fijación externa del tobillo y el pie

Las prominencias óseas de la tibia distal, el calcáneo y el primer y quinto metatarsianos facilitan el acceso para la colocación del clavo. Evite el haz neurovascular que discurre por detrás del maléolo medial (fig. 51-1). Se utilizan medios clavos, excepto en el calcáneo, donde los clavos de transfixión ofrecen una estructura de clavo estable que puede colocarse para problemas relacionados con traumatismos (fig. 51-2).

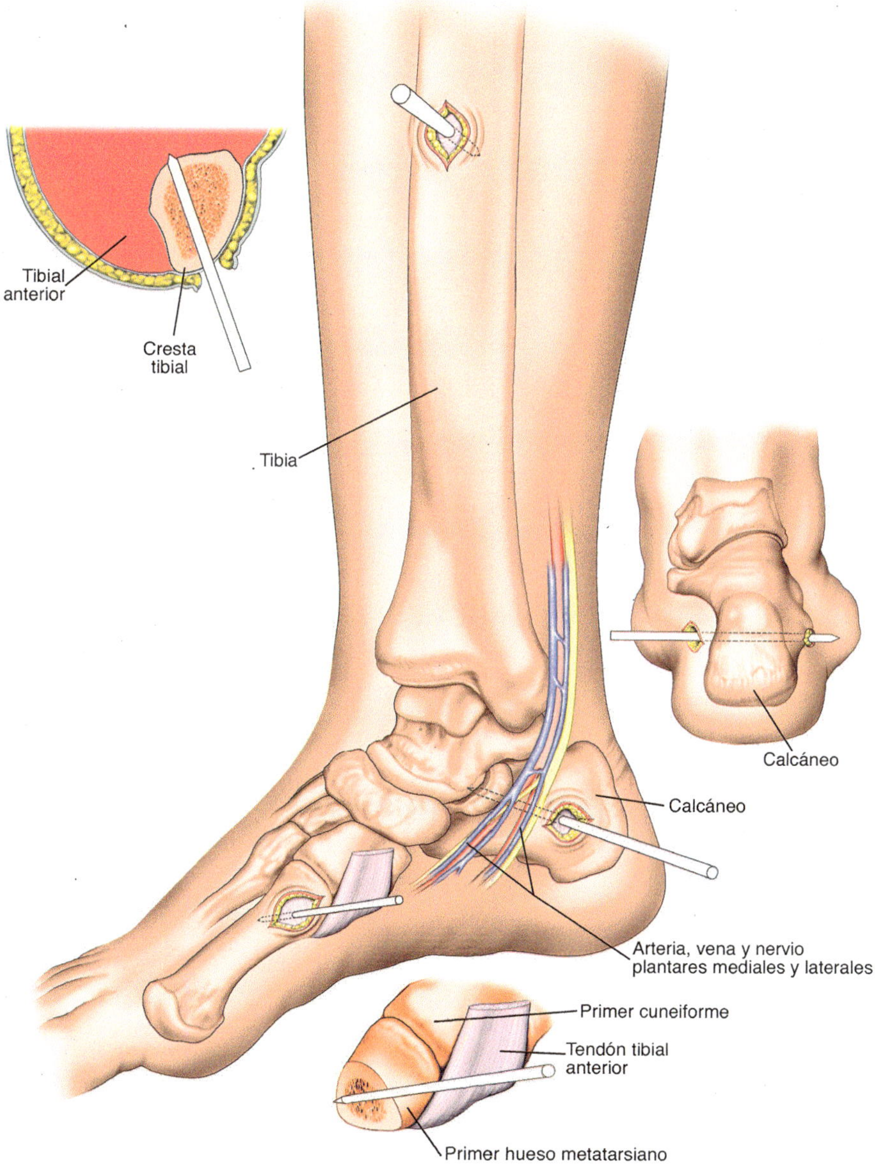

Figura 51-1. Colocación de clavos para la fijación externa alrededor del tobillo y el pie. Deben evitarse las estructuras neurovasculares detrás del maléolo medial. El primer hueso metatarsiano puede utilizarse para la colocación de clavos en toda la longitud del metatarsiano, entrando de forma medial y dirigiendo los clavos lateralmente. Deben emplazarse medios clavos en ambas cortezas del primer metatarsiano. El quinto metatarsiano también puede utilizarse para la colocación de medios clavos, pero los clavos se insertan de lateral a medial.

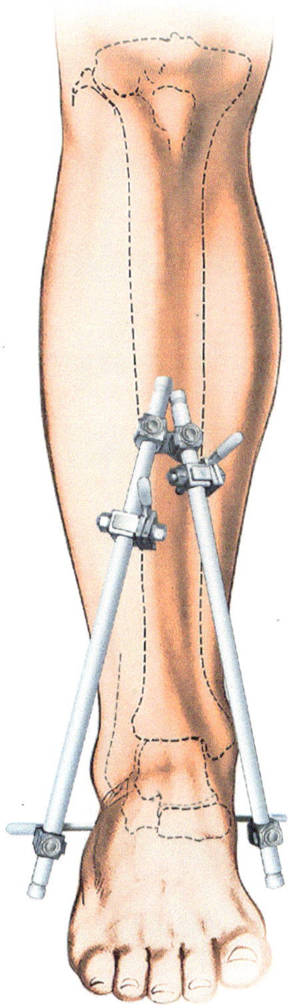

Figura 51-2. Un marco de fijación externa con clavos proximales en la tibia y un clavo transversal a través del calcáneo se denomina marco Delta. Se pueden añadir clavos que se colocan en el primer o quinto metatarsianos (que se conectan al marco Delta) para dorsiflexionar el pie y mantener una posición de pie plano.

Se colocan medios clavos en la tibia distal y en el primer y quinto metatarsianos mediante una técnica miniabierta. El clavo calcáneo es un clavo de transfixión posterior y distal al haz neurovascular; debe colocarse de forma medial a lateral para evitar lesionar el haz. El clavo del primer metatarsiano se coloca perpendicular al eje largo del primer rayo, pero distal al tendón tibial anterior (fig. 51-3).

El clavo en el quinto metatarsiano se coloca perpendicular al eje largo del quinto rayo con precaución, ya que el hueso es pequeño y es fácil que se pase por alto con una técnica deficiente (fig. 51-4). Los clavos en el primer y el quinto rayos permiten colocar el pie y el tobillo en una posición neutra segura durante un periodo prolongado mientras continúa el cuidado de los tejidos blandos y el hueso.

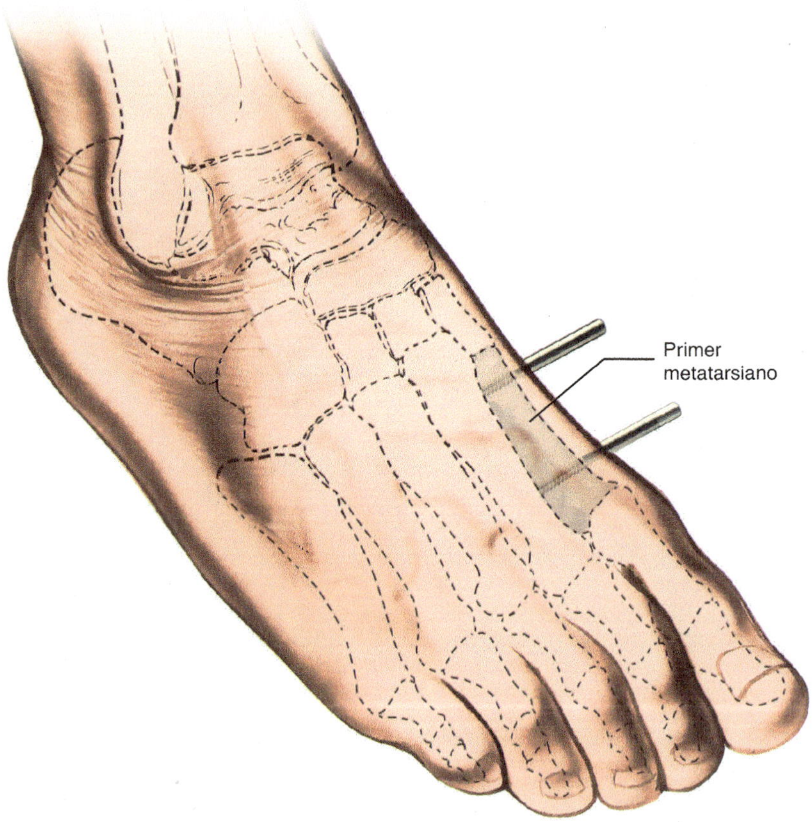

Figura 51-3. El primer metatarsiano puede utilizarse para fijación externa con una incisión hecha longitudinalmente a lo largo de todo el hueso.

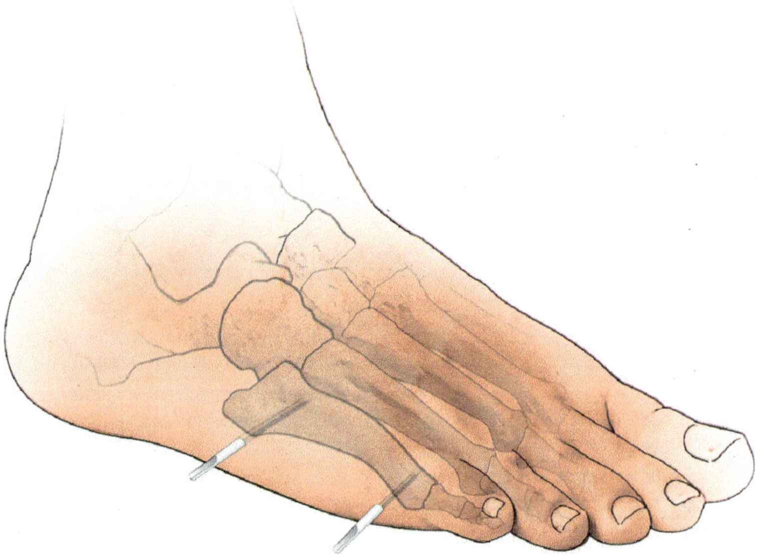

Figura 51-4. El quinto metatarsiano también puede utilizarse para la colocación de medios clavos, pero los clavos se insertan de lateral a medial.

Fijación del puente del pie

Los abordajes y el uso de la placa puente de fijación interna dependen de las articulaciones que deban atravesarse mientras cicatrizan los tejidos blandos y las estructuras óseas. La aplicación más común es la placa de expansión que atraviesa el mediopié lateralmente, yendo desde el calcáneo hasta el cuarto metatarsiano, sujetando el mediopié lesionado (columna lateral) (fig. 51-5).[4] La placa de expansión medial se utiliza con menos frecuencia, pero puede colocarse para abarcar desde el astrágalo hasta el primer metatarsiano, protegiendo así la columna medial (mediopié medial) (fig. 51-6).

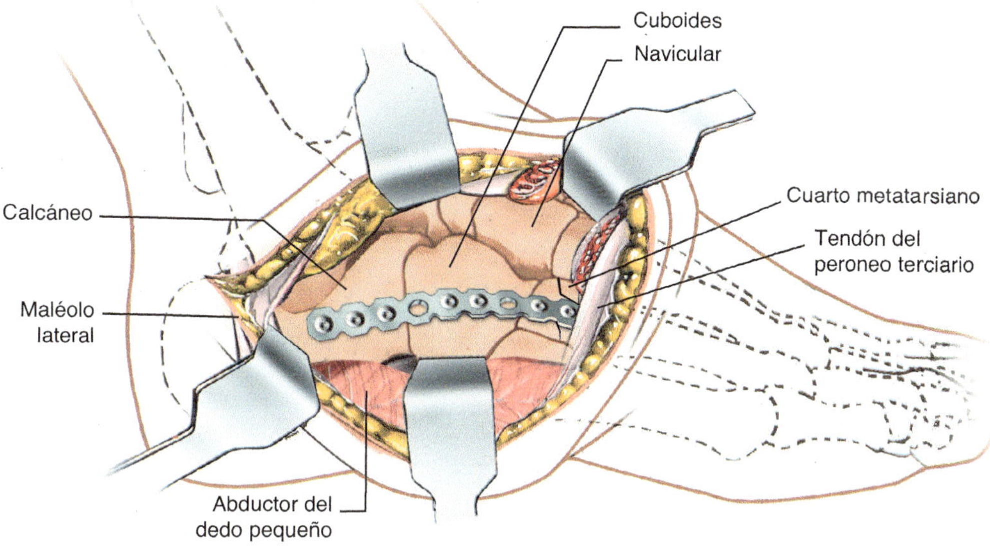

Figura 51-5. La placa de expansión lateral atraviesa el mediopié, yendo desde el calcáneo hasta el cuarto metatarsiano.

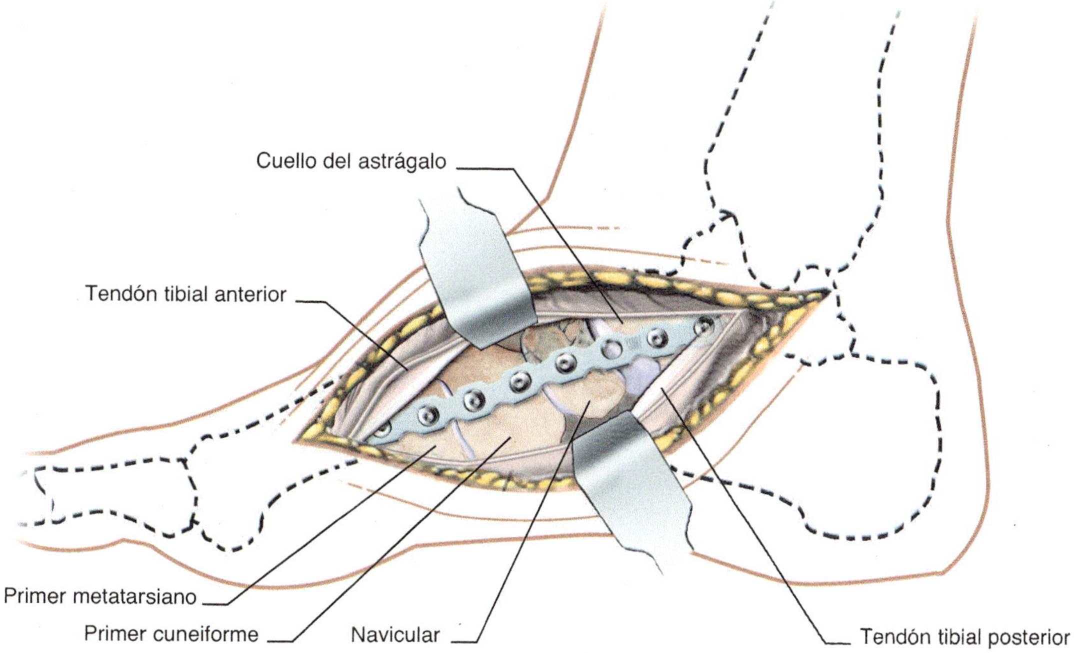

Figura 51-6. La placa de expansión medial se coloca para abarcar desde el astrágalo hasta el primer metatarsiano.

REFERENCIAS

1. Alammar Y, Sudnitsyn A, Neretin A, et al. Closed arthrodesis in infected neuropathic ankles using Ilizarov ring fixation. *Bone Joint J.* 2020;102-B(4):470–477.
2. Seybold D, Gessmann J, Ozokyay L, et al. Taylor spatial frame: Correction of posttraumatic deformities of the tibia and hindfoot. *Unfallchirurg.* 2008;111(12):985–6, 988–95.
3. Chao EY, Aro HT, Lewallen DG, et al. The effect of rigidity on fracture healing in external fixation. *Clin Orthop Relat Res.* 1989;(241):24–35.
4. Ahmed A, Westrick E. Management of midfoot fractures and dislocations. *Curr Rev Musculoskelet Med.* 2018;11(4):529–536.

52

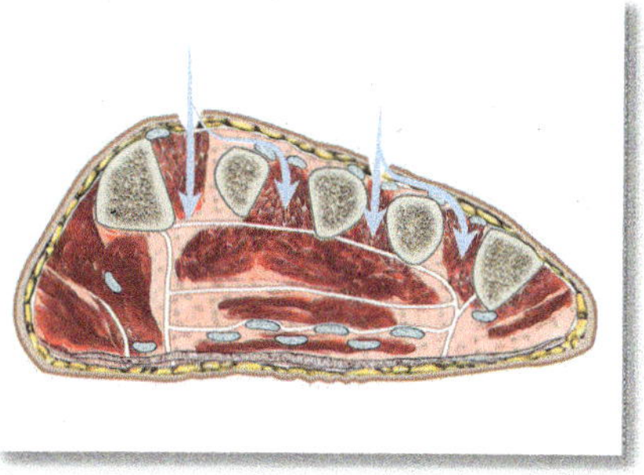

Anatomía quirúrgica aplicada del pie

Visión general

Las cirugías del mediopié y el antepié suelen realizarse para corregir anomalías óseas, sobre todo *hallux valgus* y dedos en martillo. Otras indicaciones incluyen el tratamiento de fracturas y artritis. Todos los huesos del mediopié y el antepié pueden abordarse de manera dorsal; los abordajes dorsales son mejores que los plantares por dos razones principales:

1. Las estructuras neurovasculares críticas de la parte anterior del pie se encuentran en la cara plantar de los huesos metatarsianos, por lo que permanecen protegidas.
2. Las incisiones dorsales evitan cortar la piel especializada que soporta el peso de la planta del pie.

En situaciones patológicas en las que la piel anormal se encuentra sobre huesos que sobresalen (p. ej., metatarsalgia), puede ser necesario utilizar un abordaje plantar y extirpar la piel anormal. Sin embargo, esto no suele estar indicado.

Aunque la anatomía dorsal es la anatomía quirúrgica crítica del pie, la plantar incluye estructuras neurovasculares clave. El conocimiento de estas últimas permite al cirujano explorar las heridas de la planta del pie, que no imitan ningún abordaje quirúrgico descrito. Por estas razones, la anatomía de la planta del pie también se describe en la sección siguiente.

Anatomía del dorso del pie

La piel del dorso del pie es comparativamente fina y laxa. En el área distal, las líneas de clivaje (también llamadas líneas de tensión cutánea relajada, en especial por los cirujanos plásticos y estéticos) discurren aproximadamente en sentido transversal. La piel laxa, que facilita la retracción, explica la enorme inflamación dorsal que puede producirse tras un traumatismo en el pie.

Inervación

Por debajo de la piel del dorso del pie discurren ramas de tres nervios cutáneos: la cara medial hasta el nivel de la articulación metatarsofalángica del *hallux* está inervada por ramas del nervio safeno; la mayor parte del dorso del pie está inervada por las ramas cutáneas dorsales del nervio peroneo superficial, y la cara lateral del pie y del quinto dedo está irrigada por el nervio sural. El nervio peroneo superficial se divide en dos ramas por encima del tobillo. La rama medial inerva la parte medial del dorso del *hallux* y los lados de la segunda hendidura. La rama lateral se divide en el dorso del pie para inervar la tercera y la cuarta hendiduras. Estos nervios pueden observarse en personas delgadas mediante la flexión plantar pasiva del pie y el tobillo. La posición exacta de estos nervios es variable, y los nervios cutáneos pueden cruzar el campo quirúrgico en cualquier abordaje dorsal del mediopié o el antepié.

El primer espacio interdigital está inervado por ramas del nervio peroneo profundo. El entumecimiento del este espacio es el signo principal de una lesión del nervio peroneo profundo en el compartimento anterior de la pierna (tal vez síndrome compartimental) (véanse figs. 38-1, 44-2 y 45-1).

Venas superficiales

Las venas se disponen en un arco venoso dorsal que recibe la mayor parte de la sangre de la planta a través de ramas marginales e interóseas. La cara medial drena en la vena safena larga; la cara lateral drena en la vena safena corta. Las venas superficiales, por supuesto, deben estar en el dorso del pie, porque se colapsarían bajo la fuerza del soporte de peso ordinario si estuvieran en la planta.

Tendones

Dos grupos de tendones se encuentran inmediatamente profundos a los nervios cutáneos: los de los músculos extensor largo de los dedos y extensor corto de los dedos y los de los músculos extensor largo del *hallux* y extensor corto del *hallux*. Los tendones del extensor de los dedos se insertan en la expansión extensora dorsal de los cuatro dedos laterales, una disposición que es idéntica a la de los dedos. Con frecuencia, estos tendones se cruzan en la parte anterior del pie. El *hallux*, al igual que el pulgar, carece de expansión extensora dorsal (fig. 52-1).

El músculo extensor largo de los dedos forma sus cuatro tendones sobre la parte inferior de la tibia, bajo el retináculo extensor superior. En el pie, estos tendones se encuentran superficiales a los tendones del extensor corto de los dedos, justo debajo de la fascia profunda. El tendón de cada dedo se divide en tres segmentos sobre la falange proximal del dedo. El segmento central se inserta en la base de la falange media. Los otros dos se unen sobre la falange media para insertarse en la base de la falange distal. Esta estructura anatómica permite dividir el tendón sobre la articulación interfalángica proximal durante los abordajes utilizados para la fusión de esa articulación.

El músculo extensor corto de los dedos nace de la superficie superior del calcáneo y de la superficie profunda del retináculo extensor inferior.

El músculo extensor del *hallux* surge entre los músculos tibial anterior y extensor de los dedos en la parte inferior de la pierna. Pasa por debajo de ambos retináculos extensores y a lo largo de la cara medial del dorso del pie

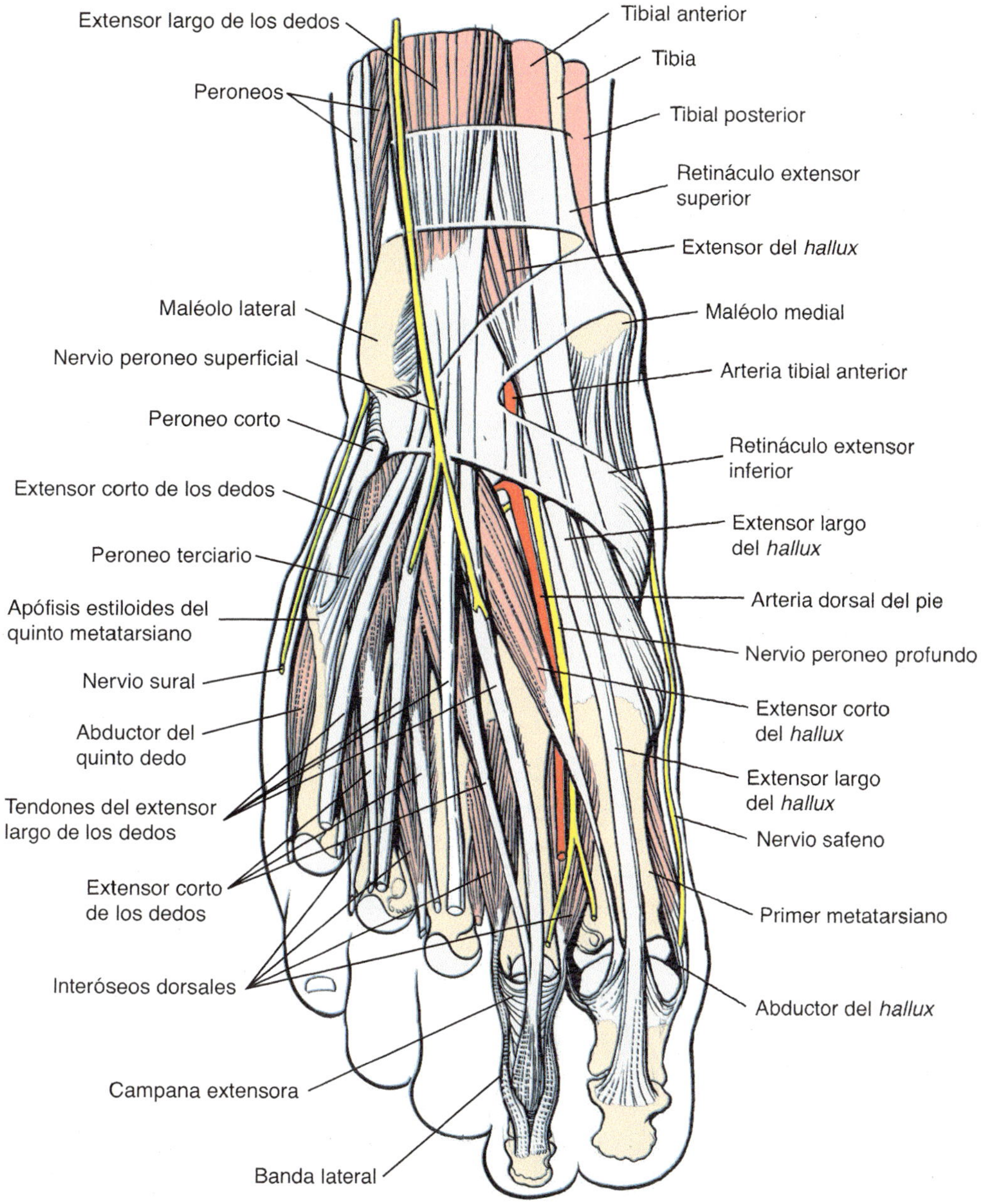

Figura 52-1. Anatomía de las estructuras superficiales de la porción anterior del tobillo y del dorso del pie. A nivel de la articulación del tobillo, el haz neurovascular se sitúa inmediatamente lateral al tendón del extensor largo del *hallux*.

para insertarse en la falange terminal del *hallux*. El extensor corto del *hallux* es el segmento más medial del extensor corto de los dedos y su tendón se separa pronto de los demás. Su tendón se inserta en la base de la falange proximal del *hallux*.

Arteria profunda

La arteria dorsal del pie discurre hacia delante por debajo del tendón del músculo extensor corto del *hallux* antes de desaparecer en el primer espacio intermetatarsiano (fig. 52-2). Tiene tres ramas en el pie. La arteria tarsiana lateral discurre por debajo del extensor corto de los dedos para irrigarlo así como a los huesos tarsianos subyacentes. La arteria arcuata discurre lateralmente por debajo de los tendones del extensor corto de los dedos sobre los extremos proximales de los metatarsianos; deriva tres arterias metatarsianas, que a su vez emiten ramas perforantes que se comunican con el arco plantar. Esta rica anastomosis vascular explica la gran inflamación que se observa en las fracturas-luxaciones desplazadas de la articulación de Lisfranc.

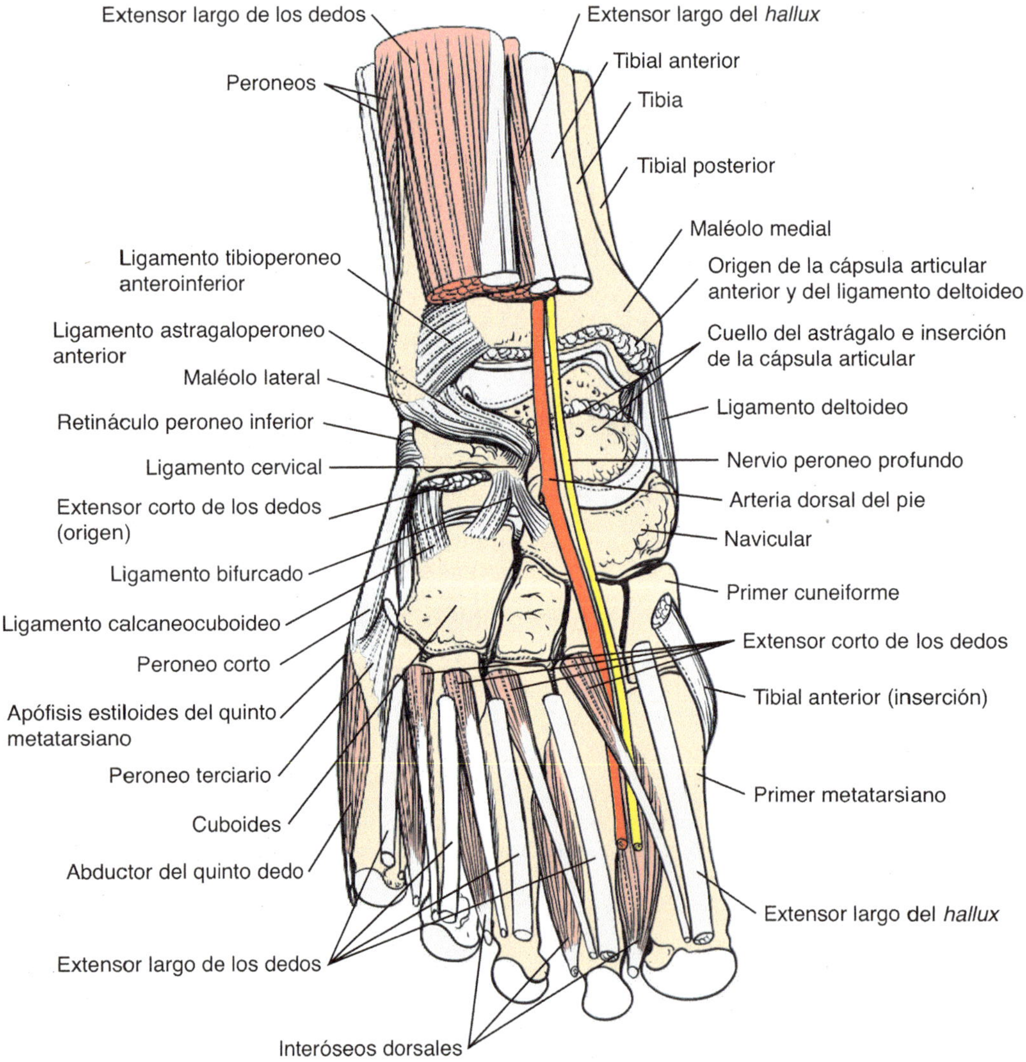

Figura 52-2. Se han resecado los tendones extensores para dejar al descubierto los ligamentos de la porción anterior de la articulación del tobillo y las articulaciones de la parte media del pie.

Planta

Piel

La piel de la planta es muy especializada, dura y resistente. Responde a las tensiones anormales hipertrofiando la capa queratinizada y formando callosidades. En los casos de metatarsalgia grave, la piel sobre las cabezas metatarsianas salientes se vuelve fina y atenuada. En el procedimiento de Fowler (una incisión transversal), se eliminan los labios de piel patológica y la piel normal, más gruesa, se sutura en su posición correcta.[1,2] La piel también puede atrofiarse en pacientes con afecciones isquémicas o neuropáticas. El tejido subcutáneo de la planta es más fibroso que el de otras partes del cuerpo, salvo la mano. Los tabiques fibrosos dividen el tejido en pequeños lóbulos rellenos de grasa para formar una almohadilla amortiguadora, especialmente sobre el talón. Estos tabiques se conectan a la fascia profunda, anclando la piel a la fascia profunda subyacente.

Fascia profunda

La fascia profunda de la planta es similar a la fascia palmar profunda de la mano; también puede sufrir contractura de Dupuytren. Surge de los tubérculos medial y lateral del calcáneo y de la parte posterior de ese hueso por debajo de la inserción del tendón de Aquiles. La fascia se divide en cinco segmentos para insertarse en los dedos. Las láminas digitales se dividen en dos para permitir el paso de los tendones flexores. También se insertan en el ligamento transversal, que mantiene unidas las cabezas de los metatarsianos. La fascia es mucho más gruesa en su parte central y más fina donde cubre los músculos intrínsecos del *hallux* y del quinto dedo. Su parte central, la aponeurosis plantar, se origina en el tubérculo medial del calcáneo y se dirige hacia delante para unirse a las falanges proximales de cada uno de los dedos.

La unión de la aponeurosis plantar al tubérculo medial del calcáneo suele ser un lugar de degeneración inflamatoria que produce dolor en la superficie plantar del talón. El punto de máxima sensibilidad en esta afección corresponde a la inserción anatómica de la aponeurosis plantar. En raras ocasiones esta afección, conocida como fascitis plantar ("talón de policía"), puede requerir la extirpación quirúrgica del origen de la fascia.

Los tabiques fibrosos se originan en los bordes medial y lateral de la fascia plantar para unirse al primer y al quinto huesos metatarsianos, separando el flexor corto de los dedos de los abductores del *hallux* y del quinto dedo. Estos tabiques dividen el pie en tres compartimentos, al igual que los tabiques de la mano. Los compartimentos pueden limitar las zonas de infección dentro del pie. También forman parte de los bordes de los compartimentos fibro-óseos que pueden estar implicados en síndromes compartimentales dentro del pie. Los abductores del *hallux* y del quinto dedo que se encuentran en los bordes exteriores de la planta están cubiertos por una fascia profunda que es mucho más fina.

Primera capa muscular

La capa superficial está formada por tres músculos: el flexor corto de los dedos, el abductor del *hallux* y el abductor del dedo pequeño.

El flexor corto de los dedos nace principalmente de la aponeurosis plantar y en parte del tubérculo calcáneo medial. Se divide en cuatro tendones que se insertan en la falange media de los cuatro dedos laterales y flexiona los dedos independientemente de la posición del tobillo.

El abductor del *hallux* se origina en el tubérculo medial del calcáneo, se inserta en la cara medial de la falange proximal del *hallux* y lo abduce. Es el único músculo cuya acción tiende a oponerse a la deformidad del *hallux valgus* (fig. 52-3).

El abductor del dedo pequeño nace de los tubérculos medial y lateral del calcáneo profundamente al origen del flexor corto de los dedos. Recorre el borde lateral de ese músculo para insertarse en la cara lateral de la falange proximal del quinto dedo.

Nervios y vasos superficiales

Las arterias y los nervios plantares mediales y laterales se encuentran entre la primera y la segunda capas musculares. Son relativamente superficiales pero, como en la mano, rara vez se lesionan, debido a la dureza de la fascia plantar suprayacente.

La arteria plantar medial discurre hacia delante con el nervio plantar medial, dando muchas ramas a la planta. El nervio inerva el abductor del *hallux* y el flexor corto de los dedos y proporciona ramas sensitivas cutáneas que inervan la piel de la superficie plantar de los tres dedos y medio mediales, así como las superficies dorsales de estos dedos más allá de los lechos ungueales. La rama cutánea más lateral se comunica con la rama digital vecina del nervio plantar lateral. Esta comunicación se ha identificado como una posible causa de metatarsalgia.

La arteria y el nervio plantares laterales cruzan la planta de forma oblicua, también irrigan e inervan la piel. El nervio inerva los músculos flexores accesorios, el abductor del dedo pequeño y la piel de la cara lateral de la planta del pie. A nivel de la base del quinto metatarsiano, el nervio se divide en las ramas superficial y profunda. La rama superficial inerva la cuarta hendidura, la piel de la cara lateral del quinto dedo así como su flexor, el tercer interóseo plantar y el cuarto interóseo dorsal. La rama profunda inerva los interóseos restantes, la cabeza transversal del aductor del *hallux* y los tres lumbricales laterales.

La arteria plantar lateral forma el arco plano que discurre hacia delante sobre las bases del cuarto, tercer y segundo metatarsianos. Se anastomosa con la arteria dorsal en el primer espacio metatarsiano.

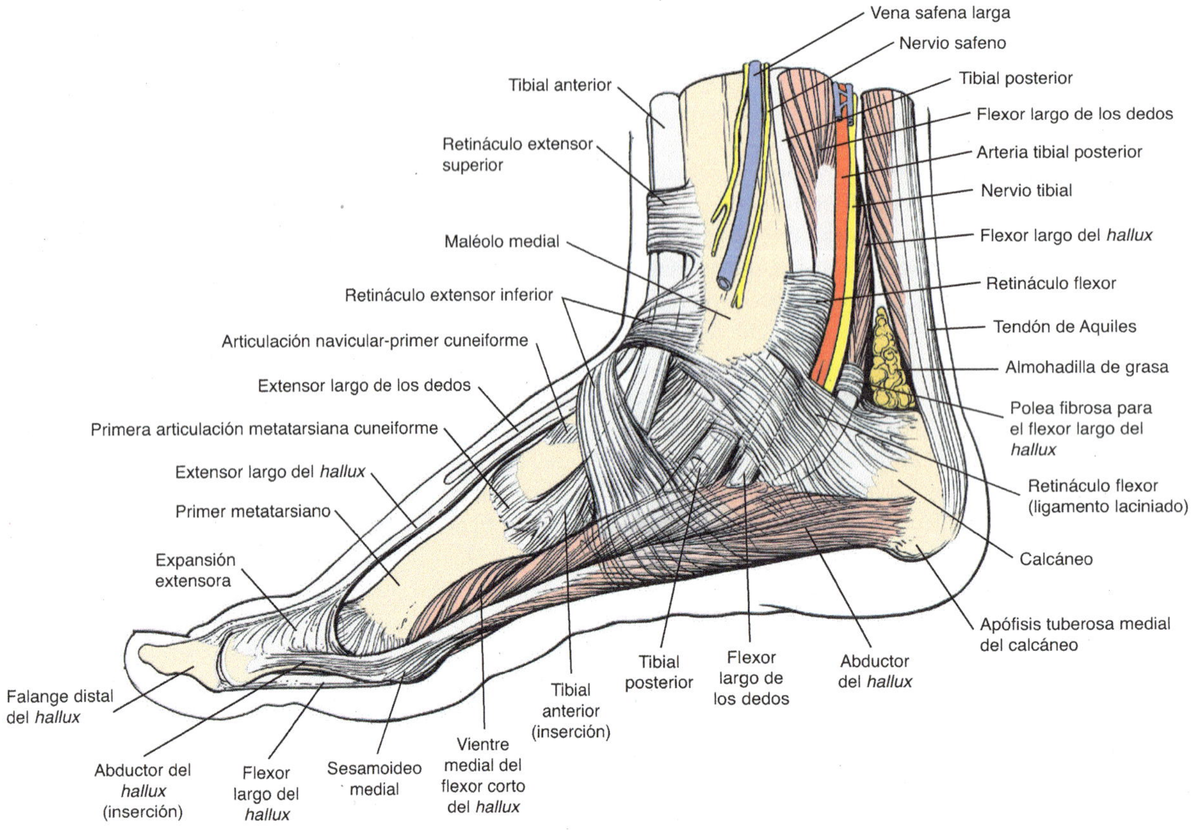

Figura 52-3.

Segunda capa muscular

La segunda capa muscular está formada por los tendones flexores largos (flexor largo del *hallux*, flexor largo de los dedos y flexor accesorio), que son fundamentales para mantener el arco longitudinal del pie (figs. 52-4 y 52-5). Ayudan a estos músculos los lumbricales, que se originan de los tendones del flexor largo de los dedos. Al igual que en la mano, los lumbricales flexionan las articulaciones metatarsofalángicas mientras mantienen extendida la articulación interfalángica. La debilidad provoca el desgarro de los dedos, produciendo en el pie el equivalente de la mano en garra. Una deformidad en extensión persistente de la articulación metatarsofalángica eventualmente provoca que sufra una subluxación, y la cabeza metatarsiana tiene que soportar un peso que ya no se distribuye al dedo desplazado durante el despegue de los dedos al caminar. El resultado es el dolor (metatarsalgia).

El músculo flexor accesorio o cuadrado plantar tiene dos cabezas. La gran cabeza medial nace de la superficie medial del calcáneo y del tubérculo medial. La cabeza lateral se origina como un tendón plano del tubérculo lateral del calcáneo. El músculo se inserta en el tendón del flexor largo de los dedos en el punto donde se divide en sus cuatro tendones de inserción. Su acción es flexionar los dedos y es más útil cuando el tobillo está en flexión plantar completa, cuando el flexor largo de los dedos está acortado. La cabeza medial del músculo ha sido implicada en el síndrome del túnel tarsiano.[3]

Tercera capa muscular

La tercera capa muscular está formada por el flexor corto del *hallux*, el aductor del *hallux* y el flexor corto del dedo pequeño.

El flexor corto del *hallux* nace de la cara inferior del cuboides y de los tres cuneiformes y se inserta en la base de la falange proximal del *hallux* a través de los huesos sesamoideos medial y lateral. El sesamoideo medial también recibe fragmentos del abductor del *hallux*, y el sesamoideo lateral del aductor del *hallux* (véase fig. 52-5). Los huesos sesamoideos pueden desplazarse en casos de *hallux valgus*, moviéndose el sesamoideo lateral a una posición entre el primer y el segundo huesos metatarsianos. Si esto ocurre, el sesamoideo lateral puede bloquear mecánicamente la realineación del primer rayo. La articulación entre los huesos sesamoideos y la cabeza metatarsiana puede degenerarse y volverse dolorosa.

El músculo aductor del *hallux* tiene dos cabezas. La cabeza oblicua grande nace de forma anterior al flexor corto del *hallux* y de las bases del segundo, tercer y cuarto metatarsianos. La cabeza transversal más pequeña se origina del ligamento transversal profundo y de la superficie inferior de las cuatro articulaciones metatarsofalángicas laterales. Las dos cabezas se unen en un tendón que se inserta en la falange proximal a través del hueso sesamoideo lateral.[4] Este músculo es la fuerza deformante más importante en el *hallux valgus*. Muchas cirugías de esta afección consisten en separar el músculo de su inserción y reinsertarlo en la

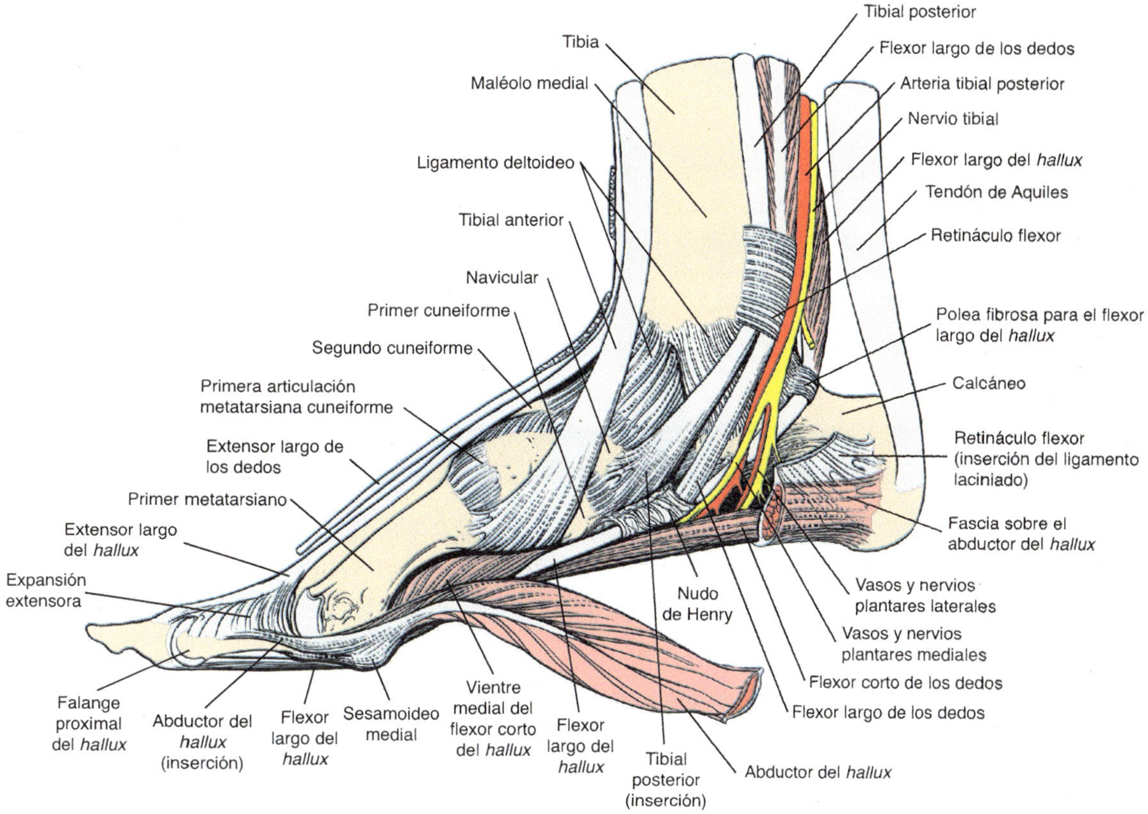

Figura 52-4.

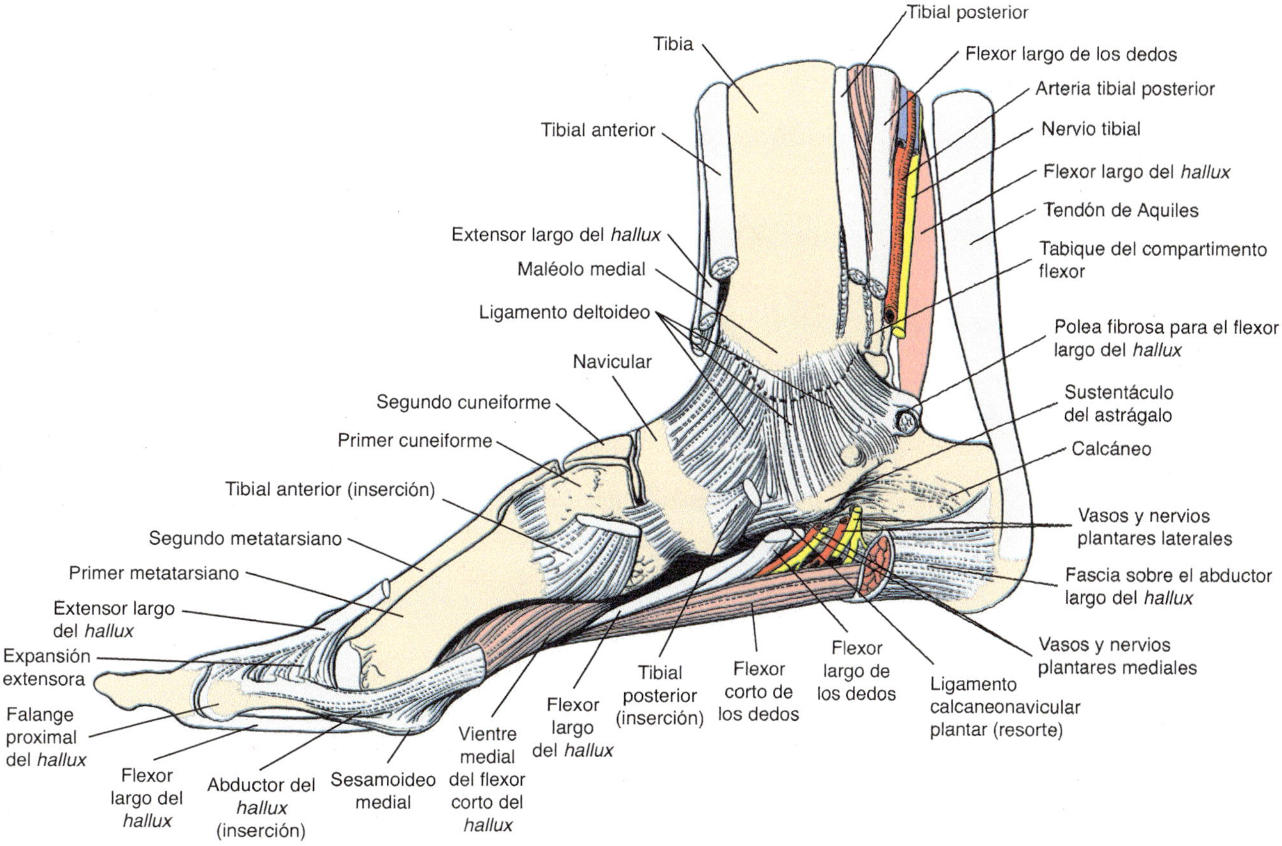

Figura 52-5.

cabeza metatarsiana para que pueda actuar como corrector dinámico del metatarso varo.

Cuarta capa muscular

La cuarta capa muscular, la más profunda, está formada por los músculos interóseos unidos a los huesos metatarsianos y dos tendones, los de los músculos peroneo largo y tibial posterior. El tendón del peroneo largo cruza el pie oblicuamente. El ligamento plantar largo lo mantiene en su posición al cruzar el surco del cuboides. A continuación, discurre hasta la base del primer metatarsiano y la superficie lateral del cuneiforme medial. El tendón del tibial posterior se inserta en la tuberosidad del navicular. A partir de ahí, el tejido fibroso que se ha descrito como ligamentos e inserción muscular discurre hasta el sustentáculo del astrágalo, los tres cuneiformes, el suelo del surco del cuboides y las bases del segundo, tercer y cuarto metatarsianos.[5] Estos dos tendones musculares y sus inserciones difusas forman un cabestrillo bajo el arco longitudinal del pie y constituyen su principal soporte mecánico.

Compartimentos del pie

Se han descrito numerosos compartimentos fibro-óseos en el pie. En casos de fractura, lesión de los tejidos blandos o lesión por reperfusión, la inflamación dentro de estos compartimentos no elásticos puede causar el síndrome compartimental del pie.

Se han descrito nueve compartimentos utilizando especímenes cadavéricos inyectados con gelatina teñida:[6]

1. El compartimento medial contiene el abductor y el flexor corto del *hallux*.
2. El compartimento lateral contiene el flexor y el abductor del quinto dedo.
3. El compartimento superficial contiene el flexor corto de los dedos, los tendones del flexor largo de los dedos y los lumbricales.
4. El compartimento calcáneo contiene el flexor accesorio de los dedos (cuadrado plantar).

5-8. Los cuatro compartimentos interóseos contienen los músculos interóseos.

9. El compartimento aductor contiene el aductor del *hallux*.

La descompresión de todos los compartimentos es controversial pero posible a través de una variedad de abordajes, el más común son dos incisiones hechas en el dorso del pie de forma medial al segundo metatarsiano y lateral al cuarto metatarsiano (fig. 52-6).[7] Este abordaje tiene la ventaja de proporcionar acceso a las articulaciones tarsometatarsianas para la reducción abierta y la fijación en casos de traumatismo de la articulación de Lisfranc.

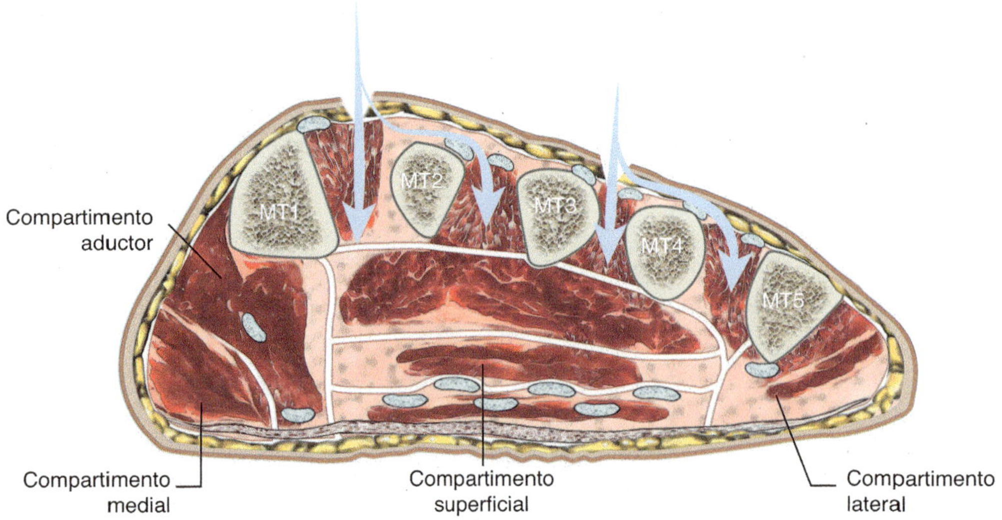

Figura 52-6. Para descomprimir los compartimentos del pie, haga dos incisiones cutáneas en dirección medial al segundo metatarsiano y lateral al cuarto metatarsiano. Profundice las incisiones a través de los espacios intermetatarsianos para descomprimir los compartimentos plantares.

REFERENCIAS

1. Fowler AW. A method of forefoot reconstruction. *J Bone Joint Surg [Br]*. 1959;41:507.
2. Kates A, Kessel L. Arthroplasty of the forefoot. *J Bone Joint Surg [Br]*. 1967;49:552.
3. Athavale SA, Geetha GN, Swathi. Morphology of the flexor digitorum accessorius muscle. *Surg Radiol Anat*. 2012;34(4):367–372.
4. Arakawa T, Tokida K, Miki A, et al. Anatomical study of human adductor hallucis muscle with respect to its origin and insertion. *Ann Anat*. 2003;185(6):585–592.
5. Hallinan JTPD, Wang W, Pathria MN, et al. The peroneus longus muscle and tendon: a review of its anatomy and pathology. *Skeletal Radiol*. 2019;48(9):1329–1344
6. Manoli A II, Weber TG. Fasciotomy of the foot: an anatomical study with special reference to release of the calcaneal compartment. *Foot Ankle*. 1990;10(5):267–275.
7. Frink M, Hildebrand F, Krettek C, et al. Compartment syndrome of the lower leg and foot. *Clin Orthop Relat Res*. 2010;468(4):940–950.

Índice alfabético de materias

Nota: el número de página seguido de una *f* indica solo figura.

C

D

E

F

H

L

M

N

O

P

MPP0623